高齢者の機能障害に対する運動療法

第2版

市橋則明 編集

京都大学教授

文光堂

■編集

市橋則明　　　京都大学大学院医学研究科人間健康科学系専攻教授

■執筆（執筆順）

池添冬芽　　　関西医科大学リハビリテーション学部理学療法学科教授

福元喜啓　　　関西医科大学リハビリテーション学部理学療法学科准教授

谷口匡史　　　京都大学大学院医学研究科人間健康科学系専攻助教

永井宏達　　　兵庫医科大学リハビリテーション学部理学療法学科准教授

牧迫飛雄馬　　鹿児島大学医学部保健学科理学療法学専攻教授

上村一貴　　　大阪公立大学大学院リハビリテーション学研究科准教授

第2版序文

『高齢者の機能障害に対する運動療法』を2010年に出版して14年が経過した。高齢者の運動療法を中心にまとめた本が少なかったということもあり、理学療法士だけでなく、高齢者に関わる多くの人に手に取ってもらえたようである。2010年から14年が経過し、高齢者の運動機能や運動療法に関する多くの論文が執筆され、さらにロコモティブシンドローム、サルコペニア、フレイルという新たな概念も提唱されるようになった。そのため、『高齢者の機能障害に対する運動療法』を第2版に改訂することにした。第2版では、項目を変更し内容を最新のものにするとともに執筆者の大幅な変更を行った（大改訂）。項目と執筆者の変更により、全く新しい内容の本となったといえる。本書の内容としては、高齢者の特性、加齢に伴う運動機能の変化、高齢者の運動機能評価、高齢者の運動療法に関するエビデンス、高齢者に対する運動療法の実際、高齢者の転倒予防に対する運動療法、高齢者の認知機能低下に対する運動療法、高齢者の身体活動促進に対する介入の8項目で、最新のエビデンスとともにできるだけ具体的な運動療法に関して記載した。

「Ⅰ. 高齢者の特性」の章では、フレイル、サルコペニア、ロコモティブシンドロームに関して詳しく解説した。

「Ⅱ. 加齢に伴う運動機能の変化」の章では、加齢に伴う筋機能の変化、バランス能力の変化、姿勢および歩行機能の変化、心肺機能の変化を中心にまとめた。

「Ⅲ. 高齢者の運動機能評価」の章では、新たに高齢者の筋特性・体組成の評価、姿勢および移動能力の評価を加えた。

「Ⅳ. 高齢者の運動療法に関するエビデンス」の章では、高齢者の筋力トレーニング、バランストレーニング、有酸素トレーニング、ADL・QOL向上のための運動療法に関しての最新のエビデンスを紹介するとともに、サルコペニアとフレイルに関する運動療法のエビデンスを新たに加えた。

「Ⅴ. 高齢者に対する運動療法の実際」の章では、高齢者に対する筋力トレーニング、バランストレーニング、有酸素トレーニング、歩行トレーニング、フレイルおよびロコモに対する運動療法の実際に関して詳細に解説した。

「Ⅵ. 高齢者の転倒予防に対する運動療法」の章では、高齢者の転倒リスクの評価、運動療法のエビデンスと実際を中心に解説した。

「Ⅶ. 高齢者の認知機能低下に対する運動療法」の章では、高齢者の認知機能・心理機能の評価、運動療法のエビデンスと実際を中心に解説した。

「Ⅷ. 高齢者の身体活動促進に対する介入」の章では、身体活動の評価や身体活動促進に関するエビデンスと介入の実際に関して解説した。

大改訂となり、内容が大きくアップデートされた本書が、理学療法士養成学校での学生教育ならびに高齢者に関わる多くの医療職に役立つことを願っている。

最後に、本書を改訂するにあたり協力していただいたすべての方々に感謝いたします。

令和6年10月

京都大学大学院医学研究科人間健康科学系専攻

市橋　則明

第 1 版序文

　2008 年 2 月に出版した「運動療法学―障害別アプローチの理論と実際―」が好評で，各種障害に対する運動療法の理論と実際の各項を詳細にした各論を出してほしいと出版社から依頼された．新しい本を出す以上，今までにない，特徴のある本を出さないと意味はないと考えると各項目を教科書のようにすべて出版することは難しいとお答えした．すべての項目ではなくても，できるところを作成して頂ければ良いからという強い依頼を再度受けた．そこで，各論の第 1 弾として（第 2 弾をいつ書けるのか，わからないが…）「高齢者の機能障害に対する運動療法」から取り組むことにした．理学療法の対象となる年齢の 60％ 以上が 65 歳以上の高齢者となりつつある状況があるにもかかわらず，高齢者の運動療法に焦点を当てた本が少ないのがその理由である．基本的に障害別に運動療法を行うべきというコンセプトに変更はないが，若年者や疾患を持った患者に対して行う運動療法と健常高齢者に対して行う運動療法はやはりその特徴を明確にして行うべきと考える．高齢者では医療としての運動療法だけでなく，転倒予防や介護予防といった領域も重要になる．執筆者には，まさに今第一線で高齢者の運動療法や介護予防の研究，実践に取り組んでいる中堅の理学療法士にお願いした．

- Ⅰ．高齢者の運動機能では，疫学的視点から高齢者の運動機能の特性や運動機能と健康寿命や介護予防との関連について述べた．
- Ⅱ．高齢者の運動療法に関するエビデンスでは，システマティックレビューを中心に高齢者の運動効果に関するエビデンスを詳細に記載した．
- Ⅲ．高齢者の運動機能評価では，高齢者に対して行う評価をほぼすべて網羅し，その基準値もできるだけ記載した．
- Ⅳ．高齢者に対する運動療法では，高齢者に対する運動療法の理論と実際について詳細に述べた．
- Ⅴ．高齢者の転倒予防に対する運動介入では，高齢者の転倒の実態と評価方法，介入の実際に関して述べた．
- Ⅵ．高齢者の認知的側面からみた運動介入では，dual task での評価や運動介入を中心に最新の知見と共に述べた．
- Ⅶ．高齢者の姿勢アライメント障害に対する運動介入では，高齢者に特徴的な姿勢アライメントの評価や運動介入の実際に関して記載した．
- Ⅷ．地域での介護予防事業では，地域での介護予防事業，特にトレーニング事業を中心に述べた．

　本書が理学療法士養成校での学生教育と高齢者を対象として運動療法を行っている多くの理学療法士に役立つことを願っている．
　最後に本書を出版するにあたり，ご協力を頂いたすべての方々に感謝の意を表したい．

平成 22 年 5 月

京都大学大学院 医学研究科人間健康科学系専攻
市橋　則明（約束した第 2 弾の構想を練りながら・・・）

目　次

Ⅰ　高齢者の特性　（池添冬芽）　1

1．老年症候群 …………………………… 1
2．フレイル ……………………………… 5
3．サルコペニア ………………………… 7
4．ロコモティブシンドローム ………… 11
5．認知症 ………………………………… 13

Ⅱ　加齢に伴う運動機能の変化　（福元喜啓）　19

1．加齢と運動機能 ……………………… 19
2．加齢に伴う筋機能の変化 …………… 19
3．加齢に伴うバランス能力の変化 …… 30
4．加齢に伴う姿勢および歩行機能の
　変化 …………………………………… 31
5．加齢に伴う心肺機能の変化 ………… 36

Ⅲ　高齢者の運動機能評価　（池添冬芽）　43

1．高齢者の筋特性・体組成の評価 …… 43
2．高齢者の筋機能の評価 ……………… 47
3．高齢者のバランス能力の評価 ……… 52
4．高齢者の敏捷能力・筋パワーの評価 … 55
5．高齢者の持久力の評価 ……………… 60
6．高齢者の姿勢および移動能力の評価 … 62

Ⅳ　高齢者の運動療法に関するエビデンス　（谷口匡史）　72

1．高齢者の筋力トレーニングの
　エビデンス …………………………… 72
2．高齢者のバランストレーニングの
　エビデンス …………………………… 78
3．高齢者の有酸素トレーニングの
　エビデンス …………………………… 81
4．高齢者の ADL・QOL 向上のための
　運動療法のエビデンス ……………… 85
5．サルコペニア予防・改善のための
　運動療法のエビデンス ……………… 86
6．フレイルに対する運動療法の
　エビデンス …………………………… 87

V 高齢者に対する運動療法の実際　　　（池添冬芽）　94

1. 高齢者に対する筋力トレーニングの実際 …… 94
2. 高齢者に対するバランストレーニングの実際 …… 100
3. 高齢者に対する有酸素トレーニングの実際 …… 105
4. 高齢者に対する歩行トレーニングの実際 …… 107
5. フレイルおよびロコモに対する運動療法の実際 …… 109

VI 高齢者の転倒予防に対する運動療法　　　（永井宏達）　118

1. 高齢者の転倒の実態 …… 118
2. 転倒リスクの評価 …… 122
3. 高齢者の転倒・骨折予防のための運動療法のエビデンス …… 132
4. 転倒予防に対する運動療法の実際 …… 138

VII 高齢者の認知機能低下に対する運動療法　　　（牧迫飛雄馬）　147

1. 加齢に伴う認知機能・心理機能の変化 …… 147
2. 高齢者の認知機能・心理機能の評価 …… 150
3. 高齢者の認知機能低下に対する運動療法のエビデンス …… 163
4. 認知機能低下に対する運動療法の実際 …… 168

VIII 高齢者の身体活動促進に対する介入　　　（上村一貴）　177

1. 身体活動の評価 …… 177
2. 高齢者の身体活動促進に関するエビデンス …… 185
3. 身体活動促進に対する介入の実際 …… 191

索引　　　196

I. 高齢者の特性

1. 老年症候群

a. 高齢化の現状

わが国では世界に例をみない速さで高齢化が進行している．わが国における高齢化の進展の特徴として，高齢化率の高さだけでなく，高齢化のスピードも挙げられる．

わが国の高齢化率は，1970年に7％を超え「高齢化社会」，1994年に14％を超え「高齢社会」となり，2007年には21％を上回る「超高齢社会」に達した．その後も高齢化の進展の勢いは止まらず，2020年の時点で高齢化率は28.6％となった（図1）[1]．高齢化率が7％（高齢化社会）から14％（高齢社会）になるまでに要した年数を国際的に比較しても，わが国では24年間という極めて短期間で達成しており，世界に例をみない速さで高齢化が進行している．

高齢化率の推移について年齢別にみると，特に75歳以上の後期高齢者の割合の増加率が大きく，2020年時点の65～74歳の前期高齢者は13.8％，75歳以上の後期高齢者は14.7％と，後期高齢者の割合が前期高齢者の割合を上回るようになった．今後もこの「高齢人口の高齢化」はさらに進行していくと予想されている．

> **メモ　後期高齢者の質問票**
>
> 「後期高齢者の質問票」（表1）[2]は，後期高齢者の特性を踏まえ，心身の健康状態を総合的に把握することを目的としたわが国独自の質問票であり，令和2年度に改定された後期高齢者医療制度の健診などに活用されている．本質問票は①健康状態，②心の健康状態，③食習慣，④口腔機能，⑤体重変化，⑥運動・転倒，⑦認知機能，⑧喫煙，⑨社会参加，⑩ソーシャルサポートの10類型，15項目で構成されている．なお，後期高齢者の質問票の解説と留意事項については厚生労働省のホームページ（https://www.mhlw.go.jp/content/12401000/000557576.pdf）を参照されたい．

b. 加齢に伴う変化と老年症候群

高齢者の増加，特に後期高齢者の増加に伴い，老年症候群の予防・管理が深刻な医療・社会課題となっている．

老年症候群とは一般的に「高齢者に多い，あるいは特有な治療あるいはケアが必要な症状の総称」と説明されている[3]．老年症候群は表2[4]に示すような特徴を有する．頻度の高いものとして，認知症，尿失禁，難聴，不眠，うつ，転倒・骨折，関節疾患などが挙げられる．

加齢に伴い，筋骨格系，神経系，呼吸・循環器系など，様々な身体機能低下が生じる（表3）．加齢に伴う退行性変化は個人によって程度の差が大きく，また，一人で複数の様々な疾患・症状をもち，しかもその症状は非定型的である．

図1　高齢化率の推移

（文献1より改変）

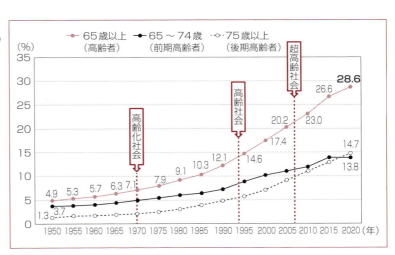

表1 後期高齢者の質問票

類型名	No	質問文	回答
健康状態	1	あなたの現在の健康状態はいかがですか	①よい ②まあよい ③ふつう ④あまりよくない ⑤よくない
心の健康状態	2	毎日の生活に満足していますか	①満足 ②やや満足 ③やや不満 ④不満
食習慣	3	1日3食きちんと食べていますか	①はい ②いいえ
口腔機能	4	半年前に比べて固いものが食べにくくなりましたか ※さきいか，たくあんなど	①はい ②いいえ
	5	お茶や汁物等でむせることがありますか	①はい ②いいえ
体重変化	6	6カ月間で2～3kg以上の体重減少がありましたか	①はい ②いいえ
運動・転倒	7	以前に比べて歩く速度が遅くなってきたと思いますか	①はい ②いいえ
	8	この1年間に転んだことがありますか	①はい ②いいえ
	9	ウォーキング等の運動を週に1回以上していますか	①はい ②いいえ
認知機能	10	周りの人から「いつも同じことを聞く」などの物忘れがあると言われていますか	①はい ②いいえ
	11	今日が何月何日かわからない時がありますか	①はい ②いいえ
喫煙	12	あなたはたばこを吸いますか	①吸っている ②吸っていない ③やめた
社会参加	13	週に1回以上は外出していますか	①はい ②いいえ
	14	ふだんから家族や友人との付き合いがありますか	①はい ②いいえ
ソーシャルサポート	15	体調が悪いときに，身近に相談できる人がいますか	①はい ②いいえ

（文献2より）

表2 老年症候群の特徴

- 原因が多岐にわたる
- 慢性的な経過をたどる
- 高齢者の自立を著しく阻害する
- 高齢者のQOL低下に直接つながる
- 簡単には治療や対処法が見出せない

（文献4より改変）

CGAのツールの一つとして，介護が必要となる危険性の高い高齢者を抽出するスクリーニング法として開発された基本チェックリスト（表4）がある．基本チェックリストは，日常生活関連動作，運動機能，栄養状態，口腔機能，閉じこもりの状態，認知機能，うつに関する7領域（計25項目）を網羅的にスクリーニングすることが可能である．

加齢に伴う変化については，運動機能や生理機能といった身体機能のほか，精神・心理機能や認知機能，職業上の地位・役割の変化や家族構成の変化といった社会的要因など，多岐にわたる（図2）．複数の多様な問題を抱える高齢者を理解し，老年症候群に対処するためには，これらの要因を総合的・多面的に把握し，さらに個人の背景因子との相互関係から全体像を俯瞰する包括的な視点が重要である．

メモ　老年症候群の把握のための包括的評価

老年症候群に対して適切に対処するためには，まず包括的・多角的な評価が必要である．高齢者の基本的・手段的日常生活動作（activities of daily living：ADL），認知機能，意欲，精神・心理機能，生活の質（quality of life：QOL），社会・経済的状態などを系統的かつ総合的に評価する手法のことを高齢者総合機能評価（comprehensive geriatric assessment：CGA）という．

c. 健康寿命と老年症候群の予防

健康寿命とは世界保健機関（WHO）が2000年に公表した概念であり，「健康上の問題で日常生活が制限されることなく生活できる期間」と定義される．

令和4年版高齢社会白書によると，2019年の健康寿命は男性72.68年，女性75.38年，同年における平均寿命は男性81.41年，女性87.45年とされている（図3）[5]．平均寿命と健康寿命との差，つまり日常生活に制限のある期間は男性で8.73年，女性で12.07年と男性と比較して女性のほうが長い．この「日常生活に制限のある期間」の拡大は高齢者のQOLの低下につながるため，「健康寿命の延伸」や「平均寿命と健康寿命の差の縮小」が大きな課題となっている．

表3 高齢者の身体機能低下

筋骨格系	筋線維数の減少 筋線維（特にタイプⅡ線維）の萎縮 関節の構造の退行性変化 腱や靱帯の短縮 糖分解酵素能力，酸化酵素能力の低下 組織の弾性の低下 骨構造の脆弱化，骨塩量の減少 脊柱の変形（胸椎後弯の増加，腰椎前弯の減少）
神経系	脳の体積・質量の減少 中枢神経の細胞数の減少 末梢神経の線維数減少，Waller変性 自律神経系機能の低下 神経伝達物質とその受容体の減少 α運動単位数の減少 樹状突起の数の減少 リクルートメントの障害 神経伝導速度の遅延 反応時間の遅延
呼吸器系	最大酸素摂取量の減少 換気量，換気応答の低下 肺活量，1秒量，最大呼気流量の減少 残気量，クロージングボリュームの増加 呼吸筋力の低下 動脈血酸素分圧の低下 肺弾性力の低下
循環器系	最大心拍数の減少 心拍出量の減少 血流量の減少 運動に対する過大な血圧反応 末梢血管抵抗の増加 動脈スティフネスの増加（動脈硬化） 心筋や刺激伝導系の線維化 血管壁の肥厚 圧受容器反射機構の機能低下
感覚系	視力の低下 聴力の低下（難聴） 固有受容感覚の低下

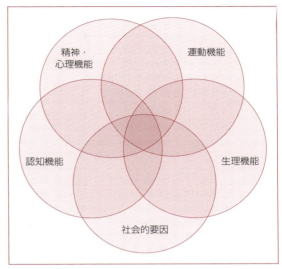

図2 加齢に伴う変化

2022年の国民生活基礎調査によると，介護が必要となった主な原因は「認知症」が23.6％と最も多く，「脳血管疾患」19.0％，「骨折・転倒」13.0％，「高齢による衰弱」10.9％，「関節疾患」5.4％と続く（図4）[6]．このように，要介護状態に陥る原因の多くは老年症候群に関連する．今後，後期高齢者人口が急増していくことから，ますます認知症や骨折・転倒，衰弱といったリスクが顕在化することが予想される．高齢者が可能な限り健康で自立した生活を長く継続し，健康寿命を延ばすためには，これら要介護リスクに直接つながる老年症候群の予防に対する積極的な対策を講じる必要がある．

老年症候群は不可逆な状態になると要介護や寝たきりの原因となるため，治療または対処が可能な可逆的な要因に対して，早期から適切な介入をすることが重要である．高齢者が抱える多種多様な問題に対しては，医療だけでなく介護も併せた両側面からのアプローチが不可欠である．つまり，高齢者の健康寿命の延伸のためには，広い視点から高齢者の諸問題を捉え，多職種が協働し，心身機能向上だけでなく，活動や社会参加を促していくなど，包括的・多角的なアプローチを展開することが求められる（図5）．

メモ　平均寿命と平均余命

わが国における人口統計から，その年次の年齢別死亡率を用いて，ある年齢の人があと何歳生きられるか予想した年数が求められる．これが平均余命である．そして，その年次の生まれたばかりの0歳の人の平均余命が平均寿命とされている．つまり，0歳を起点として計算した平均寿命のみを「平均寿命」と呼び，40歳や60歳などを起点として計算した平均寿命は「平均余命」と呼ぶ．

メモ　わが国における健康寿命の算出方法

日本の健康寿命は国民生活基礎調査で得られたデータをもとに「健康な状態の期間」を求めている．「健康・不健康」の定義については，国民生活基礎調査の「あなたは現在，健康上の問題で日常生活に何か影響がありますか」という質問に対して，「ない」という回答を「健康」，「ある」という回答を「不健康」とし，性別・年齢階級別の健康な状態の割合をもとに健康寿命を算出している．

表4 基本チェックリスト

No	質問項目	回答		領域
1	バスや電車で1人で外出していますか	0. はい	1. いいえ	日常生活関連動作
2	日用品の買物をしていますか	0. はい	1. いいえ	
3	預貯金の出し入れをしていますか	0. はい	1. いいえ	
4	友人の家を訪ねていますか	0. はい	1. いいえ	
5	家族や友人の相談にのっていますか	0. はい	1. いいえ	
6	階段を手すりや壁を伝わらずに昇っていますか	0. はい	1. いいえ	運動機能
7	椅子に座った状態から何もつかまらずに立ち上がっていますか	0. はい	1. いいえ	
8	15分くらい続けて歩いていますか	0. はい	1. いいえ	
9	この1年間に転んだことがありますか	1. はい	0. いいえ	
10	転倒に対する不安は大きいですか	1. はい	0. いいえ	
11	6カ月間で2～3kg以上の体重減少がありましたか	1. はい	0. いいえ	栄養状態
12	身長　　cm　体重　　kg（BMI　　）（注）BMI 18.5未満の場合			
13	半年前に比べて固いものが食べにくくなりましたか	1. はい	0. いいえ	口腔機能
14	お茶や汁物等でむせることがありますか	1. はい	0. いいえ	
15	口の渇きが気になりますか	1. はい	0. いいえ	
16	週に1回以上は外出していますか	0. はい	1. いいえ	閉じこもり
17	昨年と比べて外出の回数が減っていますか	1. はい	0. いいえ	
18	まわりの人から「いつも同じことを聞く」などの物忘れがあると言われますか	1. はい	0. いいえ	認知機能
19	自分で電話番号を調べて，電話をかけることをしていますか	0. はい	1. いいえ	
20	今日が何月何日かわからない時がありますか	1. はい	0. いいえ	
21	（ここ2週間）毎日の生活に充実感がない	1. はい	0. いいえ	うつ
22	（ここ2週間）これまで楽しんでやれていたことが楽しめなくなった	1. はい	0. いいえ	
23	（ここ2週間）以前は楽にできていたことが今ではおっくうに感じられる	1. はい	0. いいえ	
24	（ここ2週間）自分が役に立つ人間だと思えない	1. はい	0. いいえ	
25	（ここ2週間）わけもなく疲れたような感じがする	1. はい	0. いいえ	

- No.1～No.20の20項目のうち10項目以上に該当する場合，複数の項目に支障がある状態（運動・栄養・口腔・孤立・認知機能低下）と判断される．
- No.6～No.10の5項目のうち3項目以上に該当する場合，運動機能の低下のおそれありと判断される．
- No.11～No.12の2項目のすべてに該当する場合，低栄養状態のおそれありと判断される．
- No.13～No.15の3項目のうち2項目以上に該当する場合，口腔機能の低下のおそれありと判断される．
- No.16～No.17のうち，No.16に該当する場合，閉じこもりのおそれありと判断される．
- No.18～No.20の3項目のうち，いずれか1つ以上に該当する場合，認知機能の低下のおそれありと判断される．
- No.21～No.25の5項目のうち，2項目以上に該当する場合，うつ病の可能性ありと判断される．

BMI：body mass index

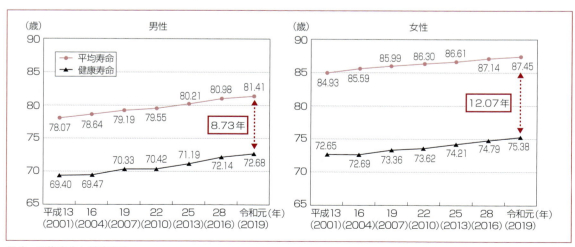

図3 平均寿命と健康寿命

（文献5より改変）

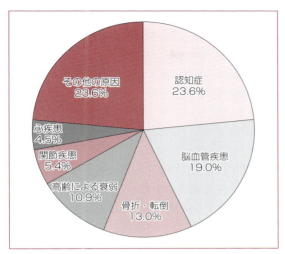

図4 介護が必要となった主な原因
(文献6より改変)

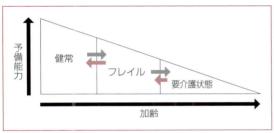

図6 フレイルの概念
(文献8を基に作図)

2. フレイル

a. フレイルの概念

「フレイル」はFriedら[7]が提唱した「frailty」を日本老年医学会が訳したものである．フレイルには明確な定義があるわけではないが，日本老年医学会ステートメントによると，「フレイルとはストレスに対する脆弱性が亢進し，生活機能障害，要介護状態，死亡などの転帰に陥りやすい状態」と説明されており，健常な状態と要介護状態の中間的な状態と定義されている（図6）[8]．

フレイルの要介護状態に陥るリスクについて，実際に新規要介護認定発生リスクに関して2年間追跡調査した研究によると，フレイル高齢者で4.65倍，プレフレイル高齢者で2.52倍，要介護状態に陥るリスクが高くなることが報告されている[9]．

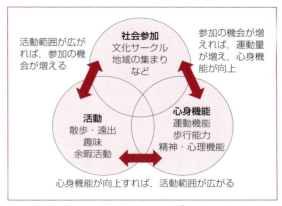

図5 老年症候群に対する多角的アプローチ

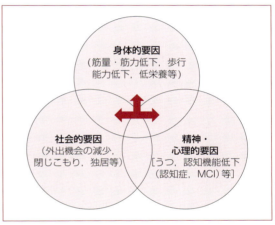

図7 フレイルの多面性
MCI：軽度認知障害

表5 身体的フレイルの有症率

年代	全体	男性	女性
65−69	1.9%	1.8%	2.1%
70−74	3.8%	4.2%	3.8%
75−79	10.0%	7.7%	10.1%
80−84	20.4%	18.1%	22.3%
85−	35.1%	32.3%	37.2%

(文献16より筆者訳，改変)

一方，フレイルは「障害」ではなく，適切な介入によって再び健常な状態に戻ることができる「可逆性」が包含されている[10]．特に運動トレーニングによってフレイルの予防や改善が可能であることは数多くの報告で示されている[11〜15]．そのためフレイル状態の高齢者を早期発見し，適切な介入をすることが介護予防につながると考えられる．

フレイルは身体的要因，精神・心理的要因，社会的要因を含む概念である（図7）．この身体的，

表6　身体的フレイルの各要因の発生頻度

人数(%)	体重減少	筋力低下	疲労感	歩行速度低下	活動性低下
該当	44(6.4%)	72(10.4%)	44(6.4%)	7(1.0%)	75(10.9%)
非該当	647(93.6%)	619(89.6%)	647(93.6%)	684(99.0%)	616(89.1%)

● 体重減少：1年間で非意図的な4.5 kg以上の体重減少.
● 筋力低下：握力 男性＜26 kg，女性＜18 kg.
● 疲労感：「何をするのも面倒だ」「何かを始めることがなかなかできない」いずれかに週3～4日以上該当.
● 歩行速度低下：通常歩行速度＜1.0 m/秒.
● 活動性低下：「1週間で中等度以上の身体活動を行う日や10分以上続けて歩く日がある」に該当なし.

(文献18より改変)

表7　身体的フレイルの診断基準：日本語版フレイル基準（改訂 J-CHS 基準）

体重減少	6カ月で2 kg以上の（意図しない）体重減少（基本チェックリスト　No11）
筋力低下	握力：男性＜28 kg，女性＜18 kg
疲労感	（ここ2週間）わけもなく疲れたような感じがする（基本チェックリスト　No25）
歩行速度低下	通常歩行速度＜1.0 m/秒
身体活動低下	①軽い運動・体操をしていますか？②定期的な運動・スポーツをしていますか？上記の2つのいずれも「週に1回もしていない」と回答

● 3項目以上該当：フレイル.
● 1～2項目該当：プレフレイル.
● 該当なし：健常（ロバスト）.

(文献19より筆者訳, 改変)

精神・心理的，社会的な要因は相互に関連しているため，多職種連携による多面的な評価・介入が必要となる.

メモ　身体的フレイルの有症率

日本の地域在住高齢者（1万1,414名）を対象とした報告によると，高齢者の身体的フレイルの有症率は7.9%（男性7.6%，女性8.1%）であり，高齢になるほど身体的フレイルの頻度は増加するとされている（表5）[16]．また，外来通院している高齢患者777名（平均年齢76.5歳）のフレイル有症率は21.6%と，地域在住高齢者よりも高い割合が報告されている[17]．

b. フレイルの評価

フレイルの評価として最もよく用いられているのは Fried ら[7]の基準である．Fried らは Cardiovascular Health Study（CHS）のデータを用いて，身体的フレイルの指標である CHS index を提唱した.

CHS index では，①体重減少，②筋力（握力）低下，③易疲労感，④歩行速度低下，⑤活動性低下の5項目のうち3項目以上該当すればフレイル，1～2項目該当する場合は健常者とフレイル

の中間としてプレフレイルと診断される[7].

地域在住高齢者691名を対象に CHS index によるフレイル5項目の発生頻度を調査した報告によると，5項目のなかで該当者が多いのは活動性低下や筋力低下である（表6）[18]．すなわち，活動性低下や筋力低下はプレフレイルの段階からみられやすい要因であることから，フレイルの早期予防対策として特に注力する必要があると考える.

身体的フレイルの評価について，わが国では日本語版フレイル基準（J-CHS 基準）を用いることが推奨されている（表7）[19]．J-CHS 基準では，①意図しない体重減少，②筋力（握力）低下，③易疲労感，④歩行速度低下，⑤身体活動低下の有無で判定し，3項目以上該当する場合はフレイル，1～2項目該当する場合はプレフレイル，該当なしは健常と判定される.

また，前述のわが国で開発された基本チェックリスト（表4）は日常生活関連動作，運動機能，栄養状態，口腔機能，閉じこもりの状態，認知機能，うつに関する7領域（計25項目）で構成されており，身体的要因に加え，精神・心理的，社会的要因を含んでいる．CHS index や J-CHS 基準は身体的フレイルの評価であるのに対し，基本チェックリストでは精神・心理的，社会的側面も含めた包括的なフレイル評価に適しているといえる．基本チェックリストでフレイルと診断するカットオフ値は研究によって異なるが，4～7項目該当をプレフレイル，8項目以上該当をフレイルとすることが多い[20,21]．Satake らは基本チェックリストで8点以上の場合，CHS index の身体的フレイルに該当する割合が高く，新規要介護認定発生リスクや死亡リスクが高くなることを報告している[22,23].

I. 高齢者の特性　7

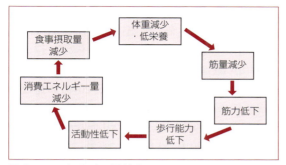

図8　フレイルによる悪循環

表8　フレイル高齢者における1年間での下肢筋厚の変化

	ベースライン(mm)	1年後(mm)	変化率(%)
大腰筋	13.7±5.2	11.6±3.1	−5.4±35.7
大殿筋	15.3±4.0	14.8±4.8	−1.7±23.4
中殿筋	15.5±4.4	15.2±5.0	−0.1±27.2
小殿筋	12.3±3.9	12.3±4.0	1.6±30.2
大腿直筋	16.5±4.2	11.5±4.2*	−28.3±25.0
外側広筋	13.2±3.9	10.6±3.4*	−17.3±25.2
内側広筋	10.8±3.1	8.4±2.8*	−19.8±22.9
大腿二頭筋	18.3±4.6	17.3±5.5	−2.6±30.8
腓腹筋	11.3±3.3	10.9±2.4	1.8±26.4
ヒラメ筋	29.3±6.8	28.3±5.5	−0.6±20.8
前脛骨筋	21.8±3.1	18.7±2.5*	−12.8±14.0

*p<0.01：ベースラインとの有意差を示す.

(文献24より筆者訳，改変)

メモ　オーラルフレイル

フレイルの概念には，身体的フレイル，精神・心理的フレイル，社会的フレイルのほか，咀嚼・嚥下機能低下や滑舌の低下などを呈するオーラルフレイルがある．オーラルフレイルは口腔機能の維持向上の重要性を啓発することを目的として提案されたわが国オリジナルの概念である．

c. フレイルの悪循環

フレイル高齢者では加齢そのものによる退行性の筋量・筋力低下だけでなく，活動性低下の影響による筋量・筋力低下がみられることが多く，この廃用性の筋量・筋力低下が生じると，さらに身体活動量が低下するという悪循環に陥りやすい（図8）．

フレイル高齢者における廃用性の筋量減少についての筆者らの1年間の追跡研究において，施設入所のフレイル高齢者では1年という短いスパンで筋量減少が進行していることが確認されている（表8）[24]．下肢筋の中で特に大腿四頭筋（大腿直筋および内外側広筋）の筋萎縮の進行が著しく，その減少率は17.3〜28.3%/年であった．加齢に伴う筋量減少は1年に1%ずつとされている[25]ことを考えると，フレイル高齢者においては加齢に伴う筋量減少だけでなく，廃用性の筋量減少も深刻な問題といえる．このようなフレイルによる悪循環を断ち切り，廃用性の筋量減少の進行を予防するためには積極的な介入が必要である．

メモ　身体活動とフレイル

中年期（平均47.5歳）の男性514名を身体活動量が少ない群（87名），中等度強度の活動を行っている群（256名），高強度の活動を行っている群（171名）に分け，26年後にフレイルになった割合を調査した報告によると，身体活動レベルが高強度であった中年男性は26年後のフレイル発症リスクが最も低かったことが報告されており，高い身体活動レベルを維持する生活スタイルを中年期から習慣化することが将来のフレイル予防に重要であることが示唆されている（図9）[26]．このように，フレイルを予防するためには日々の運動量や活動量をできる限り増やすよう配慮し，長期的な運動継続を促すことが極めて重要である．

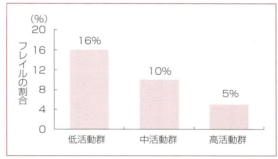

図9　中年期の身体活動と将来のフレイルとの関連
低活動群：座って過ごすことが多い群．
中活動群：ウォーキングやサイクリングなどを定期的に行っている群．
高活動群：ジョギングや水泳，テニスなどを定期的に行っている群．

(文献26より筆者訳，改変)

3. サルコペニア

a. サルコペニアの概念

サルコペニアは1989年にRosenberg[27]によって，加齢に伴う骨格筋量減少を意味する用語として提唱された．

サルコペニアが提唱された当初は骨格筋量減少のみに焦点が当てられていたが，その後，筋量減少に伴う筋力低下や身体機能低下は筋量減少よりも生活機能低下や転倒，入院，死亡などのアウトカムと強く関連することが明らかとなってきた．

表9　サルコペニアの分類

原発性サルコペニア：加齢以外に原因がないサルコペニア
二次性サルコペニア：加齢以外の原因があるサルコペニア

- 疾患に関連したサルコペニア
  運動器・神経系疾患，炎症性疾患，内分泌疾患，悪性腫瘍など
- 活動に関連したサルコペニア
  身体不活動，ベッド上安静や荷重制限，運動制限など
- 栄養に関連したサルコペニア
  蛋白質摂取不足，消化・吸収障害，疾患・薬物による食欲不振など

このような背景から，2010 年にヨーロッパのサルコペニアワーキンググループ（European Working Group on Sarcopenia in Older People：EWGSOP）[28]によって，筋量の減少に加えて筋力の低下あるいは身体機能の低下を併せもつ場合をサルコペニアと定義するという基準が発表された.

サルコペニアは加齢以外の原因がない「原発性サルコペニア」と，廃用，炎症，基礎疾患，低栄養などの原因がある「二次性サルコペニア」とに分類されている（表9）.

メモ　サルコペニアの早期予防の重要性

サルコペニアは転倒・骨折[29, 30]や ADL 低下[31〜33]，生命予後[34〜36]に影響を及ぼす要因であることが指摘されていることから，サルコペニアの早期予防対策を確立することは重要な課題となっている.

b. サルコペニアの診断基準

サルコペニアの診断基準は複合的な要因から判断するものが多く，一般的に筋量の減少に加えて，筋力の低下あるいは身体機能の低下を併せもつ場合とされる.

サルコペニアの診断基準について，わが国ではアジアのサルコペニアワーキンググループ（Asian Working Group for Sarcopenia：AWGS）による基準[37, 38]がよく用いられている．AWGSは 2014 年にサルコペニア診断基準を報告し，2019 年に改定版となる AWGS 2019 を報告した．AWGS 2019 において，筋量減少のカットオフ値は従来の基準（AWGS 2014）と同様であるが，男性の握力や歩行速度の基準値が変更され，身体機能低下の判定として 5 回立ち上がりテストや SPPB（Short Physical Performance Battery）

（Ⅲ．高齢者の運動機能評価「6.高齢者の姿勢および移動能力の評価」参照）が追加された（表10）[37, 38]．地域在住高齢者 2,061 名を対象として，従来の AWGS のサルコペニア基準（AWGS 2014）と改定サルコペニア基準（AWGS 2019）の比較を行った報告によると，サルコペニアと診断された高齢者は従来の基準（AWGS 2014）で 60 名，改定基準（AWGS 2019）で 110 名であり，改定基準でサルコペニア発生率が高くなる要因としては，身体機能低下の基準に 5 回立ち上がりテストが追加されたことや歩行速度低下のカットオフ値変更の影響が大きいことが示唆されている（表11）[39]．このように，改定された AWGS 2019 ではサルコペニアをより早期に診断し，早期介入を促す基準となっている.

また，EWGSOP[28]が 2010 年に提唱したサルコペニアの診断基準は，2019 年に改訂版が報告された（EWGSOP2）．EWGSOP2 のアルゴリズムでは，筋力低下のみで「サルコペニアの疑い」と診断できるように変更されている（図10）[40]．

メモ　サルコペニアの有症率

日本の地域在住高齢者 1,851 名（女性 50.5%，平均年齢 72.0±5.9 歳）におけるサルコペニア有症率について，AWGS のサルコペニア基準（AWGS 2019）に基づいて判定した有症率は男性 11.5%，女性 16.7% であり，80 歳以上では男性の 32.4%，女性の 47.7% がサルコペニアに該当することが報告されている[41].

c. サルコペニア診断における評価指標

サルコペニア診断基準における筋力の指標としては握力，身体機能の指標としては通常歩行速度が用いられることが多い.

AWGS のサルコペニア基準（AWGS 2019）と EWGSOP のサルコペニア診断基準（EWGSOP2）の違いについて，EWGSOP2 では筋量の減少に加えて，筋力の低下を併せもつ場合をサルコペニアと診断し，身体機能低下はサルコペニアの重症度を決定するために用いられる．一方，AWGS 2019 では筋量の減少に加えて，筋力の低下あるいは身体機能の低下を併せもつ場合をサルコペニアと診断する．また，5 回立ち上がりテストについて，EWGSOP2 では筋力の指標とされているが，AWGS 2019 では身体機能の指標とされてい

表10 アジアサルコペニアワーキンググループ(AWGS)によるサルコペニア診断基準の新旧比較

	AWGS 2014	AWGS 2019
筋量減少	筋量(生体電気インピーダンス法) 男性＜7.0 kg/m² 女性＜5.7 kg/m²	筋量(生体電気インピーダンス法) 男性＜7.0 kg/m² 女性＜5.7 kg/m²
筋力低下	握力　男性＜26 kg 女性＜18 kg	握力　男性＜28 kg ↑ 女性＜18 kg
身体機能低下	通常歩行速度≦0.8 m/秒 — —	通常歩行速度＜1 m/秒 ↑ 5回立ち上がりテスト≧12秒 SPPB≦9点

(文献37, 38を基に作表)

表11 アジアサルコペニアワーキンググループ(AWGS)サルコペニア診断基準による各要因の該当人数

	高齢男性(720名)		高齢女性(1,341名)	
	AWGS 2014	AWGS 2019	AWGS 2014	AWGS 2019
筋量減少	138	—	297	—
握力低下	22	38	82	—
身体機能低下*	6	103	4	122
歩行速度	6	27	4	26
5回立ち上がりテスト	—	92	—	107
SPPB	—	26	—	18

*歩行速度，5回立ち上がり，SPPBのいずれか1つでも該当すれば，身体機能低下と判定．

(文献39より筆者訳，改変)

図10 EWGSOP2によるサルコペニア診断アルゴリズム
ASM：四肢筋量，TUG：timed up & go
(文献40より改変)

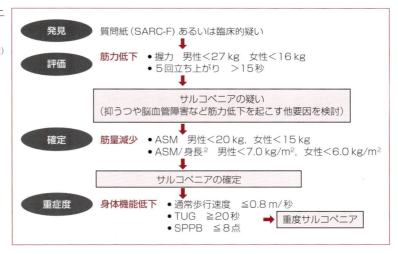

る．

　サルコペニア診断における筋量の評価には，二重エネルギーX線吸収測定法(dual energy X-ray absorptiometry：DXA)あるいは多周波生体電気インピーダンス法(bioelectrical impedance analysis：BIA)を使用することが推奨されている．しかし，一般の診療所や地域の現場においては，これらの測定機器がない場合も多い．AWGSでは，より多くの現場でサルコペニアのリスクがある人を早期に特定し，早期介入を促進するために，筋量の測定が困難な現場における簡易スクリーニングとして，下腿周囲長や質問紙のSARC-Fおよびそれらを組み合わせたSARC-CalFを提案している(図11)[38]．

　また，国際リハビリテーション医学会(International Society of Physical and Rehabilitation Medicine：ISPRM)では，筋量の評価として，超音波診断装置で測定した大腿前面(大腿四頭筋)の筋厚を用いた指標を紹介している．具体的には，大腿前面(大腿四頭筋)の筋厚をBMIで

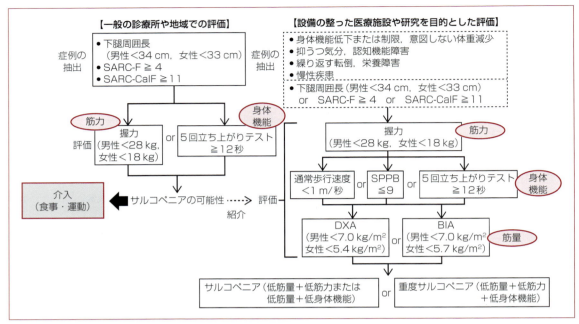

図11 アジアサルコペニアワーキンググループによるサルコペニア診断アルゴリズム（AWGS 2019）

(文献38より筆者訳，改変)

表12 SARC-F

項目	質問	回答（点数）
筋力	4.5 kg くらいのものを持ち運びするのはどのくらい難しいですか？	0点＝全く難しくない 1点＝いくらか難しい 2点＝非常に難しい，あるいはできない
歩行	部屋の中を歩くことはどのくらい難しいですか？	0点＝全く難しくない 1点＝いくらか難しい 2点＝非常に難しい，あるいはできない
立ち上がり	ベッドや椅子から立ち上がることはどのくらい難しいですか？	0点＝全く難しくない 1点＝いくらか難しい 2点＝非常に難しい，あるいはできない
階段昇降	10段くらいの階段を昇ることはどのくらい難しいですか？	0点＝全く難しくない 1点＝いくらか難しい 2点＝非常に難しい，あるいはできない
転倒	過去1年間に何回転びましたか？	0点＝なし 1点＝1～3回 2点＝4回以上

4点以上の場合にサルコペニアの疑いと評価する．

(文献43より筆者訳，改変)

除した値（sonographic thigh adjustment ratio：STAR）を用い，男性1.4未満，女性1.0未満を筋量減少のカットオフ値として紹介している[42]．

メモ SARC-FおよびSARC-CalF

SARC-F（表12）[43]は筋力，歩行，立ち上がり，階段昇降，転倒の5項目の自己式質問票で，4点以上の場合にサルコペニアの疑いと評価する．
SARC-CalFは下腿周囲長とSARC-Fを組み合わせた指標で，下腿周囲長が基準未満（男性＜34 cm，女性＜33 cm）の場合にSARC-Fの点数に10点追加して評価し，11点以上の場合をサルコペニアの疑いとする．

メモ 超音波診断装置を用いたサルコペニア評価

サルコペニア診断の筋量の指標として，超音波診断装置で測定した筋厚や筋断面積を用いる場合は，大腿直筋や腓腹筋を対象筋とすることが推奨されている[44]．また，筋量減少のカットオフ値は，大腿直筋の筋厚で0.5～2.84 cm，腓腹筋の筋厚で1.16～1.72 cmと様々な値が報告されている[44]．

I．高齢者の特性　11

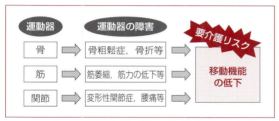

図12　ロコモティブシンドローム（ロコモ）

表13　ロコモのスクリーニング（ロコチェック）

| ①片脚立ちで靴下が履けない |
| ②家の中でつまずいたり滑ったりする |
| ③横断歩道を青信号で渡りきれない |
| ④階段を上るのに手すりが必要である |
| ⑤15分くらい続けて歩けない |
| ⑥2kg程度の買い物をして持ち帰るのが困難（1Lの牛乳パック2本程度） |
| ⑦家の中でのやや重い仕事が困難（布団の上げ下ろしなど） |

1つでも該当すればロコモの可能性あり．

（文献46を基に作表）

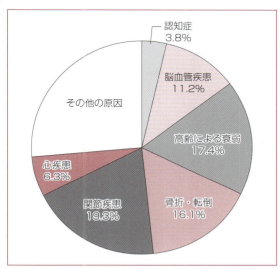

図13　要支援となった主な原因

（文献6より改変）

表14　ロコモ度

ロコモ度1	移動機能の低下が始まっている状態
ロコモ度2	移動機能の低下が進行している状態
ロコモ度3	移動機能の低下が進行し，社会参加に支障をきたしている状態

メモ　ロコモのスクリーニング：ロコチェック

ロコチェック（表13）[46]はロコモ，つまり運動器の障害による移動機能の低下を自身で簡単にチェックすることができる自己診断法である．7つの移動機能に関する項目について，1つでも当てはまればロコモの可能性があると判断する．ロコモの早期発見・早期予防のための簡便なスクリーニング法として有用である．

4．ロコモティブシンドローム

a．ロコモティブシンドロームの概念

ロコモティブシンドローム（ロコモ）とは，日本整形外科学会が2007年に提唱した概念[45]で，運動器の障害のために移動機能の低下をきたした状態であり，進行すると介護が必要となるリスクが高くなる（図12）．

実際に要支援・要介護状態となった主な原因をみると，運動器疾患・障害が高い割合を占めており，特に要支援の原因では「高齢による衰弱」「骨折・転倒」「関節疾患」で半数以上を占めている（図13）[6]．そのため，運動器疾患・障害の予防および早期発見・早期治療は介護予防において極めて重要である．

b．ロコモティブシンドロームの評価

「ロコモ度」とは移動機能低下の程度を示す指標であり，ロコモ度テスト（立ち上がりテスト，2ステップテスト，ロコモ25）によって判定される[47]．

当初，ロコモ度はロコモ度1とロコモ度2の2段階であったが，2020年にロコモ度判定基準が改訂されてロコモ度3が新設され，3段階の判定となった．ロコモ度3は移動機能の低下が進行し，社会参加に支障をきたしている状態，つまり医療的介入の必要性が高い状態である（表14）．ロコモ度3の検出により医療へのアクセスを図り，運動器疾患・障害の早期治療を促すことがロコモ度3新設の背景にある．ロコモ度1〜3はそれぞれ3つのロコモ度テスト（立ち上がりテスト，2ステップテスト，ロコモ25）によって判定される（表15）．3つのロコモ度テストのうち，1つでも該当する場合はロコモと判定され，3つのロコモ度テストの結果のうち，最も移動機能低下が進行している重症のロコモ度の段階を判定結果とする．

立ち上がりテストは主に下肢筋力を評価するテ

表15 ロコモ度判定基準

ロコモ度	立ち上がりテスト	2ステップテスト	ロコモ25
ロコモ度1	40cm台からの片脚での立ち上がり不可	(1.1〜)1.3未満	7〜15点
ロコモ度2	20cm台からの両脚での立ち上がり不可	(0.9〜)1.1未満	16〜23点
ロコモ度3	30cm台からの両脚での立ち上がり不可	0.9未満	24点以上

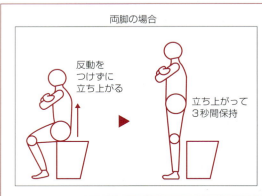
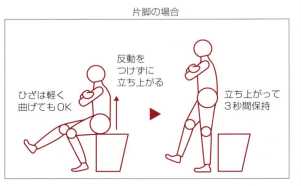

図14 立ち上がりテスト

(文献47より)

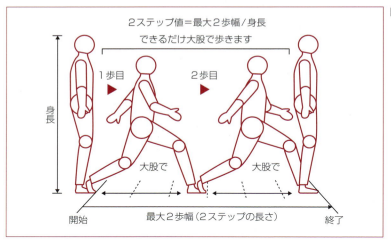

図15 2ステップテスト

(文献47より)

ストである(図14)[47]．ロコモ度1の判定では片脚，ロコモ度2およびロコモ度3の判定では両脚で立ち上がりテストを行い，いずれも反動をつけずに立ち上がった後，そのままバランスを崩さず3秒間立位保持できたら可と判断する[47]．

2ステップテストは移動機能を総合的に評価するテストである(図15)[47]．2ステップテストでは，できる限り大股で2歩歩いて最大2歩幅を測定し，最大2歩幅を身長で除した2ステップ値を算出する．2ステップ値が0.9未満の場合はロコモ度3，0.9以上1.1未満の場合はロコモ度2，1.1以上1.3未満の場合はロコモ度1と判定される．2ステップ値は下肢筋力やバランス能力，柔軟性と相関がみられることから[48]，2ステップテストは下肢筋力・バランス能力・柔軟性を反映するとされている．2ステップ値の年代別基準値を表16[49]に示す．

ロコモ25は疼痛やADL困難，社会的活動，不安などに関する25項目を0〜4点で回答する質問票である(表17)[47]．点数が高いほど重症と判断され，ロコモ25のスコアが24点以上の場合はロコモ度3，16〜23点の場合はロコモ度2，7

表16 2ステップ値の年代別基準値

年代	男性		女性	
	対象者数	平均値±標準偏差	対象者数	平均値±標準偏差
<40	23	1.49±0.14	36	1.40±0.14
40-49	38	1.41±0.15	85	1.35±0.11
50-59	82	1.36±0.13	195	1.35±0.13
60-69	137	1.29±0.15	309	1.28±0.18
70-79	139	1.20±0.16	303	1.16±0.18
≧80	94	1.06±0.22	134	0.97±0.23

(文献49より筆者訳，改変)

～15点の場合はロコモ度1と判定される[50]．ロコモ25の年代別基準値を表18[51]に示す．

メモ　ロコモの有症率

日本の地域在住高齢者2,077名（年齢68.3±5.4歳）を対象としたロコモ有症率は36.4％（ロコモ度1：24.4％，ロコモ度2：5.5％，ロコモ度3：6.5％）と報告されている[52]．また，加齢によってロコモ有症率は有意に増加し，75歳以上の2人に1人がロコモに該当していることが報告されている（図16）[52]．

c. ロコモティブシンドロームの予防

ロコモの予防・改善対策として，習慣的な運動，活動的な生活，適切な食生活，運動器疾患・障害の管理が挙げられる．

ロコモ対策の中心となるのは，習慣的な運動である．日本整形外科学会ではロコモ対策に有効な運動トレーニングとして，ロコモーショントレーニング（ロコトレ）を推奨している（図17）[47]．ロコトレはバランストレーニングである片脚立ちと下肢筋力トレーニングであるハーフスクワットの2種類で構成されている．

ロコモの悪化と関連する運動機能について，筆者らは地域在住高齢者433名を対象として縦断追跡研究を行った[53]．1年間のロコモ25スコアの変化量から対象者をロコモ悪化群，維持向上群に分類し，ベースライン時の運動機能を比較した結果，股関節屈曲筋力のみ2群間で有意差がみられ（表19）[53]，さらにベースライン時の運動機能，年齢，性別，BMIを独立変数としてロジスティック回帰分析をした結果，股関節屈曲筋力のみが有意（オッズ比：4.72，95％CI［1.20, 18.5］）であった．加齢による筋萎縮が最も著しい下肢筋は股関節屈曲筋である大腰筋である[54]ことも考慮すると，ロコモ対策として，股関節屈曲筋に対

するトレーニングも重要と考える．

メモ　ロコモとフレイルの相互関係

ロコモとフレイルの概念としては身体的フレイルの中にロコモが含まれる，つまりロコモと判定される対象者の大多数はフレイル該当者でもあるという関係とされているが，実際の疫学調査では逆の関係がみられる．例えば，ロコモフレイル外来受診患者495名（平均年齢76.5歳）を対象とした松井らの報告[55]によると，フレイルと判定された対象者のうち，ロコモ度1は2.6％，ロコモ度2は17.7％，ロコモ度3は79.7％とフレイルと判定された大多数はロコモ該当者であったのに対し，ロコモ度3の対象者のうちフレイルは49.2％と，ロコモ度3の重症ロコモであっても，フレイルに該当する対象者は半数以下であったことが示されている．このように，フレイル診断基準よりもロコモ判定基準のほうが，より軽度の機能低下を検出できると考えられている．

5. 認知症

a. 認知症

認知症とは，「脳の障害により認知機能が病前より低下し，生活に支障をきたした状態」である．2022年の国民生活基礎調査[6]によると，介護が必要となった主な原因は認知症が23.6％と最も多い．

認知症をきたす原因疾患で最も多いのはAlzheimer型認知症で，認知症の半数以上を占める．次いで脳血管性認知症（認知症の2～3割），Lewy小体型認知症（認知症の1～2割）が原因疾患として多い．Alzheimer型認知症では主として頭頂葉・側頭葉の障害が生じ，近時記憶の障害が顕著となるため，何度も同じことを尋ねるといった症状がみられる．脳血管性認知症では症状の変動が大きく，また，障害を受けている部位の機能は低下する一方で障害を受けていない部位の機能

14

表 17　ロコモ 25

「お身体の状態」と「ふだんの生活」について，手足や背骨のことで困難なことがあるかどうかをおたずねします．
この 1 ヵ月の状態を思い出して以下の質問にお答え下さい．
それぞれの質問に，もっとも近い回答を 1 つ選んで，数字に〇をつけて下さい．

■この 1 ヵ月の身体の痛みなどについてお聞きします．

1. 首・肩・腕・手のどこかに痛み（しびれも含む）がありますか．
　⓪ 痛くない　① 少し痛い　② 中程度痛い　③ かなり痛い　④ ひどく痛い

2. 背中・腰・お尻のどこかに痛みがありますか．
　⓪ 痛くない　① 少し痛い　② 中程度痛い　③ かなり痛い　④ ひどく痛い

3. 下肢（脚のつけね，太もも，膝，ふくらはぎ，すね，足首，足）のどこかに痛み（しびれも含む）がありますか．
　⓪ 痛くない　① 少し痛い　② 中程度痛い　③ かなり痛い　④ ひどく痛い

4. ふだんの生活で身体を動かすのはどの程度つらいと感じますか．
　⓪ つらくない　① 少しつらい　② 中程度つらい　③ かなりつらい　④ ひどくつらい

■この 1 ヵ月のふだんの生活についてお聞きします．

5. ベッドや寝床から起きたり，横になったりするのはどの程度困難ですか．
　⓪ 困難でない　① 少し困難　② 中程度困難　③ かなり困難　④ ひどく困難

6. 腰掛けから立ち上がるのはどの程度困難ですか．
　⓪ 困難でない　① 少し困難　② 中程度困難　③ かなり困難　④ ひどく困難

7. 家の中を歩くのはどの程度困難ですか．
　⓪ 困難でない　① 少し困難　② 中程度困難　③ かなり困難　④ ひどく困難

8. シャツを着たり脱いだりするのはどの程度困難ですか．
　⓪ 困難でない　① 少し困難　② 中程度困難　③ かなり困難　④ ひどく困難

9. ズボンやパンツを着たり脱いだりするのはどの程度困難ですか．
　⓪ 困難でない　① 少し困難　② 中程度困難　③ かなり困難　④ ひどく困難

10. トイレで用足しをするのはどの程度困難ですか．
　⓪ 困難でない　① 少し困難　② 中程度困難　③ かなり困難　④ ひどく困難

11. お風呂で身体を洗うのはどの程度困難ですか．
　⓪ 困難でない　① 少し困難　② 中程度困難　③ かなり困難　④ ひどく困難

12. 階段の昇り降りはどの程度困難ですか．
　⓪ 困難でない　① 少し困難　② 中程度困難　③ かなり困難　④ ひどく困難

13. 急ぎ足で歩くのはどの程度困難ですか．
　⓪ 困難でない　① 少し困難　② 中程度困難　③ かなり困難　④ ひどく困難

14. 外に出かけるとき，身だしなみを整えるのはどの程度困難ですか．
　⓪ 困難でない　① 少し困難　② 中程度困難　③ かなり困難　④ ひどく困難

15. 休まずにどれくらい歩き続けることができますか（もっとも近いものを選んで下さい）．
　⓪ 2 〜 3 km 以上　① 1 km 程度　② 300 m 程度　③ 100 m 程度　④ 10 m 程度

16. 隣・近所に外出するのはどの程度困難ですか．
　⓪ 困難でない　① 少し困難　② 中程度困難　③ かなり困難　④ ひどく困難

17. 2 kg 程度の買い物（1 リットルの牛乳パック 2 個程度）をして持ち帰ることはどの程度困難ですか．
　⓪ 困難でない　① 少し困難　② 中程度困難　③ かなり困難　④ ひどく困難

18. 電車やバスを利用して外出するのはどの程度困難ですか．
　⓪ 困難でない　① 少し困難　② 中程度困難　③ かなり困難　④ ひどく困難

19. 家の軽い仕事（食事の準備や後始末，簡単なかたづけなど）は，どの程度困難ですか．
　⓪ 困難でない　① 少し困難　② 中程度困難　③ かなり困難　④ ひどく困難

20. 家のやや重い仕事（掃除機の使用，ふとんの上げ下ろしなど）は，どの程度困難ですか．
　⓪ 困難でない　① 少し困難　② 中程度困難　③ かなり困難　④ ひどく困難

21. スポーツや踊り（ジョギング，水泳，ゲートボール，ダンスなど）は，どの程度困難ですか．
　⓪ 困難でない　① 少し困難　② 中程度困難　③ かなり困難　④ ひどく困難

22. 親しい人や友人とのおつき合いを控えていますか．
　⓪ 控えていない　① 少し控えている　② 中程度控えている　③ かなり控えている　④ 全く控えている

23. 地域での活動やイベント，行事への参加を控えていますか．
　⓪ 控えていない　① 少し控えている　② 中程度控えている　③ かなり控えている　④ 全く控えている

24. 家の中で転ぶのではないかと不安ですか．
　⓪ 不安はない　① 少し不安　② 中程度不安　③ かなり不安　④ ひどく不安

25. さきゆき歩けなくなるのではないかと不安ですか．
　⓪ 不安はない　① 少し不安　② 中程度不安　③ かなり不安　④ ひどく不安

丸つき数字は点数を示し，回答結果を加算して合計点が 7 〜 15 点をロコモ度 1，16 〜 23 点をロコモ度 2，24 点以上をロコモ度 3 とする．

（文献 47 より改変）

は保たれるため,「まだら認知症」といわれる.Lewy小体型認知症では主として後頭葉の障害が生じ,筋固縮・寡動などのパーキンソニズムや幻視といった特徴的な症状がみられる.

認知症の症状としては,中核症状と周辺症状に大きく分けることができる(表20).中核症状は脳の障害により直接的に生じる認知機能障害であり,記憶障害や見当識障害,遂行機能障害などが含まれる.周辺症状には妄想,暴言,暴力,徘徊といった行動心理症状(behavioral and psychological symptoms of dementia：BPSD)と,買い物や調理,服薬管理困難といった生活障害がある.周辺症状を合併している認知症患者は多く,この周辺症状は患者本人だけでなく,家族のQOLにも大きく関わる要因である.

b. 軽度認知障害(MCI)

軽度認知障害(mild cognitive impairment：MCI)は認知症リスクの早期発見と予防にあたり,注目を集めている臨床的概念であり,軽度の記憶障害や注意力の低下がみられるものの,日常生活には支障がない状態と定義される.

MCIは健常な状態と認知症の中間のような状態と考えられており,認知症の前段階と捉えられている.実際に,MCI高齢者は認知症に移行するリスクが高く,認知症へと症状が進行する率は10〜15％／年とされている[56,57].一方で,MCIの段階では認知機能が回復する可能性が高いとされている[58,59].MCIは認知症の発症を予防または遅らせるための早期治療・予防の糸口となる可能性が示唆されている.つまり,認知症予防を目的とした取り組みにおいては,MCI高齢者を早期に発見し,適切な治療・予防をすることによる認知症発症抑制・認知機能向上効果が期待されている.

c. 認知症の予防

認知症予防に対する非薬物療法としては,運動,身体活動,知的活動や社会参加などが挙げられる(表21).

2023年に発表された認知症およびMCIの治療・管理に関する国際ガイドラインにおいても,認知機能の維持改善対策として運動および身体活動が推奨されている[60].運動の有用性について,MCI高齢者を対象とした11の研究のメタアナリシスでは,運動によって全般的な認知機能が改善し,特に有酸素運動が有効であることが示唆されている[61].また,施設入所のフレイル高齢者を対象とした11の研究のメタアナリシスでは,個別介入よりも集団介入,週2回以下よりも週3回以上の運動のほうが認知機能改善に有効であったことが示されている[62].

認知機能障害がある高齢者では,異なる2種類の作業を同時に行う二重課題(dual task)への対応能力,例えば引き算や文字の読み取りといった認知課題と運動課題を同時に行う対応能力が大きく低下する[63〜66].このような二重課題への対応能力低下は転倒リスクにつながるため,認知課題と運動課題を組み合わせた二重課題トレーニングも重要である.

また,運動単独介入よりも,知的活動や社会参加など,様々な要素の介入を組み合わせたほうが,MCI高齢者における認知機能の維持・改善に有効であることがメタアナリシスで示されている[67].

表18 ロコモ25の年代別基準値

年代	男性 対象者数	男性 平均値	女性 対象者数	女性 平均値
40歳台	614	4.5	693	4.4
50歳台	568	5.3	637	5.5
60歳台	733	7.1	784	7.1
70歳台	521	11.8	612	12.7
Total	2,436	7.0	2,726	7.6

(文献51より改変)

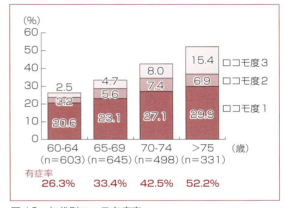

図16 年代別ロコモ有症率

(文献52より改変)

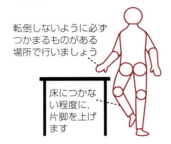
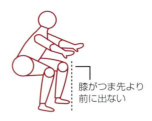
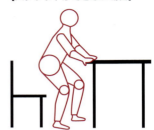

図17　ロコトレ（ロコモーショントレーニング）

(文献47より改変)

表19　ロコモの悪化と関連する運動機能

	ロコモ悪化群	維持向上群	p値
年齢（歳）	67.3±5.00	67.3±5.16	0.797
性別：女性，人数（%）	113（65.1）	130（66.7）	0.094
身長（cm）	157.8±8.43	156.9±8.21	0.277
体重（kg）	57.6±10.1	55.6±9.26	0.068
BMI（kg/cm²）	23.1±3.14	22.5±2.92	0.076
握力（kg）	28.9±8.41	28.6±8.18	0.710
股関節屈曲筋力（Nm/kg）	**0.80±0.23**	**0.87±0.23 ***	**0.004**
股関節伸展筋力（Nm/kg）	1.51±0.89	1.55±0.86	0.742
股関節外転筋力（Nm/kg）	0.75±0.21	0.77±0.21	0.207
膝関節伸展筋力（Nm/kg）	1.97±0.68	2.10±0.74	0.069
足趾屈曲筋力（kg）	14.9±5.63	15.1±5.46	0.685
5回立ち上がりテスト（秒）	8.32±2.53	8.24±2.34	0.740
片脚立位保持時間（秒）	44.8±19.4	43.5±19.5	0.508
TUG（秒）	6.58±1.37	6.35±0.98	0.052
30秒段差昇降回数（回）	25.4±6.56	26.3±6.93	0.172
膝関節屈曲 ROM（°）	145.2±5.92	145.1±6.70	0.870
膝関節伸展 ROM（°）	−1.55±4.40	−1.98±4.44	0.151

* $p<0.05$　ロコモ悪化群との有意差を示す．
ROM：range of motion

(文献53より筆者訳，改変)

表20　認知症の症状

中核症状
- 認知機能障害
　記憶障害，判断力低下，見当識障害，失行・失認，遂行機能障害

周辺症状
- 行動心理症状（BPSD）
　妄想，暴言，暴力，徘徊，興奮，抑うつ，不安など
- 生活障害
　買い物，調理，家計・服薬管理などの困難

メモ　認知症施策推進総合戦略「新オレンジプラン」
認知症施策推進総合戦略「新オレンジプラン」は，2015年に認知症高齢者に優しい地域づくりに向けて策定された[68]．新オレンジプランでは，認知症の人の意思が尊重され，できる限り住み慣れた地域のよい環境で自分らしく暮らし続けることができる社会の実現を目指す基本的な考え方が示されている．その取り組みとして7つの柱が挙げられ（図18）[68]，その柱の一つとして「Ⅵ 研究開発（認知症の予防法，診断法，治療法，リハビリテーションモデル，介護モデル等の研究開発及びその成果の普及の推進）」が挙げられている．

文献

1） 国立社会保障・人口問題研究所：人口統計資料集，2023年改定版．https://www.ipss.go.jp/syoushika/tohkei/Popular/Popular2023RE.asp?chap=2（2024年10月4日閲覧）
2） 厚生労働省保険局高齢者医療課：高齢者の特性を踏まえた保険事業ガイドライン，第2版，2019年．https://www.mhlw.go.jp/content/12401000/000557575.pdf（2024年10月

4日閲覧）
3）鳥羽研二：老年症候群と総合的機能評価．日内会誌 98：589-594，2009
4）浦野友彦：高齢者の特性（老年症候群）．ENTONI 260：1-7，2021
5）内閣府：令和4年版高齢社会白書（全体版）．https://www8.cao.go.jp/kourei/whitepaper/w-2022/zenbun/04pdf_index.html（2024年10月4日閲覧）
6）厚生労働省：2022（令和4）年国民生活基礎調査の概況．https://www.mhlw.go.jp/toukei/saikin/hw/k-tyosa/k-tyosa22/dl/14.pdf（2024年10月4日閲覧）
7）Fried, LP et al：Frailty in older adults：evidence for a phenotype. J Gerontol A Biol Sci Med Sci 56：M146-M156, 2001
8）日本老年医学会：フレイルに関する日本老年医学会からのステートメント．2014. https://jpn-geriat-soc.or.jp/info/topics/pdf/20140513_01_01.pdf（2024年10月4日閲覧）
9）Makizako, H et al：Impact of physical frailty on disability in community-dwelling older adults：a prospective cohort study. BMJ Open 5：e008462, 2015
10）葛谷雅文：老年医学における Sarcopenia & Frailty の重要性．日老医誌 46：279-285，2009
11）池添冬芽ほか：虚弱高齢者に対する低負荷運動プログラムが運動機能および転倒率に及ぼす影響．Osteoporo Jpn 13：715-719，2005
12）de Labra, C et al：Effects of physical exercise interventions in frail older adults：a systematic review of randomized controlled trials. BMC Geriatr 15：154, 2015
13）Chou, CH et al：Effect of exercise on physical function, daily living activities, and quality of life in the frail older adults：a meta-analysis. Arch Phys Med Rehabil 93：237-244, 2012
14）Daniels, R et al：Interventions to prevent disability in frail community-dwelling elderly：a systematic review. BMC Health Serv Res 8：278, 2008
15）Giné-Garriga, M et al：Physical exercise interventions for improving performance-based measures of physical function in community-dwelling, frail older adults：a systematic review and meta-analysis. Arch Phys Med Rehabil 95：753-769, 2014
16）Kojima, G et al：Prevalence of frailty in Japan：a systematic review and meta-analysis. J Epidemiol 27：347-353, 2017
17）Satake, S et al：Prevalence of frailty among community-dwellers and outpatients in Japan as defined by the Japanese version of the Cardiovascular Health Study criteria. Geriatr Gerontol Int 17：2629-2634, 2017
18）神谷 碧ほか：地域在住中高齢者における身体的フレイルに関する一考察．第52回日本理学療法学術大会抄録集，2017
19）Satake, S et al：The revised Japanese version of the Cardiovascular Health Study criteria（revised J-CHS criteria）. Geriatr Gerontol Int 20：992-993, 2020
20）佐竹昭介：基本チェックリストとフレイル．日老医誌 55：319-328，2018
21）荒井秀典：フレイルとサルコペニア．京都医会誌 70：63-66，2023
22）Satake, S et al：Validity of the Kihon Checklist for assessing frailty status. Geriatr Gerontol Int 16：709-715, 2016
23）Satake, S et al：Validity of total kihon checklist score for predicting the incidence of 3-year dependency and mortality in a community-dwelling older population. J Am Med Dir Assoc 18：552 e1-552. e6, 2017
24）Ikezoe, T et al：Association between walking ability and trunk and lower-limb muscle atrophy in institutionalized elderly women：a longitudinal pilot study. J Physiol Anthropol 34：31, 2015
25）Lexell, J et al：What is the cause of the ageing atrophy? Total number, size and proportion of different fiber types studied in whole vastus lateralis muscle from 15- to 83-year-old men. J Neurol Sci 84：275-294, 1988
26）Savela, SL et al：Leisure-time physical activity in midlife is related to old age frailty. J Gerontol A Biol Sci Med Sci 68：1433-1438, 2013
27）Rosenberg, IH：Summary comments. Am J Clin Nutr 50：1231-1233, 1989
28）Cruz-Jentoft, AJ et al：Sarcopenia：European consensus on definition and diagnosis：report of the European Working Group on Sarcopenia in Older People. Age Ageing 39：412-423, 2010
29）Schaap, LA et al：Associations of sarcopenia definitions, and their components, with the incidence of recurrent falling and fractures：the Longitudinal Aging Study Amsterdam. J Gerontol A Biol Sci Med Sci 73：1199-1204, 2018
30）Hida, T et al：High prevalence of sarcopenia and reduced leg muscle mass in Japanese patients immediately after a hip fracture. Geriatr Gerontol Int 13：413-420, 2013
31）Akune, T et al：Incidence of certified need of care in the long-term care insurance system and its risk factors in the elderly of Japanese population-based cohorts：the ROAD study. Geriatr Gerontol Int 14：695-701, 2014
32）Janssen, I et al：Low relative skeletal muscle mass（sarcopenia）in older persons is associated with functional im-

表21 認知症予防に対する非薬物療法

- 定期的な運動（有酸素運動，複合運動トレーニング，二重課題トレーニングなど）
- 身体活動量の向上
- 知的活動や生産活動（新聞を読む，パソコン使用，家庭菜園など）
- 社会参加（地域活動への参加，ボランティア活動など）
- 栄養（バランスのとれた食事，地中海食など）

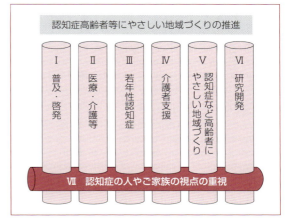

図18 認知症施策推進総合戦略「新オレンジプラン」の7つの柱

（文献68より）

pairment and physical disability. J Am Geriatr Soc 50：889-896, 2002

33）Janssen, I et al：Skeletal muscle cutpoints associated with elevated physical disability risk in older men and women. Am J Epidemiol 159：413-421, 2004

34）Bachettini, NP et al：Sarcopenia as a mortality predictor in community-dwelling older adults：a comparison of the diagnostic criteria of the European Working Group on Sarcopenia in Older People. Eur J Clin Nutr 74：573-580, 2020

35）Malhotra, R et al：Association of baseline hand grip strength and annual change in hand grip strength with mortality among older people. Arch Gerontol Geriatr 86：103961, 2020

36）Narumi, T et al：Sarcopenia evaluated by fat-free mass index is an important prognostic factor in patients with chronic heart failure. Eur J Intern Med 26：118-122, 2015

37）Chen, LK et al：Sarcopenia in Asia：consensus report of the Asian Working Group for Sarcopenia. J Am Med Dir Assoc 15：95-101, 2014

38）Chen, LK et al：Asian Working Group for Sarcopenia：2019 consensus update on sarcopenia diagnosis and treatment. J Am Med Dir Assoc 21：300-307, 2020

39）Tabara, Y et al：Comparison of diagnostic significance of the initial versus revised diagnostic algorithm for sarcopenia from the Asian Working Group for Sarcopenia. Arch Gerontol Geriatr 89：104071, 2020

40）Cruz-Jentoft, AJ et al：Sarcopenia：revised European consensus on definition and diagnosis. Age Ageing 48：16-31, 2019

41）Kitamura, A et al：Sarcopenia：prevalence, associated factors, and the risk of mortality and disability in Japanese older adults. J Cachexia Sarcopenia Muscle 12：30-38, 2021

42）Kara, M et al：Diagnosing sarcopenia：functional perspectives and a new algorithm from the ISarcoPRM. J Rehabil Med 53：jrm00209, 2021

43）Malmstrom, TK et al：SARC-F：a simple questionnaire to rapidly diagnose sarcopenia. J Am Med Dir Assoc 14：531-532, 2013

44）Zhao, R et al：Evaluation of appendicular muscle mass in sarcopenia in older adults using ultrasonography：a systematic review and meta-analysis. Gerontology 68：1174-1198, 2022

45）Nakamura, K et al：Locomotive syndrome：definition and management. Clin Rev Bone Miner Metab 14：56-67, 2016

46）ロコモチャレンジ！推進協議会：ロコチェック. https://locomo-joa.jp/check/lococheck（2024 年 10 月 4 日閲覧）

47）日本整形外科学会：ロコモティブシンドローム予防啓発サイト ロコモオンライン. https://locomo-joa.jp/（2024 年 10 月 4 日閲覧）

48）新井智之ほか：高齢者の移動能力低下を評価する 2 ステップテストの有用性の検討：2 ステップ値と運動機能, 生活機能との関連. 運動器リハ 28：302-309, 2017

49）Yoshimura, N et al：Association between new indices in the locomotive syndrome risk test and decline in mobility：third survey of the ROAD study. J Orthop Sci 20：896-905, 2015

50）Seichi, A et al：Development of a screening tool for risk of locomotive syndrome in the elderly：the 25-question Geriatric Locomotive Function Scale. J Orthop Sci 17：163-172, 2012

51）Seichi, A et al：Epidemiologic survey of locomotive syndrome in Japan. J Orthop Sci 21：222-225, 2016

52）Taniguchi, M et al：Prevalence and physical characteristics of locomotive syndrome stages as classified by the new criteria 2020 in older Japanese people：results from the Nagahama Study. BMC Geriatr 21：489, 2021

53）Ikezoe, T et al：Weak hip flexor strength predicts progression of functional capacity decline due to locomotor system dysfunction in community-dwelling older adults：a longitudinal cohort study. Arch Gerontol Geriatr 97：104499, 2021

54）Ikezoe, T et al：Age-related muscle atrophy in the lower extremities and daily physical activity in elderly women. Arch Gerontol Geriatr 53：e153-157, 2011

55）松井康素ほか：新設されたロコモ度 3 を含むロコモ度とフレイル評価の相互関係－ロコモフレイル外来より. 日老会誌 58（Suppl）：177-178, 2021

56）Xue, H et al：Risk factors of transition from mild cognitive impairment to Alzheimer's disease and death：a cohort study. Compr Psychiatry 78：91-97, 2017

57）Farias, ST et al：Progression of mild cognitive impairment to dementia in clinic-vs community-based cohorts. Arch Neurol 66：1151-1157, 2009

58）Ritchie, K：Mild cognitive impairment：an epidemiological perspective. Dialogues Clin Neurosci 6：401-408, 2022

59）Ganguli, M et al：Mild cognitive impairment, amnestic type：an epidemiologic study. Neurology 63：115-121, 2004

60）Veronese, N et al：Physical activity and exercise for the prevention and management of mild cognitive impairment and dementia：a collaborative international guideline. Eur Geriatr Med 14：925-952, 2023

61）Song, D et al：The effectiveness of physical exercise on cognitive and psychological outcomes in individuals with mild cognitive impairment：a systematic review and meta-analysis. Int J Nurs Stud 79：155-164, 2018

62）Okamae, A et al：Efficacy of therapeutic exercise on activities of daily living and cognitive function among older residents in long-term care facilities: a systematic review and meta-analysis of randomized controlled trials. Arch Phys Med Rehabil 104：812-823, 2023

63）Hauer, K et al：Cognitive impairment decreases postural control during dual tasks in geriatric patients with a history of severe falls. J Am Geriatr Soc 51：1638-1644, 2003

64）Condron, JE et al：Reliability and validity of a dual-task force platform assessment of balance performance：effect of age, balance impairment, and cognitive task. J Am Geriatr Soc 50：157-162, 2002

65）Hauer, K et al：Motor performance deteriorates with simultaneously performed cognitive tasks in geriatric patients. Arch Phys Med Rehabil 83：217-223, 2002

66）Melzer, I et al：The effect of a cognitive task on voluntary step execution in healthy elderly and young individuals. J Am Geriatr Soc 52：1255-1262, 2004

67）Salzman, T et al：Associations of multidomain interventions with improvements in cognition in mild cognitive impairment：a systematic review and meta-analysis. JAMA Netw Open 5：e226744, 2022

68）厚生労働省：認知症施策推進総合戦略（新オレンジプラン）. 平成 29（2017）年 7 月改訂版, 2017 年. https://www.mhlw.go.jp/file/06-Seisakujouhou-12300000-Roukenkyoku/kaitei_orangeplan_gaiyou.pdf（2024 年 10 月 4 日閲覧）

（池添冬芽）

II. 加齢に伴う運動機能の変化

1. 加齢と運動機能

高齢者の運動機能の低下は，生活機能の低下や要介護状態，転倒・骨折，さらには生命予後にもつながる．

高齢者の運動機能の維持向上は，自立した日常生活や健康寿命の延伸，生活の質の維持向上のために重要である．加齢に伴って様々な運動機能の低下がみられるが，その程度は高齢になるほど個人差が大きくなる．このような個人差には遺伝学的要因や，食事，運動やストレスを含む生活習慣が関係している．また，高齢になると骨粗鬆症や変形性関節症をはじめとして様々な疾患を患うことが多いため，高齢者個人の運動機能の低下は純粋な加齢によるものだけでなく，疾患由来のものも含まれていることに留意する必要がある．

一方，近年の健康意識の向上や，医療技術の向上，環境の変化によって，一昔前と比べて高齢者の運動機能が高くなっている，いわゆる「高齢者の若返り」が注目されている．これはスポーツ庁が毎年実施している体力・運動能力調査[1]の高齢者における年次推移からも明白であり，平成10年度調査から令和4年度調査までの25年間で上体起こし，開眼片脚立ち，10m障害物歩行や6分間歩行といったテストの結果が向上してきている（図1）[1]．例えば6分間歩行距離は25年間で，65～69歳男性で35.3 m（6.0％），女性で39.6 m（7.2％），70～74歳男性で38.4 m（6.8％），女性で49.5 m（9.5％），75～79歳男性で44.8 m（8.4％），女性で57.0 m（11.8％）延びている．この結果から，現在の高齢者は25年前と比べ運動機能が高く，また特に75歳以上の後期高齢者で向上が大きいことが伺える．このような高齢者の若返りは，近年の健康寿命の延伸につながっているものと思われる．本章では運動機能の加齢変化について述べるが，前述のような理由から高齢者の運動機能の特徴や平均値・基準値は今後の情勢によって変化していく可能性がある．

> **メモ　体力・運動能力調査**
> 体力・運動能力調査は，国民の体力・運動能力の現状を明らかにすることを目的に，スポーツ庁（当初は文部省）によって1964年から毎年実施されている．現在この調査で高齢者に用いられるテストは「新体力テスト」であり，握力（筋力），上体起こし（筋力・筋持久力），長座体前屈（柔軟性），開眼片脚立ち（バランス能力），10 m障害物歩行（歩行能力），6分間歩行（歩行能力）と，質問紙による日常生活活動テストが含まれている．

> **メモ　新型コロナウイルスと運動機能**
> 体力・運動能力調査の年次推移から，新型コロナウイルスが流行し始めた2020（令和2）年あたりから高齢者を含む幅広い年齢層で各テストの結果が低下傾向にある．これには外出や運動の機会の減少が影響した可能性が考えられており，運動機能の維持向上に対する身体活動の重要性が示唆される．

2. 加齢に伴う筋機能の変化

a. 筋機能の加齢変化の特徴

身体の運動は筋が張力を発揮し関節を動かすことによって達成されるため，筋が適切に機能することは日常生活活動のために不可欠である．

筋機能の加齢変化としては筋力や筋パワーの低下が代表的であり，その主要な要因としては筋量減少（筋萎縮）が挙げられる．しかし，加齢による筋量減少と筋力・筋パワー低下のスピードには相違があり，筋力低下は筋量減少のおよそ3倍ものスピードで進行し，筋パワー低下のスピードは筋力低下よりもさらに大きい（図2）[2]．この相違の背景には，加齢に伴って筋量の減少だけでなく，筋内の脂肪や線維性結合組織の増加といった筋の質的変化，筋線維組成の変化，神経筋活動の変化なども生じ，筋力や筋パワーの低下を引き起こすことがある．加齢に伴って生じる筋の組織レベル，細胞レベルの変化を表1[3]に示す．高齢者の筋に生じるこれらの変化を多面的に理解することは，筋機能や運動機能の低下の要因を特定し適切な介入方法を考えるうえで重要である．

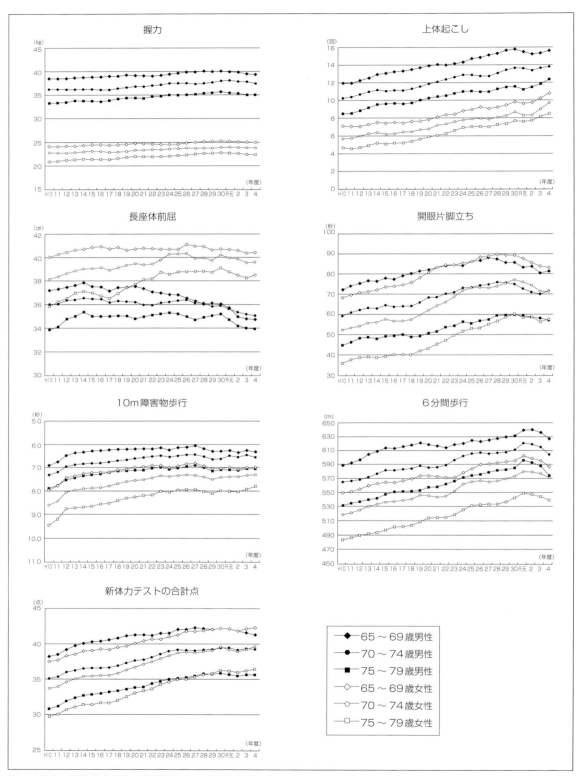

図1 体力・運動能力調査の高齢者における年次推移
令和2(2020)年度は新型コロナウイルスの流行によってサンプルサイズが小さい．

(文献1より改変)

Ⅱ. 加齢に伴う運動機能の変化　21

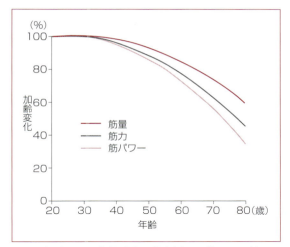

図2　加齢による筋量減少，筋力低下，筋パワー低下の概念図
加齢変化は，筋パワー，筋力，筋量の順で大きい．Grosickiらによるレビュー[2]では，加齢による筋量減少は0.5～1%／年，筋力低下は1～3%／年，筋パワー低下は3～4%／年であると報告されている．
（文献2より筆者訳，改変）

表1　加齢に伴って生じる筋の組織レベル，細胞レベルの変化

組織レベルの変化	・筋線維組成の変化（タイプⅡ線維の選択的萎縮） ・毛細血管の減少 ・運動ニューロン・運動単位の減少 ・筋内の脂肪や線維性結合組織，筋細胞外水分の増加
細胞レベルの変化	・筋収縮の最小単位であるサルコメアの減少 ・エネルギー代謝を行うミトコンドリアの減少 ・細胞内基質の分解に関与するリソソームの減少

（文献3を基に作表）

b. 筋量の変化

加齢に伴い筋線維の数やサイズが減少することによって，筋量減少が生じる．

筋量は，古くから磁気共鳴画像法（magnetic resonance imaging：MRI）やコンピュータ断層撮影（computed tomography：CT），生体電気インピーダンス法（bioelectrical impedance analysis：BIA），二重エネルギーX線吸収測定法（dual-energy X-ray absorption：DXA），超音波画像装置などを用いて計測されてきた．筋量減少は45歳頃から始まり，高齢期になるとより顕著に進行する．日本人4,003名を対象に多周波数BIA計測を行った研究による筋量の加齢変化を図3[4]に示す．加齢に伴う筋量減少は，上肢や体幹よりも下肢で，女性よりも男性で著しい．

> **メモ**　加齢に伴う筋量減少における男女差
> 加齢に伴う筋量減少における性差の理由の一つに，蛋白質同化作用により筋の発達を促進するテストステロンの関与が考えられている．男性ホルモンの一種であるテストステロンは男性の思春期以降に上昇することで筋量の増加に寄与するが，中年期以降になると低下していき，それに伴って筋量も減少していくと考えられる[4]．また，男性は女性よりもタイプⅡ線維（速筋線維）のサイズや割合が大きいため[2]，加齢に伴うタイプⅡ線維の選択的萎縮も筋量減少の性差に関わると考えられている．

四肢の筋量を身長の2乗で除した骨格筋量指数（skeletal muscle mass index：SMI）は多く用いられており，Asian Working Group for Sarcopenia（AWGS）2019[5]においてもアジア人のサルコペニアを診断するための筋量指標として推奨されている．しかし近年の研究により，運動パフォーマンスとの相関はSMIといった総筋量指標よりも，パフォーマンスの動作特性に応じた個々の筋量あるいは筋質のほうが強いことが示唆されている[6,7]．また筋力トレーニングといった介入のターゲットとする筋を明確にするためにも，高齢者の筋量評価は個々の筋ごとに行うことが望ましい．

加齢に伴う筋量減少は特に大腿四頭筋や腹直筋において顕著であるとされている．例えばMiyataniらの超音波画像装置を用いた研究によると，20歳台と比べた70歳台の筋厚は大腿後面筋や下腿前面・後面では6～13%程度の減少にとどまっているが，大腿前面筋（大腿四頭筋）ではおよそ25%，腹部筋（腹直筋部位）ではおよそ30%もの減少が示されている（図4）[8]．一方，ヒラメ筋は下肢筋の中でも筋量減少が最も軽度であるとの報告が多い[9,10]．また複数の体幹筋を調査した研究[11～13]では，加齢による筋厚減少は腹直筋に加え内・外腹斜筋でも著しく，腹横筋や多裂筋といった深層筋では軽度であると報告されている．

生涯で，大腿四頭筋と腹直筋の筋量減少が進行する時期については違いがあると考えられる．いくつかの横断研究[8,13]の結果から，腹直筋のほうが大腿四頭筋よりも早い段階で筋量減少が生じる

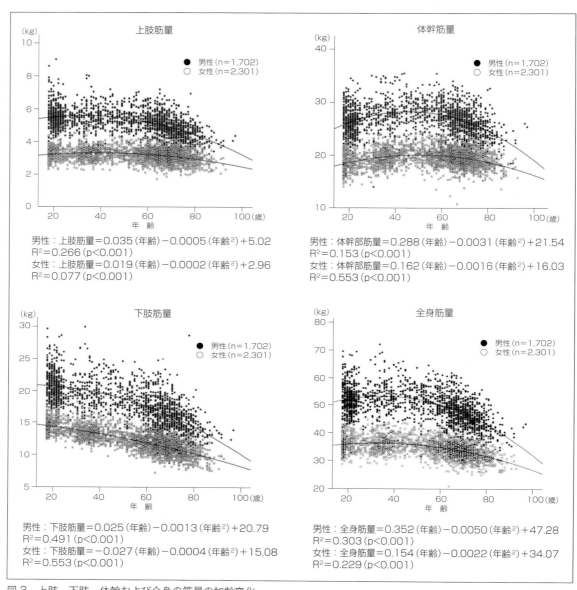

図3 上肢, 下肢, 体幹および全身の筋量の加齢変化
タニタ社製多周波数BIA装置 (MC-190) を用いて計測. R^2とは決定係数であり, 従属変数を独立変数でどれくらい説明できるかを示す.

(文献4より改変)

可能性が示唆されている. Miyataniらの報告では, 20歳台を基準とした各年代の筋厚は, 特に40歳台において, 大腿前面筋 (大腿四頭筋) よりも腹部筋 (腹直筋部位) で減少が大きい (図4)[8]. 別の報告[13]では, 腹直筋の筋厚は若年期と比較して中年期から有意に減少し始めるが, 大腿四頭筋は中年期の段階では有意な減少がなかったとしている. 一方, 高齢者を対象とした縦断研究による結果からは, 腹直筋の筋量減少の進行は高齢期には緩やかとなるが, 大腿四頭筋の筋量減少は高齢期以降も顕著に進行することが示唆されている. 例えば, 施設入所高齢者の1年間の筋厚減少は, 体幹・下肢17筋のうち大腿直筋・外側広筋や中間広筋で最も著しく, 一方で腹部筋には有意な変化がなかったと報告されている[14]. また, 地域在住高齢者の5年間の筋厚減少は, 大腿四頭筋が16.7%に上ったのに対し, 腹直筋は3.9%であったと報告されている[15].

> **メモ　縦断研究と横断研究**
>
> 本来の加齢変化を検討するためには，同じ対象を縦断的に追跡し測定値の変化を調べることが望ましい（縦断研究）．しかし，同じ対象者を若年期から高齢期まで追跡することは極めて困難である．そのため多くの研究が，若年者と高齢者（あるいは各年代の者）に対して測定を行い，その値を横断的に比較する手法を用いている（横断研究）．横断研究の結果を解釈する際には，対象の違いにより本来の加齢変化を歪めている可能性があることに留意する必要がある．

大腿四頭筋を構成する4筋間で加齢に伴う筋量減少を比較した研究は散見されるが，筋量減少は大腿直筋で大きいとの報告や，4筋間で差がないとの報告があり，一致した結論は得られていない．また長軸上での部位ごとの筋断面積減少を調べた研究では，高齢者は若年者と比べ大腿四頭筋合計[16]あるいは4筋[17]とも起始・付着部付近を除いた長軸上の全体の部位で筋断面積の減少を示したとしている（図5）[17]．一般に筋断面積や筋厚は長軸上の最大膨隆部となる部位で計測されるが，これらの研究結果から，最大膨隆部から離れた部位での計測でも（起始・付着部付近でなければ）高齢者の筋量減少は推定できる可能性がある[18]．

> **メモ　変形性膝関節症における大腿四頭筋の筋量減少**
>
> 高齢者で罹患率が高い運動器疾患に変形性膝関節症があるが，変形性膝関節症では大腿四頭筋のなかでも内側広筋に特異的な筋量減少と筋の質的変化が生じるとされる[19]．

> **メモ　下腿周径の加齢変化**
>
> 下腿周径は，メジャー1本で計測可能なため，筋量推定のための最も簡便な指標である．しかし，Landiら[20]の3,206名（18〜98歳）を対象とした研究によると，生涯を通じた下腿周径の変化は軽微であり，男性では18〜19歳で36.3 cm，80歳以降で34.5 cmと1.8 cmの違い，女性では34.2 cm，33.9 cmと0.3 cmの違いしかない．この理由には，周径には皮下脂肪など筋以外の軟部組織や骨も含まれることや，下腿の筋群は加齢による筋量減少が小さいことが考えられる．

c．筋質の変化

加齢に伴い筋量の減少のみでなく，筋内の異所性脂肪や線維性結合組織，筋細胞外水分といった非収縮要素の増加が生じ，筋力低下を引き起こす（図6）．

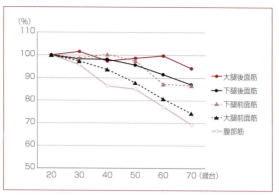

図4　男性における下肢筋と腹部筋の筋厚の加齢変化
男性（n=348）における筋厚の加齢変化を，20歳台を100％とした値によって示す．腹部筋は，腹直筋部位にプローブを当てている．
（文献8を基に作図）

> **メモ　筋断面積と筋線維総面積の加齢変化の相違**
>
> Lexellら[21]の屍体解剖の研究によると，外側広筋の筋断面積は20歳台と比較し70歳台でおよそ26％の減少であるが，筋線維数と平均筋線維サイズの積である「筋線維の総断面積」はおよそ48％も減少するとしている．この相違は，高齢者では若年者と比べ筋細胞外スペースが増加していることを意味する（図6）．従来の画像法を用いて計測される筋断面積や筋厚は，このような筋細胞外スペースを含んで筋量指標としているため，実際の筋収縮要素の減少を見誤ってしまうことに注意する必要がある．

筋内の非収縮要素の増加は「筋の質の変化」と呼ばれ，特に2010年代に入ってから多く議論されるようになってきた．筋の質的変化は筋量計測機器でも評価されるようになってきており，MRIではT1強調画像をもとにした筋内脂肪割合，CT画像では筋のCT値，超音波画像では筋輝度，BIAでは細胞内外液比や位相角などが用いられている．特に超音波画像の筋輝度はその簡便さから多く評価されており，筋輝度を用いた研究により加齢に伴う筋の質的変化が明らかになりつつある．日本人女性における筋厚・筋輝度の加齢変化について，表2[13]に示す．興味深いことに，加齢による筋輝度の上昇は筋厚の減少よりも早い段階で生じている．このことは，一見，筋量減少は生じていなくても，筋内の脂肪や線維性結合組織などの非収縮要素が増加し，相対的に収縮要素の割合が減少していることを示す．このような筋厚減少に先行した筋輝度上昇は，高齢者のみでなく変形性関節症[19,22]や脳卒中片麻痺[23]などの疾

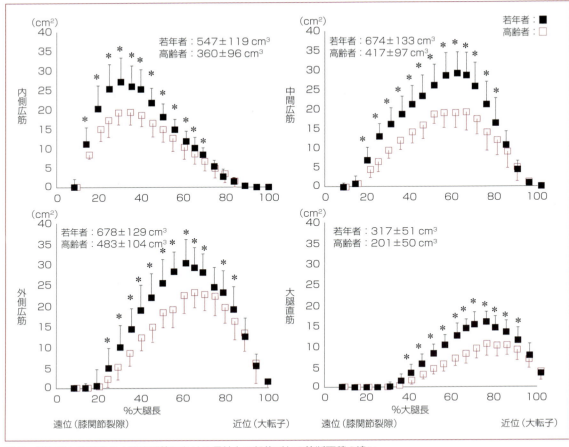

図5 若年者と高齢者の大腿四頭筋における長軸上の部位ごとの筋断面積の違い
男性における若年者(n=20)と高齢者(n=25)の値．グラフ中の数値は筋体積(cm^3)を示す．高齢者では近位部や遠位部を除いた全体で筋量が減少しているのがわかる．また4筋それぞれの筋体積の比較から，高齢者の筋量減少は4筋で大きな違いがないことがわかる．なおこの研究では，女性においても同様の結果であったとしている．

(文献17より筆者訳，改変)

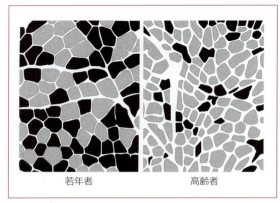

図6 加齢に伴う筋の質的変化
グレーはタイプⅠ線維，黒はタイプⅡ線維を示す．高齢者では若年者と比べ，筋細胞(線維)外スペースが増加する．このスペースには，水分や脂肪，線維性結合組織などの非収縮要素が含まれる．また，高齢者では特にタイプⅡ線維の萎縮が顕著となる．

患においても観察される．

メモ　細胞内外液比と位相角

BIAは異なる周波数の微弱電流を通電させた際の組織の電気伝導性の差異をもとに，体組成を推定する手法である．細胞内外液比とは，BIAで推定した筋の細胞内液量に対する細胞外液量の比率，すなわち収縮要素に対する非収縮要素の比率を表し，値が大きいほど筋質が悪化していることを示す．また位相角とは細胞の構造的完成度や生理的機能レベルを反映し，値が大きいほど筋質が良好であることを示す．位相角は測定機器間での誤差が少ないとされ，近年特に注目されている筋質指標である．

一方，高齢者を対象とし大腿四頭筋における筋厚と筋輝度の4年間の変化を調べた縦断研究では，4年間で筋厚は約11.5％減少するが，筋輝度は有意な変化がなかった(約0.8％低下)と報告されている(表3)[24]．このことから，加齢に伴う筋

表2　女性における筋厚と筋輝度の加齢変化

	若年期(n=28) (19～30歳)	中年期(n=25) (53～64歳)	前期高齢期(n=49) (65～74歳)	後期高齢期(n=26) (75～92歳)
筋厚(cm)				
上腕二頭筋	2.36±0.27	2.46±0.34	2.28±0.31	2.21±0.29[†]
大腿四頭筋	4.55±0.53	4.12±0.69	3.81±0.56**	3.45±0.71***‡
腹直筋	1.09±0.18	0.81±0.18**	0.76±0.16**	0.70±0.17**
外腹斜筋	0.79±0.14	0.67±0.19*	0.58±0.14**	0.52±0.14***‡
内腹斜筋	1.13±0.27	0.78±0.21**	0.79±0.25**	0.79±0.18**
腹横筋	0.44±0.14	0.37±0.10	0.34±0.11**	0.39±0.10
筋輝度(a.u.)				
上腕二頭筋	86.6±9.7	96.7±14.6*	106.3±13.5**†	108.7±9.3***‡
大腿四頭筋	78.4±5.2	99.9±9.4**	101.8±9.3**	109.7±9.4***‡§§
腹直筋	62.0±13.0	117.7±17.7**	127.4±17.6**	124.8±17.5**
外腹斜筋	79.6±9.3	115.7±11.9**	120.7±12.6**	125.7±10.5***†
内腹斜筋	59.6±9.8	96.5±14.5**	101.9±14.2**	104.3±14.2**
腹横筋	46.0±13.1	80.3±13.3**	86.4±17.0**	87.7±15.3**

若年期との比較(* $p<0.05$, ** $p<0.01$), 中年期との比較(† $p<0.05$, ‡ $p<0.01$), 前期高齢期との比較(§§ $p<0.01$).
上腕二頭筋, 大腿四頭筋や腹横筋は, 中年期では筋厚は減少していないが筋輝度が上昇している. すなわち, 筋質変化は筋量減少よりも加齢における早い段階で生じることを示す. また, 筋厚減少の筋による違いに着目すると, 中年期の段階では上腕二頭筋や大腿四頭筋は若年期とは有意差がないが, 腹直筋や内・外腹斜筋では有意に減少していることから, 腹部筋は上下肢筋と比べ早期に筋量減少が生じると考えられる.
a.u.：arbitrary units

（文献13より筆者訳）

表3　高齢者における4年間の大腿四頭筋の筋厚・筋輝度と等尺性筋力の変化

	群	ベースライン	4年後	変化量(%)
筋厚(cm)	全対象者	3.79±0.63	3.34±0.68**	−0.45(−11.5)
	高活動群	3.78±0.62	3.44±0.67**	−0.34(−10.1)
	低活動群	3.79±0.65	3.25±0.69**	−0.54(−12.6)
筋輝度(a.u.)	全対象者	92.9±9.6	91.9±11.0	−1.0(−0.8)
	高活動群	92.5±9.4	89.6±9.9*	−2.9(−2.5)
	低活動群	93.3±9.9	93.9±11.7	0.6(0.7)
等尺性筋力(Nm)	全対象者	109.8±37.4	100.6±38.2**	−9.1(−6.8)
	高活動群	112.5±35.1	103.5±40.7*	−8.3(−7.3)
	低活動群	107.4±39.4	97.5±35.9**	−9.9(−6.3)

* $p<0.05$, ** $p<0.01$（ベースラインの値との比較）
高活動群(n=61)は, ベースライン時点において運動や体操などを含む活動頻度が週2回以上だった者, 低活動群(n=70)は週2回未満だった者として群分けしている. この研究では筋厚と筋輝度の加齢変化には高活動・低活動による有意差があったとしており, 筋量や筋質に対する身体活動量の重要性が示唆される.

（文献24より筆者訳, 改変）

質変化は高齢期になると進行が緩やかになり，一方で筋量減少は高齢期になっても進行し続けることが考えられる.

　筋輝度やCT値などは筋膜に囲われた部分の筋質変化(筋内脂肪の増加)を表すが，筋膜外の筋と筋との間に存在するいわゆる筋間脂肪も加齢に伴って増加し，健康アウトカムに負の影響を及ぼす. 前述のように，高齢期になると筋輝度の上昇は生じにくくなることが示唆されているが，CTを用いて筋間脂肪面積を測定した縦断研究では，高齢期においても筋間脂肪は増加し続けると報告されている[25]（表4）[26]. このように筋質指標の加齢変化については，脂肪の沈着部位(筋内か筋間か)や計測手法によって異なると考えられ，今

後のさらなる研究が望まれる.

d. 神経性要因の変化

　一つのα運動ニューロンとそれが支配する筋線維群を運動単位と呼び，α運動ニューロンが興奮するとその興奮が支配する筋線維群に伝わり，張力が発揮される. これらの筋-神経系の加齢変化も，筋力低下を引き起こす要因となる.

　加齢に伴って，α運動ニューロンや運動単位の数の減少，脱神経といった変化が生じる. また筋収縮中のα運動ニューロンの発火頻度の低下や運動単位の動員数の減少(いわゆる神経筋活動の低下)，拮抗筋の同時活動の増加なども生じ，筋力低下を引き起こす.

表4 高齢者における5年間の大腿部の筋断面積，皮下脂肪面積，筋間脂肪面積および膝伸展筋力の変化

	男性（n=813）		女性（n=865）	
	変化量	変化率（%）	変化量	変化率（%）
筋断面積（cm²）	−6.8±10.0	−4.9	−3.2±7.6	−3.2
筋力（Nm）	−24.5±28.1	−16.1	−12.7±17.5	−13.4
筋力／筋断面積比（Nm/cm²）	−0.32±0.41	−13.1	−0.26±0.37	−11.1
皮下脂肪面積（cm²）	−0.8±9.1	−1.5	−3.2±16.6	−2.1
筋間脂肪面積（cm²）	3.1±3.1	48.5	1.7±3.0	29.0

高齢期でも筋間脂肪面積の増加が進行しており，その程度は筋断面積の減少よりも顕著であることがわかる．またこのデータから，加齢に伴う筋力低下は筋量減少よりも著しいことや，皮下脂肪面積の加齢変化は小さいことがわかる．

（文献26より筆者訳，改変）

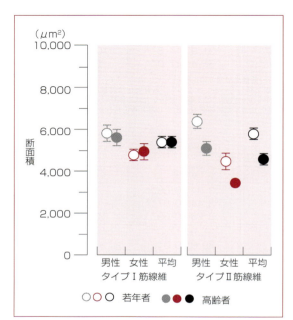

図7 加齢に伴う筋線維サイズの減少における筋線維タイプの違い

（文献2より筆者訳，改変）

> **メモ　拮抗筋の同時活動**
>
> 例えば肘屈曲筋力発揮時に肘屈筋群が10 kgの力を発揮したとしても，拮抗筋である肘伸展筋群が5 kgの力を発揮していたとすると，肘屈曲筋力は5 kgしか発揮できないことになる．

e．筋線維組成の変化

筋線維は収縮特性からタイプⅠ線維（遅筋線維）とタイプⅡ線維（速筋線維）に分けられ，両者の割合を筋線維組成と呼ぶ．加齢に伴う筋線維の萎縮はタイプⅠ線維よりもタイプⅡ線維において顕著であり，タイプⅠ優位の筋線維組成となっていく．

Grosickiらのレビューでは，高齢者のタイプⅡ線維のサイズは若年者と比べ減少するが，タイプⅠ線維のサイズは若年者と同程度に保たれているとしている（図7）[2]．高齢期にはこのタイプⅡ線維の選択的な萎縮に加え，タイプⅡ線維がタイプⅠ線維に変化（シフト）する，いわゆる遅筋化が生じることも知られている．これらによって高齢者の筋線維組成はタイプⅠ優位となり，筋力や筋パワーの低下に強く関与すると考えられる．また，筋の再生能力の大部分は筋サテライト細胞（筋衛星細胞）が担っているが，加齢による筋サテライト細胞の減少もタイプⅡ線維で著しいことが知られている．

> **メモ　タイプⅠ線維（遅筋線維）とタイプⅡ線維（速筋線維）**
>
> タイプⅠ線維は持久力に優れ，タイプⅡ線維は収縮速度や張力に優れるという特徴がある．タイプⅠ線維を支配するα運動ニューロンはその細胞体が小さく，運動単位のサイズも小さい（支配する筋線維数が少ない）．一方，タイプⅡ線維のα運動ニューロンは細胞体が大きく，運動単位のサイズも大きい（支配する筋線維数が多い）．α運動ニューロンの興奮の閾値は細胞体のサイズが大きいほど高いため，筋力発揮が小さい場合には閾値の低いタイプⅠ線維の運動単位から優先的に動員され，筋力発揮が大きくなると徐々に閾値が高いタイプⅡ線維の運動単位が動員されていく（サイズの原理）．

このような筋線維タイプによる萎縮の違いの理由の一つに，発揮される張力が低い場合には閾値の低いタイプⅠ線維が動員され，張力が高まると閾値の高いタイプⅡ線維が動員されること（サイズの原理）が考えられる[27]．高齢期になると高強度の運動を行うことが少なくなるため，タイプⅡ線維が動員される機会が減り，結果としてタイプⅡ線維の選択的萎縮が進行すると考えられる（加齢性筋萎縮）．一方，タイプⅠ線維は日常生活程度の活動であっても動員されるため，高齢期になっても萎縮しにくいことが考えられる．このよ

うな筋線維タイプによる萎縮の特性の違いは，加齢に伴う筋量減少が部位特異的であることの一因となっていると考えられる．実際，下肢筋の中でも極端にタイプⅠ線維が優位（浅部86.4％，深部89.0％）であるヒラメ筋は，前述のように加齢に伴う筋量減少はごくわずかである．しかしタイプⅠ線維であっても，ベッドレストなどの不活動状態になると筋萎縮が急速に進む（廃用性筋萎縮）．Ikezoeら[9]は，施設入所高齢女性における股・膝・足関節周囲の10筋の筋厚を若年女性と比較した結果，歩行が自立している高齢者ではヒラメ筋だけが有意な筋厚減少がなかったが，歩行が自立していない高齢者ではヒラメ筋にも有意な筋厚減少を示したと報告している．このことは，タイプⅠ線維が優位なヒラメ筋は，自立歩行が可能であればある程度の活動量が保たれるため筋量が維持されるが，自立歩行が不可能になると活動量が低下し，筋量減少が生じることを示唆している．

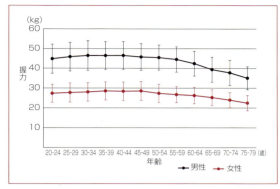

図8　握力の加齢変化

（文献1を基に作図）

> **メモ**　タイプⅡ線維からタイプⅠ線維へのシフトのメカニズム[27]
>
> 加齢によってタイプⅡ線維の長期的な低活動状態が続くと神経-筋接合部に形態変化が生じ，やがて脱神経が起こる．すると脱神経したタイプⅡ線維に対し，隣接するタイプⅠ線維を支配していた神経による再接合が起こり，再支配されたタイプⅡ線維はタイプⅠ線維に変化していく．高齢期のタイプⅡ線維からタイプⅠ線維へのシフト（遅筋化）には，このようなメカニズムが関係していると考えられている．

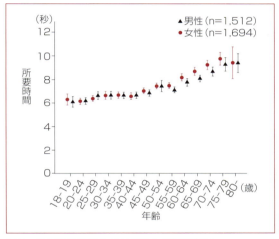

図9　5回椅子立ち上がりテストの加齢変化

（文献20より筆者訳，改変）

f. 筋力と筋パワーの変化

加齢に伴う筋量の減少や筋質・神経性要因の変化，タイプⅡ線維の選択的萎縮によって筋力は低下する．

握力は最もポピュラーな粗大筋力指標であり，筋力，筋量や栄養状態を反映するほか，日常生活機能の制限や死亡，認知症発症といった様々な健康アウトカムとも関連する．このことから，全身の運動機能や健康状態をよく反映する指標として用いられている．スポーツ庁が行った体力・運動能力調査による日本人の握力の加齢変化を図8[1]に示す．握力は30～40歳台にピークを示してから徐々に低下し，75歳以上ではピークと比べ約20～25％低下する．

下肢の粗大筋力指標としては，ストップウォッチと椅子だけで簡便に実施可能な5回椅子立ち上がりテスト（5-time chairstand test）がある．3,206名を対象とした報告による，5回椅子立ち上がりテストの加齢変化について図9[20]に示す．5回立ち上がりを行う所要時間は45歳頃から徐々に延長し始め，80歳台（平均9.4秒）になると18～19歳（平均6.2秒）の約1.5倍まで延長する．

膝伸展筋力は主要な抗重力筋の一つであり，代表的な下肢筋力として測定されている．膝伸展筋力は，立ち上がり，歩行や階段昇降などの日常生活上の抗重力活動で重要な役割を担っており，様々な運動パフォーマンスとの相関が報告されている．施設入所高齢者の起居移動動作自立に必要な等尺性膝伸展筋力は，1.43 Nm/kgと報告されている[28]．膝伸展筋力の加齢変化の程度は報告

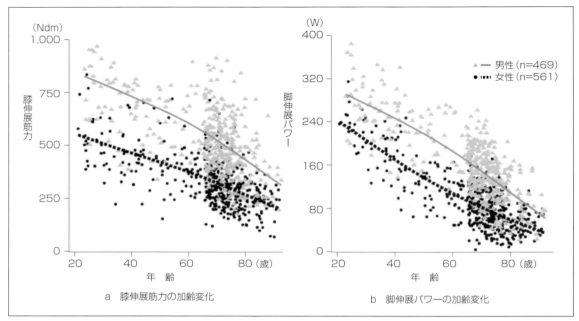

図10 膝伸展筋力（a）と脚伸展パワー（b）の加齢変化
dm：0.1 m

（文献29より筆者訳，改変）

によって若干の違いがあるが，ここでは Lauretani らが1,030名を対象に行った研究による等尺性膝伸展筋力の加齢変化を示す（図10a）[29]．膝伸展筋力は20〜30歳頃をピークに低下し始め，75〜85歳になると20歳台と比べ50％の低下，85歳以上ではおよそ60％もの低下を示す．膝伸展筋力の低下は握力や膝屈曲筋力と比較しても大きいとされており[29,30]，この理由の一つには大腿四頭筋の筋量減少が進行しやすいことが考えられる．

筋パワーは筋力と筋収縮速度との積で表され，筋力よりも強く運動パフォーマンスに関連することが報告されている．Lauretani らによる脚伸展パワーの加齢変化を図10b[29]に示す．脚伸展パワーは20〜30歳頃をピークに低下し始め，75〜85歳になると20歳台と比べおよそ60〜70％の低下，85歳以上ではおよそ75％もの低下を示し，膝伸展筋力と比べても加齢による低下が大きいことがわかる．加齢に伴う筋パワーの低下には，筋力よりも筋収縮速度の低下が関与していると報告されている[25]．

加齢に伴う筋力低下は収縮様式によって異なり，伸張性筋力よりも短縮性筋力のほうが著しい．Nuzzo ら[31]が行ったメタアナリシスによれば，伸張性/短縮性筋力比は60歳未満の若年者（1.39）と比べ60歳以上の高齢者（1.62）で大きく，その要因は加齢によって特に短縮性筋力が低下するためとしている．収縮様式による筋力低下の違いの理由は十分には解明されていないが，短縮性筋力は神経性要因の変化（主動作筋の筋活動低下や拮抗筋の同時活動の増加）による低下を生じやすい一方，伸張性筋力は結合組織や筋スティフネスが増加することによって維持されやすいことなどが考えられている．日常生活上での動作はほとんどが関節の動きを伴うため，筋力は等尺性収縮よりも短縮性といった等速性収縮で計測した値のほうがより日常生活機能を反映すると考えられている．実際，膝伸展筋力と各種運動パフォーマンスとの相関は，等尺性よりも短縮性筋力のほうが強く，また短縮性筋力でも角速度が大きいほうが強い傾向がある（表5）．一般に高齢者の筋測定には簡便な等尺性筋力が用いられることが多いが，前述のように高齢者では等尺性よりも短縮性筋力のほうが臨床的重要性が高いことを理解して

表5 等尺性および短縮性膝伸展筋力と運動パフォーマンスとの関連

	等尺性筋力	短縮性筋力 (30°/秒)	短縮性筋力 (90°/秒)	短縮性筋力 (180°/秒)
timed up & go test	−0.579***	−0.635***	−0.743***	−0.708***
5回椅子立ち上がりテスト	−0.364*	−0.394**	−0.482***	−0.467***
10 m最大歩行速度	0.544***	0.528***	0.605***	0.615***
3分間歩行距離	0.631***	0.593***	0.593***	0.668***

変形性股関節症女性患者(n=46)を対象とした,患側の筋力と運動パフォーマンスとの相関係数を示す.timed up & go test,5回椅子立ち上がりテスト,10 m最大歩行速度では,等尺性よりも短縮性筋力のほうが強く,また短縮性筋力でも角速度が大きいほうが強い傾向がある.一方,3分間歩行距離では収縮様式による傾向がみられないことから,筋の持久力に対しては収縮様式による影響度は小さいことが考えられる.(未発表データ)
*p<0.05,**p<0.01,***p<0.001

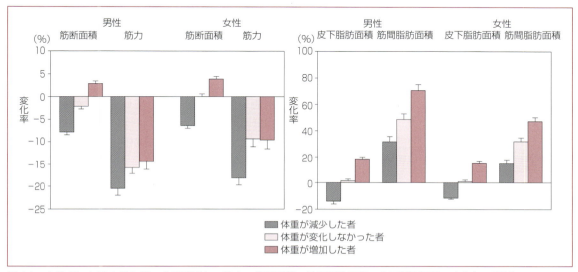

図11 高齢者における5年間の体重増減と,筋力,筋断面積,筋間脂肪面積,皮下脂肪面積の変化との関係
体重増減は,3%以上の変化があったかどうかで群分けしている.筋力には,膝伸展トルク(体重で除していない値)を用いている.
男性:n=813,女性:n=815

(文献26より筆者訳,改変)

おく必要がある.

> **メモ　伸張性筋力と短縮性筋力**
>
> 筋力の大きさは収縮様式によって異なり,伸張性(遠心性)筋力>等尺性筋力>短縮性(求心性)筋力の順となる.伸張性/短縮性筋力比は,伸張性筋力と短縮性筋力の違いを表す指標としてよく用いられている.伸張性/短縮性筋力比は収縮速度が大きいほど大きくなるが,この要因も主に短縮性筋力が収縮速度に応じて低くなることによる.

g. 筋機能の加齢変化に影響する外的要因

加齢に伴う筋の量的変化,質的変化や筋力低下には,低栄養,低活動量や服薬数の多さといった外的要因が影響する.

高齢になるとBMI≧25 kg/m²の肥満者の割合は減少していく一方,BMI≦20 kg/m²の低栄養傾向の割合は増加していく[32].低栄養・低体重はサルコペニアやフレイルのみでなく,死亡のリスク因子にもなるため,高齢者においては特に注意が必要である.Delmonicoらによる高齢者1,678名を対象とした縦断研究では,5年間の体重の増減は膝伸展筋力,大腿部の筋断面積,筋間脂肪面積,皮下脂肪面積の変化と正の関連を示したと報告している(図11)[26].この研究によると,筋力は体重が増加した者であっても低下し,一方で筋間脂肪面積は体重が減少した者であっても増加したとしている.このことから,高齢者ではたとえ体重が維持されていても筋力低下や筋間脂肪増加が生じている可能性が高いことに注意する必要がある.

> **メモ　サルコペニア肥満**
>
> サルコペニアと肥満が合併した状態はサルコペニア肥満と呼ばれ,それぞれの単独の病態よりも,運動機能

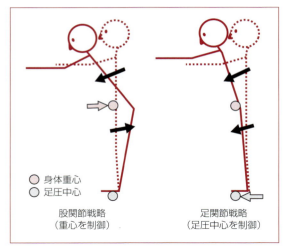

図12　前方リーチ時における股関節戦略と足関節戦略
前方リーチ動作時には重心が前方に移動するが，これに対して股関節戦略では股関節の屈曲とともに足関節を底屈させ骨盤を後方移動させることで，重心が前方に移動しすぎないように（重心が足圧中心の直上にとどまるように）制御する．一方，足関節戦略では重心の前方移動に合わせて，足圧中心を前方へ移動させ重心の直下に位置するように制御する．足関節戦略は股関節戦略と比べて股関節屈曲が小さく，足関節背屈と骨盤の前方移動が生じる．

> 障害や骨折，死亡といった健康アウトカムへの悪影響が大きいと報告されている．しかし，サルコペニア肥満のための判定方法やカットオフ値は明確には決められておらず[33]，また日本において肥満症外来患者にはサルコペニア肥満に該当する者はほとんどいなかったとの報告[34]もある．このため，サルコペニア肥満の判定方法や人種ごとのカットオフ値を明確にするための今後の研究が必要である．

　高齢期になると，1日当たりの歩数の減少や身体活動時間の短縮，座位行動時間の延長といった身体活動量の低下が生じる．厚生労働省の調査[32]による1日当たりの平均歩数は，20〜64歳では男性で7,864歩，女性で6,685歩であるのに対し，65歳以上になると男性で5,396歩，女性で4,656歩まで減少する．このような身体活動量の低下は，筋量，筋質や筋力といった筋機能の低下の要因となる．高齢者の筋機能は特に中強度以上の身体活動によって好影響を受ける一方，座位行動時間の延長による負の影響を受けること[35〜37]や，上肢・体幹筋よりも下肢筋のほうが活動量による影響を受けやすいこと[36]が報告されている．このように身体活動量の重要性には議論の余地がないが，いくつかの縦断研究[24,38]によって，高齢者では身体活動量が高くても筋量減少や筋力低下を完全に防止できるわけではないことも示唆されている．例えば超音波画像装置を用いた縦断研究では，週2回以上の運動・体操を行っている高活動高齢者であっても大腿四頭筋の筋厚は4年間で約10.1％減少し，筋力は約7.3％低下していたことが報告されている（表3）[24]．

　高齢者では多くの種類の薬を服用すること（polypharmacy）が多くなるが，polypharmacyはサルコペニアとなるリスクが高くなることが知られている．Prokopidis らのシステマティックレビュー[39]では，サルコペニアの高齢者ではサルコペニアでない高齢者と比較し，polypharmacyである割合が約65％多く，服薬数が約1.39多いと報告している．このメカニズムには不明な点が多いが，一部の薬には低栄養を引き起こす作用があることが関与していると考えられている．

3. 加齢に伴うバランス能力の変化

a. バランス能力の加齢変化の特徴

　高齢者のバランス能力は，入力部である感覚系（視覚，平衡覚，体性感覚など），入力情報を統合し制御に関わる中枢神経系（脊髄，脳幹，小脳，大脳など），出力部である筋骨格系（筋，関節など）に退行性変化が生じることによって低下する．

　高齢者のバランス能力の低下は特に転倒を引き起こす要因として注目されている．

　立位時に外乱が加わったときや随意運動を行うときの姿勢制御戦略として，股関節の運動を中心とする股関節戦略（hip strategy）と，足関節の運動を中心とする足関節戦略（ankle strategy）が知られている[40]．2つの戦略をバランス制御における重心と足圧中心との関係から比較すると，股関節戦略は重心の位置を制御し，足関節戦略は足圧中心の位置を制御する．前方リーチを例にした股関節戦略と足関節戦略の違いを図12に示す．足関節戦略のほうが効率に優れているが，より繊細な制御が必要となる．実際の場面では2つの戦略が複合して生じることも多いが，高齢者ではより股関節戦略に依存した姿勢制御となる．

> **メモ　姿勢制御戦略**
>
> 股関節戦略や足関節戦略は古くは，立位時に床面を前方または後方に動かすことによって外乱を与えた際の筋活動応答の違いから提唱された[40]．現在では，随意運動も含めた様々な動きにおいてもこれらの2つの戦略が使われていると解釈されている．

足関節戦略と股関節戦略はともに支持基底面を変化させない姿勢戦略であるが，重心が支持基底面の外に移動してバランスが保てなくなる場合，下肢を踏み出すことで新たな支持基底面を形成し足圧中心を移動させるステッピング戦略（stepping strategy）が用いられる．このステッピングの動きにも若年者と高齢者との違いがみられ，高齢者では何歩も下肢を踏み出してしまう，下肢同士を衝突させてしまうなどして転倒の危険性が高まるとしている[41, 42]．

b. 静的バランス能力の変化

静的バランス能力とは，重心をある一定の位置に保持する能力のことであり，加齢に伴う変化としては立位時の重心動揺の増大や片脚立位保持時間の短縮が多く報告されている．

日本人2,201名を対象とした報告による，重心動揺の総軌跡長の加齢変化について図13[43]に示す．加齢に伴って開眼・閉眼ともに重心動揺が増大するが，両者の比率であるRomberg率は，各年代において同程度である．重心動揺の増大はバランス能力の低下として解釈されるが，逆に感覚入力の増大にもつながり，支持基底面内での重心の制御に役立っているとの解釈もされている[44]．

> **メモ　重心動揺**
>
> ヒトでは静止立位の状態であっても拍動や呼吸が外乱となって微細であるが重心が動揺しており（重心動揺），それに対して足圧中心の位置を絶えず変動させることでバランスを保っている．重心動揺計は，一定時間（60秒など）の開眼または閉眼立位における重心移動の軌跡長や面積（矩形面積や外周面積）を定量化している（厳密には重心ではなく足圧中心の動きを計測している）．

片脚立位では支持基底面が小さくなり姿勢を保持しにくくなるため，片脚立位保持時間は簡便なバランス能力指標として多く用いられている．女性における開眼および閉眼で実施した片脚立位保持時間の年代別平均値を表6[45]に示す．開眼，

閉眼ともに加齢に伴って短縮し，80歳台になると閉眼では保持時間が平均3.3秒となり，測定できなくなる者も増えてくる．

c. 動的バランス能力の変化

動的バランス能力とは，身体位置の移動を伴う際の姿勢の保持能力であり，具体的には立位で支持基底面を変えずにどれだけ随意的に重心移動（足圧中心移動）ができるかという能力（安定性限界）が評価されている．

女性における立位での前方および後方への最大重心移動距離の年代別平均値を表7[45]に示す．加齢に伴って前方，後方ともに移動距離が減少し，40歳台と比べ80歳台では移動距離が約40％減少する．

また特別な機器を使わない方法には，立位での前方への最大リーチ距離を測定するファンクショナルリーチ（functional reach：FR）や側方への最大リーチ距離を測定するラテラルリーチ（lateral reach：LR）がある．加齢に伴ってFR，LRともにリーチ距離が減少し，20歳台と比べ70歳台ではFRで約20％，LRが約30％減少する（Ⅲ参照）．

> **メモ　ファンクショナルリーチ（FR）と重心移動距離との関係**
>
> FRのリーチ距離には重心移動距離だけでなく関節角度も影響する．リーチ距離と重心移動距離との相関係数は姿勢制御戦略によって異なり，足関節戦略では0.94と強い相関があるが，股関節戦略では0.35と有意な相関がなかったと報告されている[46]．このためFR測定時には，リーチ距離だけでなくどのような姿勢制御戦略をとっているかも評価する必要がある．

4. 加齢に伴う姿勢および歩行機能の変化

a. 姿勢の変化

加齢に伴う姿勢の変化は，筋力の低下，関節の変形や柔軟性の低下などに加え，生活環境や習慣に適応するための学習によっても生じる．

高齢者の立位姿勢には個人差が大きいが，典型的には，脊柱後弯（円背），骨盤後傾，膝関節屈曲，および頭部の前方突出を示す（図14）．なか

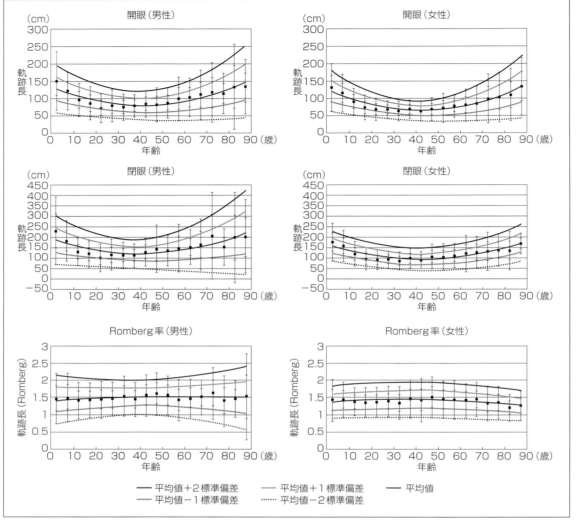

図 13　重心動揺の軌跡長の加齢変化
60秒間の立位にて計測した平均値，±1および±2標準偏差と，それぞれの二次回帰曲線を示している．開眼，閉眼とも総軌跡長は20〜40歳台で小さく，50歳台頃から徐々に増大する．また，総軌跡長に合わせて標準偏差も増大していることから，加齢に伴い個人差が大きくなることがわかる．
男性 n＝1013，女性 n＝1188

（文献43より改変）

表6　女性における開眼および閉眼片脚立位保持時間の年代別平均値

年代	対象者数	開眼（秒）	閉眼（秒）
40〜49歳	67	148.2±46.5	43.0±39.2
50〜59歳	71	116.3±66.7	22.2±29.0
60〜69歳	79	51.8±50.9	8.2±10.0
70〜79歳	38	37.7±47.8	5.2±10.4
80〜89歳	30	17.2±28.6	3.3±3.0

上限を開眼180秒，閉眼120秒として計測している．

（文献45より改変）

表7　女性における前方と後方への最大重心移動距離の年代別平均値

年代	対象者数	直立位と最大前方位の距離（％）	直立位と最大後方位の距離（％）	最大前方位と最大後方位の距離（％）
40〜49歳	67	23.3±6.8	16.0±5.7	39.4±8.8
50〜59歳	71	20.7±7.3	14.0±6.2	34.8±9.6
60〜69歳	79	17.8±7.0	12.9±6.1	30.7±10.3
70〜79歳	38	14.5±6.3	13.5±5.4	28.0±9.0
80〜89歳	30	13.3±7.6	9.6±6.1	22.9±10.9

直立位は20秒間の重心位置，最大前方位と最大後方位は最大限移動できる状態での10秒間の重心位置を測定し，それぞれの間の距離を足長を100％とした値で表示している．なお本研究では直立位の重心位置には年代間で差がなかったとしている．

（文献45より改変）

Ⅱ. 加齢に伴う運動機能の変化　33

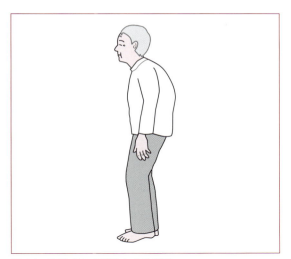

図14　高齢者の典型的な立位姿勢

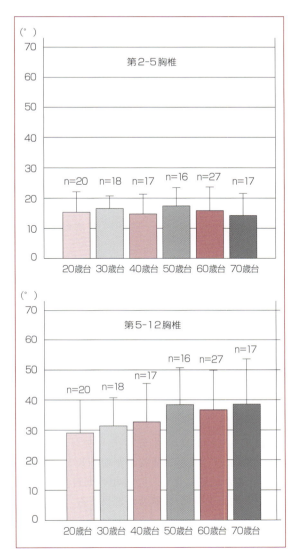

図15　胸椎後弯角度の加齢変化
（文献53より筆者訳，改変）

でも脊柱後弯の増大は加齢に伴う姿勢変化の主体とされ，その原因としては椎間板や靱帯の変性，脊柱の可動性や筋力の低下，さらには骨粗鬆症を基盤とした椎体骨折が考えられている[47, 48]．例えば，体幹伸展筋群の筋体積[49]・筋厚[50]や筋力[51]は，胸椎後弯角度と負の関連あるいは腰椎前弯角度と正の関連を示すことが報告されている．脊柱後弯にはこれらの運動器系要因の他にも，固有感覚入力や視覚機能・前庭機能の低下といった神経系要因や，遺伝的要因も影響していると考えられている[47]．加齢に伴う胸椎後弯の増大は上位胸椎よりも下位胸椎のほうが大きいとされ[52]（図15）[53]．このことは椎体骨折が下位胸椎で好発することと関連していると思われる[54]．また脊柱の各部位の前後位置関係を調べた研究では，第1仙椎を基準とした場合，第7頸椎や上位胸椎の位置は加齢に伴い前方に移動することが報告されている（図16a）[55]．これは，胸椎の後弯により上半身は前かがみの姿勢となり，頭頸部は前方に偏位することを示している．

　高齢者では骨盤の後傾[55]（図17）[56]と膝関節の屈曲も多く観察されるが，この要因の一つには，上半身の前かがみ姿勢を正中位に戻そうとする代償が考えられる[54]．実際，高齢者の重心の前後位置は，足長を100%として踵からおよそ45%前方にあり若・中年者と違いがない[45, 55]（あるいはごくわずかに前方に位置する[43]）とされている．

また，重心線を基準とした第7頸椎の前後位置は年齢間で大きな違いがないが，胸椎以下の脊柱や骨盤の位置は高齢者では後方に位置することが報告されている（図16b）[55]．

b．歩行機能の変化

　歩行は，日常生活において不可欠な移動手段である．歩行速度の低下は歩行機能（あるいは運動機能）の低下の代表的な指標であり，60歳頃から速度の低下が顕著になっていく（図18）[57]．

　歩行速度に関わる時間–距離指標には，重複歩

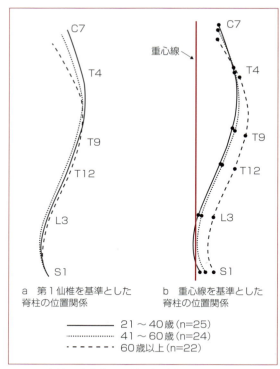

図16 脊柱の前後位置関係の加齢変化
a 第1仙椎を基準とした脊柱の位置関係
b 重心線を基準とした脊柱の位置関係
―― 21〜40歳(n=25)
……… 41〜60歳(n=24)
－－－ 60歳以上(n=22)

（文献55より筆者訳，改変）

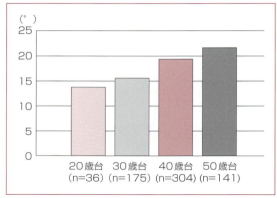

図17 骨盤後傾角度の加齢変化

（文献56より筆者訳，改変）

距離（ストライド長）と歩行率（ケイデンス）があるが，加齢に伴って特に重複歩距離の低下が顕著となる．また加齢に伴い，遊脚相の割合が短縮し，立脚相（両脚支持期）の割合が延長する．一方，歩隔については，年代間で違いがないとの報告が多い．

また，歩行中の関節角度や関節モーメントといった運動学的・運動力学的指標も，加齢変化を生じる．Boyerらのシステマティックレビューによる，加齢に伴う歩行中の下肢関節の運動学的・運動力学的変化について，表8[58]に示す．運動学的変化としては踵接地時の足関節背屈角度や股関節屈曲角度の減少，蹴り出し時の足関節底屈角度の減少，股関節の最大屈曲角度・伸展角度の減少などが生じる．また運動力学的変化としては足関節のパワー出力や外的背屈モーメントの低下が生じる．床反力では垂直分力（2nd peak）や前後分力（前向き）の低下がみられることから，高齢者では特に蹴り出し時の足関節底屈による推進力が低下していることが示唆される．一方，膝関節にはどの運動学的・運動力学的指標にも若年者と高齢者で差がなく，加齢変化が小さいことが示唆される．また高齢者では下肢関節以外にも，上肢の振りや体幹回旋の減少，体幹の動揺増大などの加齢変化が生じる．

高齢者では，これらの歩行指標の値が変化するだけでなく，値のバラつきも大きくなる．例えば10m歩行に要する時間と歩数を計測することで，歩行速度，重複歩距離，歩行率を算出できるが，高齢者ではこれらの値が同じであっても一歩ごとのステップの長さや時間が大きくなったり小さくなったりする．すなわち高齢者の歩行はバラつきが大きく，不安定な歩行となっていることが示唆される．このようなバラつきは，小型センサーや歩行解析装置を用いて一定距離の歩行における一歩ごとのステップ長や時間を求め，変動係数（coefficient of variation：CV）で表すことで評価される．高齢者はCVが増大すること，CVは特に転倒と関連することが報告されている[44]．

> **メモ** 変動係数（CV）
> 変動係数とは標準偏差を平均値で除して100をかけた値（%）である．値が大きいほどデータの相対的なバラつきが大きいことを示す．

c. 筋の同時活動の増加

高齢者の立位や歩行時の筋活動様式の特徴として，主動作筋と拮抗筋の同時活動の増大がある．

前述のように筋力発揮時に拮抗筋の同時活動が過剰になると，結果的に主動作筋の筋力値が小さ

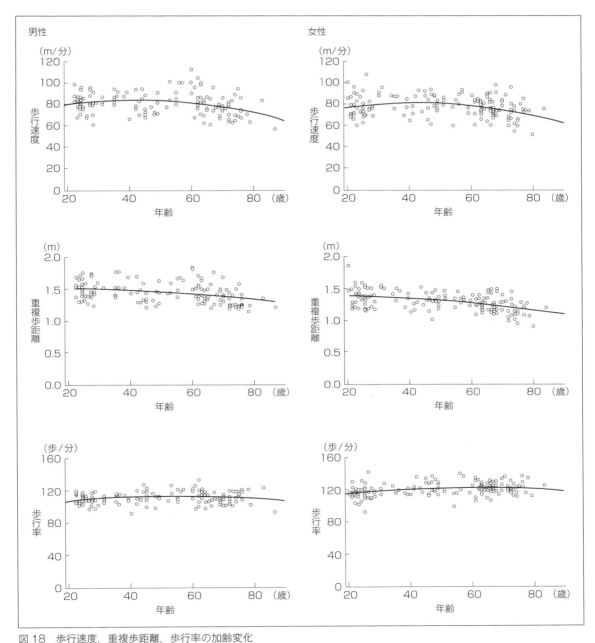

図18 歩行速度, 重複歩距離, 歩行率の加齢変化
男性 (n=135), 女性 (n=158) における, 自由なペースで歩いたときの値を示す. 歩行速度, 重複歩距離は加齢に伴って低下するが, 歩行率に関してはほとんど変化がない.

(文献57より改変)

くなる. 立位や歩行においては, 足関節の背屈筋と底屈筋といった下肢筋の組み合わせで同時活動が調べられており, 高齢者では立位での同時活動が大きいほど重心動揺も大きいこと(図19)[59]や, 転倒恐怖感があると歩行時の同時活動が大きくなること[60]が報告されている. 同時活動の増大は, 若年者においても難易度の高いタスクを課されると生じることから, 関節の固定性を高め動作の安定性を確保するための戦略であると考えられている[61]. 一方, 同時活動の増大は, 動作時のエネルギー消費量も増大させることや[62], パフォーマンスの低下を招くことも報告されている[62].

表8 加齢に伴う歩行中の下肢関節の運動学的・運動力学的変化

足関節

運動学的指標	研究数	標準化効果量	運動力学的指標	研究数	標準化効果量
背屈角度(踵接地時)	8	−0.36*	パワー吸収	6	−0.12
底屈角度(最大値)	13	−0.77*	**パワー出力**	10	−0.95*
底屈角度(蹴り出し時)	5	−0.53*	**外的背屈モーメント**	12	−0.85*
			外的底屈モーメント	4	−0.09

膝関節

運動学的指標	研究数	標準化効果量	運動力学的指標	研究数	標準化効果量
伸展角度(踵接地時)	5	−0.27	パワー吸収	7	−0.24
屈曲角度(遊脚期)	9	−0.28	パワー出力	8	−0.06
伸展角度(立脚中期)	3	−0.15	外的屈曲モーメント	7	−0.44
			外的伸展モーメント	6	−0.08

股関節

運動学的指標	研究数	標準化効果量	運動力学的指標	研究数	標準化効果量
屈曲角度(踵接地時)	5	−0.38*	パワー吸収	8	−0.26
伸展角度(最大値)	14	−0.69*	パワー出力	9	−0.41
屈曲角度(最大値)	11	−0.46*	外的伸展モーメント	9	−0.19
			外的屈曲モーメント	8	−0.28

床反力

	研究数	標準化効果量
垂直分力(1st peak)	5	−0.36
垂直分力(2nd peak)	5	−0.91*
前後分力(後ろ向き)	4	−0.52
前後分力(前向き)	5	−0.98*

* $p<0.05$
マイナスは,高齢者の値が若年者よりも小さいことを示す.

(文献58を基に作表)

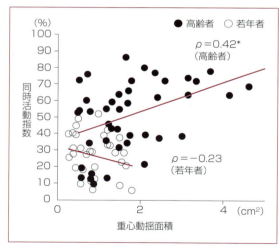

図19 立位における同時活動の重心動揺の関係
ρはSpearmanの順位相関係数を示す.

(文献59より筆者訳,改変)

これらのことから高齢者の筋の同時活動の解釈については議論が分かれており,今後の研究が期待される.

5. 加齢に伴う心肺機能の変化

a. 加齢に伴う心肺機能の変化の特徴

生体機能のうち,呼吸,循環,消化,排泄などの内臓疾患による後遺症障害は内部障害と呼ばれ,高齢化に伴って増加してきている.

内臓の働きは生命維持のために不可欠であり,その機能障害は日常生活機能や生活の質の低下だけでなく,新たな疾患の発症や,生命予後の悪化にもつながる.なかでも呼吸器系や循環器系は身体運動を維持するために適切に機能する必要があるため,その機能の低下は運動療法の対象となることが多い.

呼吸器系は,エネルギー産生のために必要な酸素を体外から取り入れ,体内で生じた二酸化炭素を体外へ排出する働きをしている.加齢に伴って生じる主な呼吸器系の変化には,胸郭コンプライアンスの低下,肺弾性力の低下,呼吸筋力の低下,気道機能の低下がある(表9)[63,64].これらの

表9 加齢に伴う呼吸器系の変化

胸郭コンプライアンスの低下	胸郭が硬化することにより，コンプライアンス（膨らみやすさ）が低下する
肺弾性力の低下	肺の弾性力（膨らんだ肺や胸郭が戻ろうとする力）が低下する
呼吸筋力の低下	呼吸筋（横隔膜や肋間筋など）の筋力が低下する
気道機能の低下	気道上皮細胞の線毛運動の低下により，気道分泌物の喀出が困難となる

（文献63, 64を基に作表）

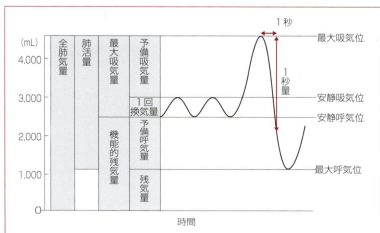

図20 肺気量分画とスパイログラム
予備吸気量：安静吸気位からさらに努力して吸い込むことができる空気量．
1回換気量：安静時の1回の呼吸により肺に出入りする空気量．
予備呼気量：安静呼気位からさらに努力して吐き出すことができる空気量．
残気量：最大呼気を行ってもまだ肺内に残っている空気量（スパイロメーターでは計測できない）．
1秒量：最大吸気位から最大速度で最大限の呼気を行ったときの，最初の1秒間に呼出される空気量．

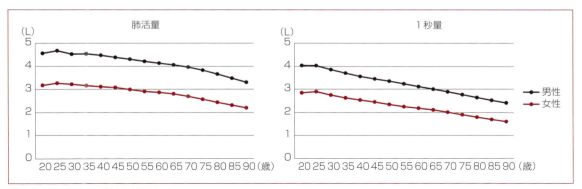

図21 肺活量と1秒量の加齢変化
身長は男性170 cm，女性156 cmとし，5歳ごとの値を示している．

（文献65を基に作図）

変化により，肺活量，1秒量の低下や残気量の増加が生じる（図20）．Kubotaら[65]は，日本人における2万人規模のデータに基づいた年齢・性別・身長ごとの肺活量や1秒量の予測式を発表している．この予測式を用いた肺活量と1秒量の加齢変化を図21[65]に示す．なおこの予測式は，日本呼吸器学会のホームページ[66]にも公開されている．

また循環器系は，呼吸器系で取り入れられた酸素を，血液を介して全身の細胞に送るとともに，細胞で産生された二酸化炭素を肺に送っている．

循環器系は他にも，内分泌腺から分泌されたホルモンや消化器系で吸収された栄養素およびその老廃物の運搬にも関わる．加齢に伴って生じる心筋，弁，刺激伝導系や血管などの主な循環器系の変化を，表10[63, 67]に示す．

> **メモ** 血管内皮機能障害と動脈硬化
>
> 血管内皮には，血管トーヌスや血管構造の調節・維持の機能があり，この機能障害は動脈硬化の第1段階であるとされる．血管内皮機能障害は加齢のほか，肥満，運動不足や喫煙といった生活習慣病因子によって進行する[68]．

表 10　加齢に伴う循環器系の変化

心筋	間質に脂肪浸潤，線維化が生じる．心筋の硬化によって，拡張障害が生じる．また心筋の収縮力の低下によって，1回拍出量，心拍出量，駆出率の減少をきたす
弁	肥厚，変性，石灰化によって，狭窄や閉鎖不全などの弁膜症が生じやすくなる
刺激伝導系	線維化，脂肪浸潤の増加が生じ，細胞数が減少する．これらによって，房室ブロック，脚ブロックなどの不整脈や洞不全症候群が生じやすくなる
血管	血管内皮機能障害，動脈硬化によって，収縮期血圧の上昇と拡張期血圧の低下が生じる

（文献 63, 67 を基に作表）

表 11　最大酸素摂取量の加齢変化

年齢	20-24	25-29	30-34	35-39	40-44	45-49	50-54	55-59	60-64	65-69	70-
トレッドミル (mL/kg/分)											
男性 (n=265)	57.9	55.0	52.1	49.2	46.3	43.4	40.5	37.6	34.7	31.8	28.9
女性 (n=344)	46.3	44.0	41.7	39.4	37.1	34.9	32.6	30.3	28.0	25.7	23.4
自転車エルゴメーター (mL/kg/分)											
男性 (n=1,062)	43.8	42.0	40.1	38.2	36.4	34.5	32.6	30.8	28.9	27.1	25.2
女性 (n=2,012)	34.3	33.0	31.8	30.5	29.2	27.9	26.6	25.4	24.1	22.8	21.5

（文献 69 より筆者訳，改変）

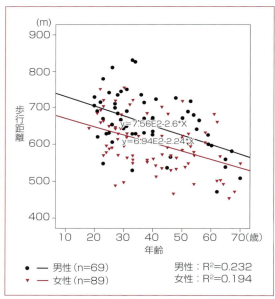

図 22　6 分間歩行距離の加齢変化

（文献 70 より筆者訳，改変）

b. 運動耐容能・持久力の変化

加齢に伴う心肺機能の低下は，運動耐容能や持久力の低下につながる．

運動耐容能の代表的な指標である最大酸素摂取量の日本人における加齢変化について，表 11 [69)] に示す．最大酸素摂取量は，男女ともに 20 歳台から直線的に低下していき，20 歳台前半と比べ 70 歳以上では 40 〜 50 ％低下する．最大酸素摂取量の計測には呼気ガス分析装置といった特殊な機器が必要であるため，簡便な運動耐容能あるいは持久力の指標として 6 分間歩行距離が多く用いられている．6 分間歩行距離においても，20 歳台から直線的な距離短縮が認められる（図 22）[70)]．

c. 呼吸サルコペニア

呼吸筋も全身の筋と同様に加齢に伴って筋量減少や筋力低下を生じ，呼吸機能障害や運動耐用能・身体機能の低下を引き起こす．

高齢者では全身性サルコペニアは生じていなくても，呼吸筋力の低下は高率で認められるとの報告もある[64)]．このような呼吸筋の重要性から，近年，呼吸筋の機能障害を呈する病態として「呼吸サルコペニア (respiratory sarcopenia)」が注目されている．呼吸サルコペニアとは「呼吸筋力低下と呼吸筋量減少の両方が示唆される病態」と定義されており，図 23 [71)] に示すアルゴリズムによって診断される．呼吸筋力低下に加え呼吸筋量減少を認めた場合に「呼吸サルコペニア」と診断する．呼吸筋量を測定できない場合は代わりに四肢筋量を用い，呼吸筋力の低下と四肢筋量の減少を認めた時点で「呼吸サルコペニアの可能性が高い」と診断する．呼吸筋力低下があるが呼吸筋量または四肢筋量の減少がなく，呼吸機能障害もない場

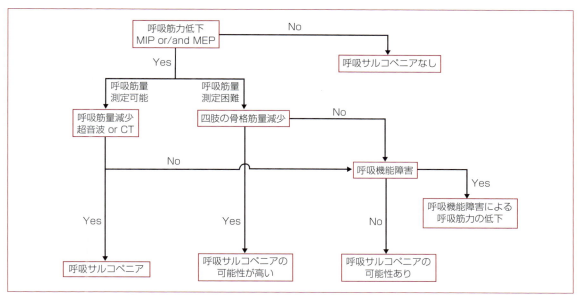

図23 呼吸サルコペニアの診断アルゴリズム

(文献71より筆者訳，改変)

合には「呼吸サルコペニアの可能性あり」と診断し，呼吸機能障害がある場合には「呼吸機能障害による呼吸筋力低下」と診断する．

> **メモ　呼吸サルコペニア**
>
> 呼吸サルコペニア (respiratory sarcopenia) という用語は文献上，2019年から用いられるようになった[72]．2023年に，日本呼吸ケア・リハビリテーション学会，日本サルコペニア・フレイル学会，日本呼吸理学療法学会，日本リハビリテーション栄養学会の4学会合同によるポジションペーパー[71]によって呼吸サルコペニアの定義が提唱され，その基礎的な知識や診断・評価法，メカニズム，各呼吸器疾患への関与，介入・治療法などが報告された．現状では仮説段階のものや不明な点も多く，今後，呼吸サルコペニアの有病率・予後，測定方法の標準化，診断基準の信頼性・妥当性の検証，予防・治療の有用性の検証などのための研究が必要であるとしている．

呼吸筋機能に関連する因子としては，加齢，身体活動量の低下，低栄養，慢性閉塞性肺疾患 (chronic obstructive pulmonary disease：COPD) をはじめとする呼吸器疾患，さらにはがんなどによるカヘキシア，医原性（手術侵襲や薬剤），神経筋疾患などがある[71]．また呼吸サルコペニアは全身性サルコペニアと密接な関係があり，呼吸筋力・筋量は全身の筋力や筋量，身体能力と関連する[71]．呼吸サルコペニア，全身性サ

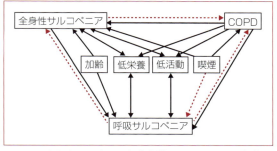

図24 呼吸サルコペニアと全身性サルコペニアと慢性閉塞性肺疾患 (COPD) との関係

呼吸器疾患の代表としてCOPDを示している．実線矢印は検証がされているもの，破線矢印は仮説段階のものを示す．COPDは全身性サルコペニアと呼吸サルコペニアを引き起こし，また全身性サルコペニアは呼吸サルコペニアを引き起こす．呼吸サルコペニアが全身性サルコペニアの原因となるかは仮説段階である．

(文献71より筆者訳，改変)

ルコペニアとCOPDとの関係を図24[71]に示す．

呼吸筋力の測定には，最大呼気口腔内圧 (maximal expiratory pressure：MEP) や最大吸気口腔内圧 (maximal inspiratory pressure：MIP)，最大呼気流量 (peak expiratory flow rate：PEFR)，最大咳嗽流量 (peak cough flow：PCF)，最大鼻腔吸気圧 (maximal sniff nasal inspiratory pressure：SNIP) が用いられている．呼吸筋力は加齢に伴って低下することが報告されている[73,74]．MIPの加齢変化を調べたシステマ

表12 最大吸気口腔内圧の年代別平均値

年代	男性 研究数/対象者数	男性 平均値(cmH$_2$O) (95% CI)	女性 研究数/対象者数	女性 平均値(cmH$_2$O) (95% CI)
18-29歳	6/96	128.0 (116.3, 139.5)	6/92	97.0 (88.6, 105.4)
30-39歳	6/69	128.5 (118.3, 138.7)	6/66	89.0 (84.5, 93.5)
40-49歳	6/72	117.1 (104.9, 129.2)	6/71	92.9 (78.4, 107.4)
50-59歳	5/61	108.1 (98.7, 117.6)	5/60	79.7 (74.9, 84.9)
60-69歳	5/65	92.7 (84.6, 100.8)	5/66	75.1 (67.3, 82.9)
70-83歳	5/63	76.2 (66.1, 86.4)	5/59	65.3 (57.8, 72.7)

平均値は,メタアナリシスにおける変量効果モデルによって推定した値を示す.

(文献74より筆者訳,改変)

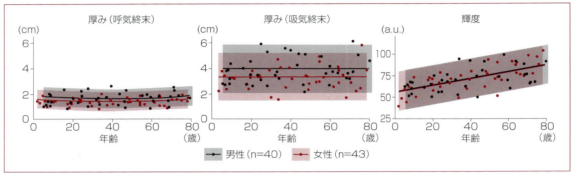

図25 横隔膜の厚み・輝度の加齢変化

(文献75より筆者訳,改変)

ティックレビュー[74]によると,18～29歳と比較して70～83歳では,男性でおよそ40%,女性でおよそ20%の低下を示す(表12)[74].呼吸筋量の測定には,超音波画像装置やCTが用いられている.超音波画像装置を用いた研究[75]により,横隔膜の厚みの加齢変化はごくわずかだが,輝度は加齢とともに上昇するとされており(図25)[75],四肢筋だけでなく呼吸筋でも質的変化に着目する必要が示唆されている.現時点では,呼吸筋力の低下や呼吸筋量の減少を明確に判別するためのカットオフ値は明らかになっていないため,今後の研究が期待される.

メモ 呼吸筋

安静呼気は,吸気により拡張した胸郭の弾性力のみで達成され,呼気筋群は動員されない.しかし努力性呼気を行う際には腹直筋,内・外腹斜筋,腹横筋や内肋間筋などが動員される.安静吸気はほとんど横隔膜の運動により達成されるほか,一部には外肋間筋も関与する.努力性吸気の際は,胸鎖乳突筋,斜角筋,僧帽筋,大胸筋,小胸筋,腰方形筋や脊柱起立筋といった吸気補助筋も動員される.

文 献

1) スポーツ庁:令和4年度体力・運動能力調査結果の概要及び報告書について. https://www.mext.go.jp/sports/b_menu/toukei/chousa04/tairyoku/kekka/k_detail/1421920_00010.htm (2024年10月7日閲覧)
2) Grosicki, GJ et al:Single muscle fibre contractile function with ageing. J Physiol 600:5005-5026, 2022
3) 渡邊裕也:骨格筋評価の新たな視点.下肢と体幹の筋がよくわかる基礎ノート,石井直方監,杏林書院,東京,105-137, 2022
4) 谷本芳美ほか:日本人筋肉量の加齢による特徴.日老医誌 47:52-57, 2010
5) Chen, LK et al:Asian Working Group for Sarcopenia:2019 consensus update on sarcopenia diagnosis and treatment. J Am Med Dir Assoc 21:300-307 e302, 2020
6) Monjo, H et al:Differential association of total and regional muscle mass and quality with physical performance in community-dwelling older adults. J med ultrason 50:221-228, 2023
7) Tsukasaki, K et al:Association of muscle strength and gait speed with cross-sectional muscle area determined by mid-thigh computed tomography - A comparison with skeletal muscle mass measured by dual-energy X-ray absorptiometry. J frailty Aging 9:82-89, 2020
8) Miyatani, M et al:Site-related differences in muscle loss with aging:a cross-sectional survey on the muscle thickness in japanese men aged 20 to 79 years. Int J Sport Health Sci 1:34-40, 2003
9) Ikezoe, T et al:Atrophy of the lower limbs in elderly women:is it related to walking ability? Eur J Appl Physiol 111:989-995, 2011
10) Fukumoto, Y et al:Cut-off values for lower limb muscle

thickness to detect low muscle mass for sarcopenia in older adults. Clin interv Aging 16：1215-1222, 2021

11）Ikezoe, T et al：Effects of age and inactivity due to prolonged bed rest on atrophy of trunk muscles. Eur J Appl Physiol 112：43-48, 2012

12）Ota, M et al：Age-related changes in the thickness of the deep and superficial abdominal muscles in women. Arch Gerontol Geriatr 55：e26-30, 2012

13）Fukumoto, Y et al：Age-related ultrasound changes in muscle quantity and quality in women. Ultrasound Med Biol 41：3013-3017, 2015

14）Ikezoe, T et al：Association between walking ability and trunk and lower-limb muscle atrophy in institutionalized elderly women：a longitudinal pilot study. J physiol Anthropol 34：31, 2015

15）Fukumoto, Y et al：Age-related changes in muscle quantity and quality in elderly women：a 5-year longitudnal study. J Phys Fit Sports Med 6：437, 2017

16）Yoshiko, A et al：Three-dimensional comparison of intramuscular fat content between young and old adults. BMC Med Imaging 17：12, 2017

17）Maden-Wilkinson, TM et al：Comparison of MRI and DXA to measure muscle size and age-related atrophy in thigh muscles. J Musculoskelet Neuronal Interact 13：320-328, 2013

18）Fukumoto, Y et al：Association of regional muscle thickness and echo intensity with muscle volume, intramuscular adipose tissue, and strength of the quadriceps femoris. Clin Interv Aging 18：1513-1521, 2023

19）Taniguchi, M et al：Quantity and quality of the lower extremity muscles in women with knee osteoarthritis. Ultrasound Med Biol 41, 2567-74, 2015

20）Landi, F et al：Age-related variations of muscle mass, strength, and physical performance in community-dwellers：results from the Milan EXPO Survey. J Am Med Dir Assoc 18：88. e17-88. e24, 2017

21）Lexell, J et al：What is the cause of the ageing atrophy? Total number, size and proportion of different fiber types studied in whole vastus lateralis muscle from 15- to 83-year-old men. J Neurol Sci 84：275-294, 1988

22）Fukumoto, Y et al：Muscle mass and composition of the hip, thigh and abdominal muscles in women with and without hip osteoarthritis. Ultrasound Med Biol 38：1540-1545, 2012

23）Monjo, H et al：Differences in muscle thickness and echo intensity between stroke survivors and age- and sex-matched healthy older adults. Phys Ther Res 23：188-194, 2020

24）Fukumoto, Y et al：Association of physical activity with age-related changes in muscle echo intensity in older adults：a 4-year longitudinal study. J Appl Physiol (1985) 125：1468-1474, 2018

25）Reid, KF et al：Longitudinal decline of lower extremity muscle power in healthy and mobility-limited older adults：influence of muscle mass, strength, composition, neuromuscular activation and single fiber contractile properties. Eur J Appl Physiol 114：29-39, 2014

26）Delmonico, MJ et al：Longitudinal study of muscle strength, quality, and adipose tissue infiltration. Am J Clin Nutr 90：1579-1585, 2009

27）渡邊裕也：骨格筋量増減の生理学的根拠．下肢と体幹の筋がよくわかる基礎ノート，石井直方監，杏林書院，東京，

43-75，2022

28）浅川康吉ほか：高齢者における下肢筋力と起居・移動動作能力の関連性．理学療法学 24：248-253，1997

29）Lauretani, F et al：Age-associated changes in skeletal muscles and their effect on mobility：an operational diagnosis of sarcopenia. J Appl Physiol (1985) 95：1851-1860, 2003

30）Frontera, WR et al：Muscle fiber size and function in elderly humans：a longitudinal study. J Appl Physiol (1985) 105：637-642, 2008

31）Nuzzo, JL et al：The eccentric：concentric strength ratio of human skeletal muscle in vivo：meta-analysis of the influences of sex, age, joint action, and velocity. Sports Med 53：1125-1136, 2023

32）厚生労働省：令和元年国民健康・栄養調査報告．https://www.mhlw.go.jp/stf/seisakunitsuite/bunya/kenkou_iryou/kenkou/eiyou/r1-houkoku_00002.html（2024 年 10 月 7 日閲覧）

33）Gao, Q et al：Global prevalence of sarcopenic obesity in older adults：a systematic review and meta-analysis. Clin Nutr 40：4633-4641, 2021

34）日下部徹ほか：肥満者でサルコペニアであるサルコペニア肥満は存在するか？日サルコペニア・フレイル会誌 4：28-33，2020

35）Foong, YC et al：Accelerometer-determined physical activity, muscle mass, and leg strength in community-dwelling older adults. J Cachexia Sarcopenia Muscle 7：275-283, 2016

36）Ramsey, KA et al：The association of objectively measured physical activity and sedentary behavior with skeletal muscle strength and muscle power in older adults：a systematic review and meta-analysis. Ageing Res Rev 67：101266, 2021

37）Yamada, Y et al：Phase angle obtained via bioelectrical impedance analysis and objectively measured physical activity or exercise habits. Sci Rep 12：17274, 2022

38）Goodpaster, BH et al：Effects of physical activity on strength and skeletal muscle fat infiltration in older adults：a randomized controlled trial. J Appl Physiol (1985) 105：1498-1503, 2008

39）Prokopidis, K et al：Sarcopenia is associated with a greater risk of polypharmacy and number of medications：a systematic review and meta-analysis. J Cachexia Sarcopenia Muscle 14：671-683, 2023

40）Horak, FB et al：Central programming of postural movements：adaptation to altered support-surface configurations. J Neurophysiol 55：1369-1381, 1986

41）Maki, BE et al：Control of rapid limb movements for balance recovery：age-related changes and implications for fall prevention. Age Ageing 35 Suppl 2：ii12-ii18, 2006

42）Mille, ML et al：One step, two steps, three steps more … Directional vulnerability to falls in community-dwelling older people. J Gerontol A Biol Sci Med Sci 68：1540-1548, 2013

43）今岡　薫ほか：重心動揺検査における健常者データの集計．Equilibrium Res 56（Supple 12）：1-84，1997

44）山田　実ほか：高齢者，歩行を診る 観察から始める理学療法実践，奈良　勲監，文光堂，東京，340-355，2011

45）糸井亜弥ほか：中高齢女性の下肢筋力と平衡性との関連．神戸女大健福紀 10：69-80，2018

46）Liao, CF et al：Effects of different movement strategies on forward reach distance. Gait Posture 28：16-23, 2008

47) 石山大介ほか：加齢による姿勢変化の生理学的要因と評価・介入．地域リハ 12：192-196，2017

48) 渡邉和之ほか：運動器の痛み 3. 姿勢変化と骨粗鬆症—メカニズムとマネジメントの実際—．最新医学 73：106-111，2018

49) Meakin, JR et al：The relationship between sagittal curvature and extensor muscle volume in the lumbar spine. J Anat 222：608-614, 2013

50) Masaki, M et al：Association of sagittal spinal alignment with thickness and echo intensity of lumbar back muscles in middle-aged and elderly women. Arch Gerontol Geriatr 61：197-201, 2015

51) Sinaki, M et al：Correlation of back extensor strength with thoracic kyphosis and lumbar lordosis in estrogen-deficient women. Am J Phys Med Rehabil 75：370-374, 1996

52) Iyer, S et al：Variations in sagittal alignment parameters based on age：a prospective study of asymptomatic volunteers using full-body radiographs. Spine（Phila Pa 1976）41：1826-1836, 2016

53) Pan, F et al：The shape and mobility of the thoracic spine in asymptomatic adults - A systematic review of in vivo studies. J Biomech 78：21-35, 2018

54) 建内宏重：中高齢者の歩きと姿勢を科学する―変形性関節症とのかかわり．MED REHABIL 235：61-67，2019

55) Schwab, F et al：Gravity line analysis in adult volunteers：age-related correlation with spinal parameters, pelvic parameters, and foot position. Spine（Phila Pa 1976）31：E959-967, 2006

56) Banno, T et al：The cohort study for the determination of reference values for spinopelvic parameters（T1 pelvic angle and global tilt）in elderly volunteers. Eur Spine J 25：3687-3693, 2016

57) Perry, J et al（福本貴彦ほか訳）：定量的な歩行分析．ペリー歩行分析 原著第 2 版−正常歩行と異常歩行−，武田 功総括監訳，溝田勝彦ほか監訳，医歯薬出版，東京，277-354，2012

58) Boyer, KA et al：Systematic review and meta-analysis of gait mechanics in young and older adults. Exp Gerontol 95：63-70, 2017

59) Nagai, K et al：Differences in muscle coactivation during postural control between healthy older and young adults. Arch Gerontol Geriatr 53：338-343, 2011

60) Nagai, K et al：Effects of fear of falling on muscular coactivation during walking. Aging Clin Exp Res 24：157-161, 2012

61) Latash, ML：Muscle coactivation：definitions, mechanisms, and functions. J Neurophysiol 120：88-104, 2018

62) Mian, OS et al：Metabolic cost, mechanical work, and efficiency during walking in young and older men. Acta Physiol（Oxf）186：127-139, 2006

63) 宮本俊朗：加齢に伴う生理機能の変化．Crosslink 理学療法学テキスト 高齢者理学療法学，池添冬芽編，メジカルビュー社，東京，72-83，2020

64) 森沢知之ほか：高齢者への呼吸筋トレーニング．MED REHABIL 280：119-124，2022

65) Kubota, M et al：Reference values for spirometry, including vital capacity, in Japanese adults calculated with the LMS method and compared with previous values. Respir Investig 52：242-250, 2014

66) 日本呼吸器学会：LMS 法による日本人のスパイロメトリー新基準値．https://www.jrs.or.jp/activities/guidelines/statement/20220428151435.html（2024 年 10 月 7 日閲覧）

67) 高橋哲也：心機能低下を伴う高齢者の運動療法—心機能低下をどう評価し，何に気を付け，どう対応するか—．中部リハ誌 6：9-14，2011

68) 東　幸仁：動脈硬化の第一段階としての血管内皮障害．日内会誌 96：1717-1723，2007.

69) Suzuki, M et al：Reference interval of maximal oxygen uptake（VO2max）as one of the determinants of health-related physical fitness in Japan. J Phys Fit Sports Med 59：75-86, 2010

70) Oliveira, MJ et al：Reference equations for the 6-minute walk distance in healthy Portuguese subjects 18-70 years old. Pulmonology 25：83-89, 2019

71) Sato, S et al：Respiratory sarcopenia：a position paper by four professional organizations. Geriatr Gerontol Int 23：5-15, 2023

72) Kera, T et al：Definition of respiratory sarcopenia with peak expiratory flow rate. J Am Med Dir Assoc 20：1021-1025, 2019

73) Kubo, H et al：Comparison of voluntary cough function in community - dwelling elderly and its association with physical fitness. Phys Ther Res 23：47-52, 2020

74) Sclauser Pessoa, IM et al：Reference values for maximal inspiratory pressure：a systematic review. Can Respir J 21：43-50, 2014

75) van Doorn, JLM et al：Association of diaphragm thickness and echogenicity with age, sex, and body mass index in healthy subjects. Muscle Nerve 66：197-202, 2022

（福元喜啓）

Ⅲ 高齢者の運動機能評価

1. 高齢者の筋特性・体組成の評価

a. 筋量の評価

筋量の評価法にはコンピュータ断層撮影（computed tomography：CT）・磁気共鳴画像（magnetic resonance imaging：MRI），二重エネルギーX線吸収法（dual-energy X-ray absorption：DXA）のほか，簡便・短時間に測定可能な方法として超音波画像診断装置を用いた超音波法や生体電気インピーダンス法（bioelectrical impedance analysis：BIA）がある（表1）.

超音波画像診断装置を用いた超音波法はCTやMRIに比較して安価で可搬性に優れ，非侵襲的かつ簡便・短時間に筋量を評価することができる非常に有用な手法である．また，個別の筋を評価できるという大きな利点を有している（図1）．下肢筋および体幹筋の筋厚測定肢位および測定部位を表2[1]，3[2]に示す．超音波法によるヒト骨格筋の筋厚測定は高い再現性が確認されており[3〜6]，またMRIで測定した値とも高い相関がみられることが報告されている[6〜9]．このようなことから，簡便な超音波法による筋厚測定は，トレーニング効果や廃用・加齢による筋萎縮の評価として臨床における有用性が非常に高い．超音波法による筋厚測定にあたっての留意点を表4に示した．

超音波法による縦断画像（長軸画像：筋の走行に対して平行にプローブを当てた画像）では，筋厚だけでなく，羽状角（羽状筋における筋線維の走行角度）も計測可能である（図2）．加齢に伴う筋萎縮により羽状角も減少するとされ，高齢女性および若年女性における外側広筋の羽状角（外側広筋と中間広筋の間の深部筋膜と外側広筋の筋線維の走行方向がなす角度）を測定すると，高齢女性では若年女性に比較して有意な減少がみられる（表5）[10]．外側広筋の筋萎縮があっても筋線維長は変化していないとすれば，図3に示すように，筋厚減少とともに羽状角の減少もみられる．

非侵襲的，簡便・短時間に筋量を推定する方法として，BIAがある．BIAは生体内に微弱電流を流して生体組織の抵抗値（インピーダンス）を求め，身体組成（筋量，脂肪量，水分量）を評価する．脂肪組織の電気抵抗は他の組織と比べて非常に高く，一方，骨格筋のような水分の多い組織は電気抵抗が低いという電気特性を利用した評価法である．BIAは体水分の影響を受けやすく，浮腫がある場合は筋量を過大評価する傾向がある．

また，特別な測定機器を用いずにメジャーだけで簡便・短時間に四肢の筋量を推定できる指標と

表1 筋量の評価法

	指標	利点	欠点
CT，MRI	筋断面積	・正確な筋断面積を評価できる	・高額で大がかりな機器 ・測定場所が限定される ・測定の所要時間が長い ・放射線被曝（CT）
DXA	筋量（除脂肪量）	・CT，MRIよりも測定の所要時間が短い	・高額な機器で測定場所が限定される ・少量の放射線被曝 ・体内水分量の影響を受ける
BIA	筋量（細胞内液量）	・安価，可搬性に優れている ・簡便・短時間に測定できる ・非侵襲的に測定できる	・体内水分量や骨量の影響を受ける（浮腫や心不全，骨粗鬆症等がある場合には不向き） ・日内変動が大きい
超音波診断装置	筋厚，筋断面積	・安価，可搬性に優れている ・簡便・短時間に測定できる ・非侵襲的に測定できる ・リアルタイムに個別の筋を観察できる	・プローブの圧迫力や接触角度の違いによって画像が変化する ・再現性の高い測定をするためには熟練が必要

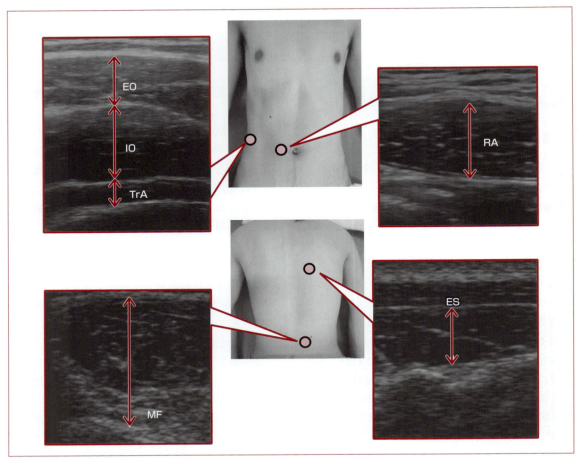

図1 体幹筋の超音波画像
EO：外腹斜筋．ES：脊柱起立筋．IO：内腹斜筋．MF：多裂筋．RA：腹直筋．TrA：腹横筋

表2 超音波画像診断装置を用いた下肢筋筋厚の測定肢位および測定部位

下肢筋	測定肢位	測定部位
大腿直筋・中間広筋	背臥位	上前腸骨棘～膝蓋骨上縁を結ぶ中点
下腿三頭筋 （腓腹筋・ヒラメ筋）	腹臥位	大腿骨外側上顆～外果を結ぶ近位30％ （腓腹筋内側部のほうが観察しやすい）
大殿筋	腹臥位	上後腸骨棘～大転子を結ぶ近位30％
中殿筋・小殿筋	背臥位あるいは腹臥位	腸骨稜の外側上縁～大転子を結ぶ中点
ハムストリングス （大腿二頭筋）	腹臥位	大転子～大腿骨外側上顆を結ぶ中点 （外側の大腿二頭筋のほうが観察しやすい）
大腰筋	腹臥位	第3腰椎棘突起から外側7cm （棘突起に向けてプローブを斜めに傾ける）

（文献1より筆者訳，改変）

して四肢周径があるが，四肢周径は皮下脂肪厚の影響を大きく受けることが欠点である．

メモ　超音波法
通常，超音波画像診断装置を用いて骨格筋を観察する場合は，5～10MHzの周波数のリニアプローブを使用し，Bモードにて測定する．Bモードとは振幅の大きさを輝度に変換して表示する方法であり，反射が強いものほど明るく表示させるという特徴がある．また，表在筋の場合はプローブの周波数を高く，深部筋の場合は周波数を低く設定するのが推奨される．

表3 超音波画像診断装置を用いた体幹筋筋厚の測定肢位および測定部位

下肢筋	測定肢位	測定部位
腹直筋*	背臥位	臍から3cm外側
内・外腹斜筋,腹横筋*	背臥位	腸骨陵外側上縁〜肋骨弓下縁の中点より高位で体側より2.5cm前方 (表層より外腹斜筋,内腹斜筋,腹横筋)
腰部多裂筋	腹臥位	第4腰椎棘突起から2cm外側
胸部脊柱起立筋(胸最長筋)	腹臥位	第9胸椎棘突起から4cm外側

*腹筋群は呼気時に測定.

(文献2より筆者訳,改変)

表4 超音波法による筋厚測定時の注意点

測定部位	● 再現性を高めるために測定部位は一定にする ● 触診しやすい部位をランドマークにする
測定条件	● 筋収縮により筋厚が増加する場合が多いので,筋収縮が入らないように注意する ● 筋の伸張により筋厚が減少することがあるので,測定肢位は筋短縮位が推奨される ● 一般的に横断画像(短軸画像:筋の走行に対して直角にプローブを当てた画像)を用いることが推奨される
プローブの当て方	● プローブは圧迫させないように皮膚に置く程度にする ● プローブの傾斜角度によっても画像が変化することに注意する

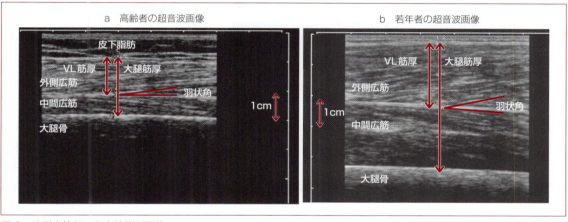

図2 外側広筋部の超音波縦断画像
VL:外側広筋

b. 骨格筋の質的評価

加齢に伴い骨格筋の量的因子だけでなく質的因子も変化し,高齢者では若年者と比較して筋内の収縮組織(筋実質組織)は減少し,非収縮組織(脂肪や結合組織)は増加する[11〜13].

骨格筋の質的因子を定量的に評価する指標としては,CTによる筋内・筋間脂肪面積やCT値,MRIによる筋内・筋間脂肪面積,超音波法による筋輝度,BIAによる細胞内外液比(細胞内液量に対する細胞外液量の比率)などがある.

BIAにおいて,高周波数の電流は細胞膜を通過しやすいため,高周波数では筋細胞内外だけで

表5 若年者と高齢者の大腿部の形態学的特徴

	若年女性 (n=21)	高齢女性 (n=31)
大腿(VL+VI)筋厚(cm)	4.26±0.38	1.99±0.57*
VL筋厚(cm)	2.23±0.31	1.06±0.39*
VL羽状角(°)	15.6±3.0	9.2±4.7*
皮下脂肪厚(cm)	1.02±0.24	0.92±0.43
大腿周径(cm)	37.6±2.1	33.6±3.6*

*$p<0.01$.
VI:中間広筋.VL:外側広筋

(文献10より改変)

なく,抵抗の高い脂肪組織の情報も得られる.一方,低周波数の電流は細胞膜を通過することができないため,細胞膜外の情報のみ反映することになる.このような原理から,複数の異なる周波数

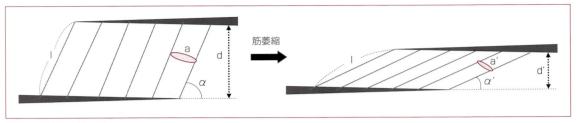

図3 羽状筋の筋萎縮
筋線維長lが一定だとすれば，筋厚がdからd'に減少するに伴って，筋線維の断面積はaからa'に，羽状角はαからα'に減少することになる．

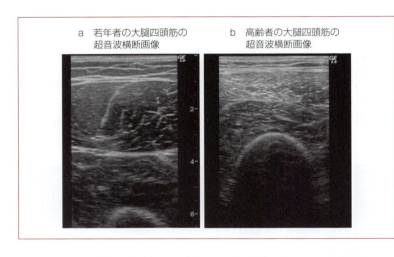

図4 筋輝度を用いた筋の質の評価
超音波画像診断装置による大腿直筋上の横断画像を示している．高齢者では若年者に比較して筋が白っぽく高輝度にうつる．これは高齢者では筋内の脂肪や結合組織の比率が増加していることを意味する．

を用いる多周波BIAでは筋細胞内の水分［細胞内液量（intracellular water：ICW）］と筋細胞間隙部分の水分［細胞外液量（extracellular water：ECW）］を測定することができる．細胞内液量は主に筋細胞量を反映することから，細胞内外液比［細胞内液量に対する細胞外液量の比率（ECW/ICW）］の値が大きいほど骨格筋の収縮組織に対する非収縮組織の割合が多いことを意味する．

また，BIAによる位相角（phase angle）も骨格筋の質的因子の指標として用いられることがある．電流と電圧の位相の差（ずれ）であるphase angleは，細胞膜で発生する抵抗を角度で表したもので，値が大きいほど細胞膜や細胞の状態が良好であり，筋細胞の密度が高いことを反映する．

超音波画像の筋輝度は筋内の非収縮組織（脂肪や結合組織）の増加といった骨格筋の質的変化を非侵襲的かつ簡便・短時間に評価できる指標であり，高い再現性も確認されている[14]．超音波Bモード画像では媒質間の音響インピーダンスの差が大きいほどエコーの反射が大きくなるため，筋線維間に脂肪や結合組織が浸潤すると，異質媒体の境界面が増加するため筋輝度が上昇する（図4）．筋輝度は0〜255の256段階で表現されるグレースケールで評価され，値が大きいほど筋内の脂肪や結合組織などの非収縮組織が増加していることを意味する[15, 16]．加齢に伴い筋内の非収縮組織の割合が増加するため，高齢者の超音波画像における筋輝度は高くなる．実際，大腿四頭筋の超音波画像の筋輝度を高齢者と若年者とで比較すると，高齢者の筋輝度は有意に高値を示す[17]（図4）．

超音波画像の筋輝度を用いて骨格筋の質的評価を行う際，縦断画像では斜めに走行している筋線維（筋束）の筋周膜の境界面で屈折や反射の影響を強く受けるため，横断画像（短軸画像：筋の走行に対して直角にプローブを当てた画像）が推奨される．また，超音波画像のフォーカスの位置は測定筋の中央に合わせると測定精度が高くなる[18]．そのほか，筋輝度による筋の質的評価を行う際の留意点を表6に示した．筋輝度は超音波画像診断装置の機種や画質設定条件によって変化するため，対象者間の比較分析や対象者の縦断追跡調査

表6 筋輝度を用いた筋の質的評価をする際の留意点

測定筋	・エコーの減衰が大きくなる深部筋の筋輝度測定は信頼性が低くなるため,筋輝度の測定筋としては表層筋が推奨される
画像設定	・超音波の画像設定は一定にする.特に輝度に影響するゲイン(dB)は必ず一定にする ・フォーカスを設定できる機種であれば,フォーカスの位置は測定筋の中央に合わせる ・フォーカスを自動設定する機種であれば,depth(深度)をできるだけ一定にする ・筋の質的評価を行う際は横断画像(短軸画像:筋の走行に対して直角にプローブを当てた画像)を用いる
筋輝度の解析	・エコーの減衰を考慮して関心領域(ROI)を設定する深さはできるだけ一定にする ・筋膜やアーチファクトの部分を含めないように注意しながら,できるだけ大きく関心領域を設定する

をする場合には,同一の機種で同じ画質設定条件で測定を行う必要がある.

　加齢に伴う骨格筋の質的変化は量的変化(サルコペニア)よりも比較的加齢の早期の段階から生じることが確認されており[19,20],筋によっては30歳台から質的変化が認められることが報告されている[20].また,このような加齢による骨格筋の質の低下は高齢者の筋収縮能力低下を招く重要な要因であることが指摘されている.超音波画像の筋輝度で評価した筋の質は等尺性筋力[21〜24]や筋パワーといった素早い筋力発揮能力[17,24〜26]に影響を及ぼす.さらに,高齢者の筋力維持には筋量よりも筋の質が寄与していることも報告されている[27].このように,高齢者の筋力や筋パワーといった筋収縮能力には骨格筋の筋量減少のみならず,質的変化も大きく影響を及ぼすことから,骨格筋の質的因子の評価・介入は加齢早期の段階から重要である.

> **メモ　骨格筋の質的変化とBMI,体脂肪率,皮下脂肪厚とは関連しない**
>
> 中高年女性を対象として,大腿四頭筋の筋輝度とBMI,体脂肪率,皮下脂肪厚との関連を調べた研究によると,筋輝度はいずれとも関連性が認められず,筋内脂肪の増加といった筋の質的変化は肥満の指標からは推測できないことが示唆されている[21].

2. 高齢者の筋機能の評価

a. 高齢者の筋力低下の特徴

　筋力には骨格筋の構造的要因や神経的要因のほか,代謝・内分泌系因子や感覚機能,年齢や性別などの個人因子や環境因子など,様々な因子が影響を及ぼし,これらの因子は複雑に絡み合って相互に影響を与えていると考えられる(図5).

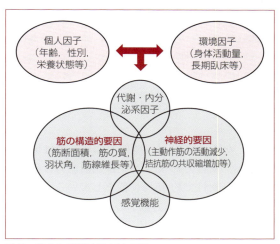

図5　筋力に影響を及ぼす因子

　筋力低下を引き起こす主たる要因は筋断面積(筋量)の減少,つまり主動作筋の筋萎縮である.また,高齢者の筋力低下には神経的要因が大きく影響しており,高齢者では若年者に比して最大収縮時における主動作筋の活動の減少[28,29]や拮抗筋の共収縮の増加[30,31]がみられる.例えば,膝伸展方向に最大随意収縮をしたときの主動作筋(大腿四頭筋)と拮抗筋(ハムストリングス)の筋電図をみた研究[31]によると,高齢者では若年者に比して主動作筋の活動減少がみられるだけでなく,拮抗筋の共収縮の増加がみられることが報告されている.そのほか,筋線維タイプ[32,33],筋や腱のスティフネス[34,35],筋内の非収縮組織(脂肪や結合組織)の割合といった筋の質的変化[21〜24]も筋力に影響を及ぼす要因として挙げられる.

　地域在住健常成人2,131名(男性763名,女性1,368名)を対象とした下肢筋力(股関節屈曲・伸展・外転筋力,膝関節伸展筋力,足趾屈曲筋力)の年代別基準値を表7[36]に示す.75歳以降では若年者と比較して,股関節屈曲筋力は男性で約

表7 下肢筋力の年代別基準値

	若年者	60-64歳	65-69歳	70-74歳	75歳-
男性					
股関節屈曲（Nm）	76.7±16.6	59.9±20.2	55.2±19.9	52.9±18.2	47.5±17.0
股関節伸展（Nm）	162.6±35.0	118.5±27.7	106.9±27.4	100.0±25.6	88.0±22.0
股関節外転（Nm）	140.4±38.5	117.5±55.0	101.1±43.7	92.7±44.6	79.0±37.0
膝関節伸展（Nm）	136.2±40.3	118.0±33.4	109.8±34.6	97.1±27.9	86.6±24.3
足趾屈曲（kg）	33.4±7.5	18.7±6.9	15.9±5.6	14.6±5.2	12.0±4.8
女性					
股関節屈曲（Nm）	45.9±10.1	38.1±10.5	36.6±10.2	34.7±11.1	32.6±10.6
股関節伸展（Nm）	101.3±21.4	76.0±17.8	72.0±18.2	64.3±16.4	58.9±16.1
股関節外転（Nm）	75.6±24.0	71.7±32.8	67.1±30.5	58.2±23.3	53.1±22.9
膝関節伸展（Nm）	110.8±39.8	69.1±20.7	67.6±19.8	62.3±17.2	58.5±17.8
足趾屈曲（kg）	22.4±7.3	13.8±4.5	12.7±4.6	11.4±4.3	10.1±4.2

すべて利き足での測定値を示す.
股関節屈曲筋力の測定は端座位, 股関節90°屈曲位で実施.
股関節伸展筋力の測定は長座位, 股関節70°屈曲位で実施.
股関節外転筋力の測定は背臥位, 股関節中間位で実施.
膝関節伸展筋力の測定は端座位, 股・膝関節90°屈曲位で実施.
足趾屈曲筋力の測定は端座位で足趾把持力を測定.

（文献36より改変）

62％, 女性で約71％, 膝関節伸展筋力は男性で約64％, 女性で約53％, 足趾屈曲筋力は男性で約36％, 女性で約45％に低下している. このように, 加齢による筋力低下の程度は筋によって異なる傾向がみられる.

一般的に筋力は20〜30歳台をピークとして以後減少し, 50歳台から低下の割合が高くなっていき, 80歳台までに約30〜50％低下する[37]. 加齢による筋力の低下は上肢筋より下肢筋で著しい[38]. また, 加齢によって特にタイプII線維（速筋線維）が萎縮する[39]. そのため, 高齢者においては特に素早く筋力発揮することが困難となる.

メモ　タイプII線維

タイプII線維（速筋線維）は速やかに大きな力発揮ができ, 収縮速度が速い. 素早く大きな力発揮を必要とする四肢の筋などに多い. 一方, タイプI線維（遅筋線維）は姿勢保持などで活動して疲労抵抗性が高い. タイプII線維の選択的萎縮に影響する要因として, タイプII線維を神経支配する運動ニューロンの減少や脱落, 神経線維と筋線維をつなぐ運動終板の変性, 遺伝的因子などが考えられている.

b. 筋力の指標

高齢者における全身的な筋力の指標としては, 測定が簡便である握力が一般的によく用いられており, 文部科学省の高齢者向けの体力測定においても筋力として握力測定が採用されている.

握力は生命予後の長期予測や健康状態の指標として有効とされており[40〜44], 特に超高齢者においては男性よりも女性で死亡率との強い関連性が報告されている[45,46]. 握力の加齢変化を表8[47]に示す.

日常生活動作（activities of daily living：ADL）と握力との関連性については, 握力低下により動作能力障害をきたす危険性が高くなることが高齢者を対象とした多くの研究報告で指摘されている（表9）[48〜54]. しかし, 一方で高齢者の握力値はADLとの関連性が低いという報告も散見される[55〜59]. 71〜91歳の高齢男性を対象として4年後のADL低下を予測する因子を検討したコホート研究によると, 77歳以上の高齢者では握力低下が将来のADL困難発生を予測する因子であったが, 76歳未満の高齢者では握力は有意な因子ではなかったと報告されており[60], 握力の低下が少ない前期高齢者においては握力がADLに及ぼす影響は小さいことが推測される.

加齢に伴う下肢筋力低下は, 立ち上がりや歩行・階段昇降などの移動動作能力の低下をもたらす大きな要因である. さらに, 下肢筋力低下は転倒の危険性が非常に高い因子である. このようなことから, 下肢筋力評価は高齢者の運動機能アセスメントとして重要な項目の一つである. 下肢筋力の代表としては, 膝関節屈曲90°位での等尺性膝伸展筋力がよく測定されている.

高齢者のADL能力と下肢筋力との関連性については, 下肢筋力がある閾値を下回ると動作能力

Ⅲ. 高齢者の運動機能評価　49

表8　握力（kg）の年代別基準値

年代	男性		女性	
	対象者数	平均±標準偏差	対象者数	平均±標準偏差
20-24	1,259	45.84±7.26	1,012	27.80±4.94
25-29	1,275	46.44±7.15	969	28.23±4.72
30-34	1,326	46.92±7.41	1,082	28.21±4.85
35-39	1,416	46.75±7.00	1,356	28.72±4.49
40-44	1,619	46.69±6.70	1,521	28.91±4.55
45-49	1,483	46.42±6.60	1,430	28.47±4.42
50-54	1,165	45.63±6.39	1,215	27.72±4.46
55-59	1,087	44.68±6.25	1,103	27.32±4.21
60-64	1,125	43.11±6.11	1,206	26.53±4.11
65-69	940	40.38±6.04	940	25.41±3.83
70-74	940	38.00±5.52	940	24.03±3.88
75-79	933	35.90±5.53	940	23.06±3.91

（文献47より改変）

表9　高齢者の握力と将来の日常生活動作（ADL）低下との関連

文献	対象者	フォローアップ期間	ADL の指標	結果
Hirsch[48]	地域在住高齢者4,182名（平均年齢79.4歳）	7年	ADL 困難（食事, 更衣, トイレ, 入浴, 歩行）	7年後の握力低下が著しい群（0.81〜2.50 kg/年の握力低下がみられた群）は, 握力低下が少ない群（握力低下が0.24 kg/年以下の群）と比較して, ADL 制限が生じるリスクは35％増加する
Rantanen[49]	ADL が自立している地域在住高齢者567名（平均年齢75歳）	5年	ADL 困難（食事, 更衣, トイレ, 入浴, 屋内歩行, 移乗動作）	5年後に男性では9.3％, 女性では8.8％に ADL 自立困難が生じた. 男性＜392 N, 女性＜225 N の握力のカットオフ値で5年後の ADL 困難発生を予測できる
McGrath[50]	50歳以上の地域在住中高齢者17,747名（年齢68.0±11.1歳）	8年	ADL 困難（食事, 歩行, 入浴, 更衣, 移乗動作, トイレ, 入浴動作）	握力が5 kg 減少するごとに ADL 制限のリスクは食事で20％, 歩行で14％, 入浴で14％, 更衣で9％, 移乗動作で8％, トイレで6％増加する
McGrath[51]	地域在住高齢者672名（年齢81.7±4.1歳）	2年	ADL 困難（食事, 更衣, 整容, トイレ, 入浴, 屋内歩行, 移乗動作）IADL 困難（電話, 運転, 買い物, 食事の準備, 家事動作等）	握力が10 kg 増加するごとに ADL 困難の発生リスクは8％減少（オッズ比：0.92, 95％ CI［0.88, 0.97］）, IADL 制限のリスクは5％減少（オッズ比：0.95, 95％ CI［0.92, 0.98］）する
Sugiura[52]	IADL が自立している地域在住高齢者406名（年齢65-94歳）	4年	老研式活動能力指標（13点満点）で自立群11点以上, 非自立群10点以下と定義	IADL が自立している高齢者を対象として, 4年後の IADL 非自立に関連する因子について, 年齢と性別を調整したロジスティック回帰分析を行った結果, 男女とも握力が有意な因子として抽出された
Ishizaki[53]	IADL が自立している地域在住高齢者583名（年齢70.9±4.9歳）	3年	老研式活動能力指標の IADL の下位項目	IADL が自立している高齢者を対象として, 3年後の IADL 低下に関与する因子についてのロジスティック回帰分析を行った結果, 年齢が75歳以上, 握力低下, 過去1年間の入院歴, 知的活動および社会的役割の減少が有意な因子として抽出された
Seidel[54]	IADL が自立している地域在住高齢者6,841名（年齢72±6歳）	2年	IADL 困難（料理, 買い物, 家事動作）	年齢・性別・認知機能等を調整した Poisson 回帰分析を行った結果, 握力が高かった群（37 kg 以上）と比較して, 握力が低かった群（25 kg 以下）では2年後の IADL 制限のリスクが1.8倍高い（RR：1.8, 95％ CI［1.4, 2.4]）

IADL：手段的 ADL, RR：相対リスク, 95％ CI：95％信頼区間

（文献48〜54を基に作表）

表10　高齢者における日常生活動作（ADL）自立と等尺性下肢筋力との関連

文献	対象者	動作能力の指標	筋力評価	筋力のカットオフポイント
浅川[61]	施設入所高齢女性35名（平均年齢82.1±7.0歳）	FIMの移乗・移動動作5項目	等尺性下肢筋力（股関節屈曲・伸展・内転・外転，膝関節屈曲・伸展，足関節背屈・底屈）	膝伸展筋力1.43 Nm/kg 足背屈筋力0.42 Nm/kg
Hasegawa[62]	地域在住高齢者47名（年齢81〜89歳）	FIMの運動13項目	等尺性下肢筋力（股関節屈曲・伸展，膝関節屈曲・伸展，足関節背屈）	股屈曲筋力2.3 N/kg 股伸展筋力1.7 N/kg 膝屈曲筋力0.7 N/kg 膝伸展筋力2.8 N/kg 足背屈筋力2.8 N/kg
Rantanen[63]	地域在住高齢者1,002名（平均年齢78.0±8.0歳）	適切な速度（1.22 m/秒）での歩行能力	等尺性膝伸展筋力	1.1 Nm/kg
Ikezoe[64]	施設入所高齢者77名（平均年齢81.3±5.4歳）	Barthel indexの歩行動作自立	等尺性膝伸展筋力の左右両側の合計値	体重比45.5%（左右合計値）
山崎[65]	入院高齢患者173名（平均年齢76±7歳）	院内独歩自立，40 cm台からの立ち上がりの可否，30 cm段の昇段動作の可否	等尺性膝伸展筋力	独歩：体重比25%（筋力下限値） 立ち上がり：体重比20%（筋力下限値） 昇段動作：体重比25%（筋力下限値）

FIM：機能的自立度評価法

（文献61〜65を基に作表）

障害をきたす危険性が高くなることが報告されている（表10）[61〜65]．浅川ら[61]は施設入所高齢女性の等尺性下肢筋力（股屈曲・伸展・内転・外転，膝屈曲・伸展，足背屈・底屈）を測定し，下肢筋のなかでも特に膝伸展筋力と足背屈筋力が起居移動動作能力と相関が高く，起居移動動作自立に必要な筋力レベルとして，膝伸展筋力1.43 Nm/kg，足背屈筋力0.42 Nm/kgが目安になると述べている．

> **メモ　筋力低下と転倒リスク**
> 転倒リスクと下肢筋力との関連について，膝伸展筋力が0.84 Nm/kg（体重比筋力35%）を下回ると転倒の危険性（オッズ比）は5.7倍高まることが示されている[66]．

c. 筋力の評価

臨床において，最も普及している筋力測定法は徒手筋力検査（manual muscle testing：MMT）であるが，MMTは正確性や客観性に欠けることから，徒手筋力測定器（hand-held dynamometer：HHD）などを用いて客観的な筋力値が得られる測定を実施することが望ましい．

HHDは操作が簡便で安価で可搬性に優れており，特に固定用ベルトを使用したHHD（図6）は計測値の信頼性・再現性が高く[67]，推奨される．

膝伸展筋力測定にあたっては，表11に示すような様々な因子が測定値に影響を及ぼすため，検査者は十分配慮する必要がある．例えば，膝屈曲角度によって膝伸展筋力値は異なるので，膝屈曲角度を統一しなければならない．また，体幹や上肢を支持させるかどうか，大腿部や体幹を固定するかどうかによっても測定値は変わるので，検査者は十分配慮する．膝伸展筋力の測定時には膝関節運動中心から筋力測定センサー中心部までの距離（レバーアーム長）によって検出される力の大きさは異なるため，レバーアーム長を乗じたトルク（Nm）を求める必要がある（図7）．

d. 筋力発生率（爆発的筋力）

高齢者においては特に素早く筋力を発揮することが困難となり，瞬発的に筋力を発揮する能力である筋力発生率（爆発的筋力）は著明に低下する．

筋力発生率の指標としてrate of force development（RFD）があり，単位時間当たりにどれだけ大きな力を発揮できるかで評価される．具体的には，「できるだけ強く速く」力発揮したときの力-時間曲線の傾き（Δトルク／Δ時間）から算出されることが多い[68]．

RFDは運動単位の動員や発火頻度の増大といった筋力発揮の神経的要因による影響を大きく

図6 固定用ベルトを使用したhand-held dynamometer (HHD)

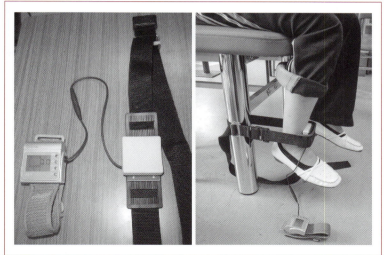

受け[69〜71]，そのほか筋線維組成におけるタイプⅡ線維の割合[72,73]や筋腱複合体のスティフネス[74]などがRFDに影響を及ぼす因子とされている．

高齢者のRFDは片脚立位保持能力[75]や外乱刺激時の姿勢制御能力[76]，段差昇降速度[77]と関連することや，転倒既往のある高齢者は非転倒者と比べて膝伸展・膝屈曲のRFDが有意に小さいことが報告されている[78〜80]．そのため，高齢者の転倒予防対策としては，素早く筋力発揮する能力を維持向上することも大切である．

> **メモ** early RFD と later RFD
> RFDは力発揮開始からおよそ100 msまでのより早期の時点のRFD (early RFD) と，それ以降の時点のRFD (later RFD) に分けられる．later RFDよりもearly RFDのほうが神経的要因の影響が強いとされている[68〜70]．

e. force steadiness

force steadinessとは，目標とする筋力値に発揮筋力を合わせる筋力調整能力あるいは一定の筋力値を安定して維持する能力のことをいう．

force steadinessの指標としては，目標筋力をベースラインとした発揮筋力の標準偏差や変動係数(標準偏差/平均)が用いられることが多く，また低強度の筋力値を目標筋力とすることが多い．

高齢者では若年者と比べてforce steadinessが低下(筋力変動が大きい)，つまり高齢者では一定

表11 膝伸展筋力の測定値に影響を及ぼす因子

- 膝関節屈曲角度
- 上肢での支持
- 体幹の支持（背もたれの有無）
- 大腿部や体幹の固定
- 測定前の徒手抵抗での予備施行の有無
- 測定時の膝後面やセンサー部の痛みの有無
- レバーアーム長（膝関節運動中心からセンサー部までの距離）

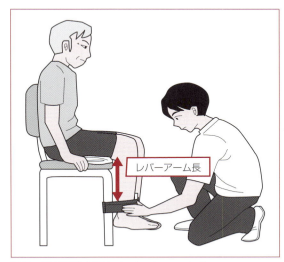

図7 膝伸展筋力測定時のレバーアーム長
膝伸展筋力測定時にはレバーアーム長（膝関節運動中心から筋力測定センサー中心部までの距離）によって検出される力の大きさが異なる．筋力を比較するためには，レバーアーム長を乗じたトルク(Nm)を求める必要がある．
　トルク(Nm) = 筋力(N) × レバーアーム長(m)

表12 高齢者の筋骨格系・神経系・感覚系機能低下

筋骨格系	筋線維数の減少 筋線維（特にタイプII線維）の萎縮 関節の構造の退行性変化 腱や靱帯の短縮 糖分解酵素能力，酸化酵素能力の低下 組織の弾性の低下 骨構造の脆弱化，骨塩量の減少 脊柱の変形（胸椎後弯の増加，腰椎前弯の減少）
神経系	脳の体積・質量の減少 中枢神経の細胞数減少 末梢神経の線維数減少，Waller 変性 自律神経系機能の低下 神経伝達物質とその受容体の減少 α運動単位数の減少 樹状突起の数の減少 リクルートメントの障害 神経伝導速度の遅延 反応時間の遅延
感覚系	視力の低下 聴力の低下（老人性難聴） 固有受容感覚の低下

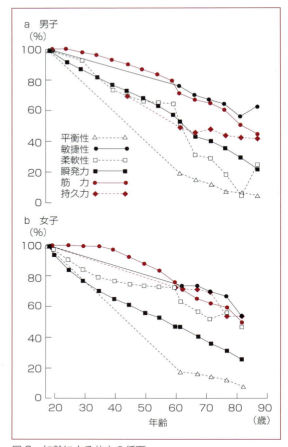

図8 加齢による体力の低下
平衡性（閉眼片脚立ち），敏捷性（ステッピング），柔軟性（長座体前屈），瞬発力（垂直とび），筋力（握力），持久力（息こらえ）の年齢による推移を示す．体力因子の中で平衡性（バランス能力）は比較的，加齢による低下率が大きい．
（文献86より）

の筋力を保持することが困難で，特に低強度の筋力発揮を制御・調整する能力が低いとされている[81,82]．

また，転倒歴のある高齢者は転倒歴のない高齢者よりも，膝伸展の force steadiness が低下しており，force steadiness 低下は転倒リスクの一つであることが示されている[83]．さらに，高齢者の足底屈の force steadiness は立位制御能力と関連していることが報告されている[84,85]．Hirono ら[85]は地域在住高齢者を対象として，安定面上・不安定面上での立位姿勢制御能力と足底屈 force steadiness との関連について分析し，安定面上の立位姿勢制御能力は force steadiness と関連がみられず，不安定面上での立位姿勢制御能力は関連がみられたことから，特に不安定な条件下での立位姿勢制御能力には随意的な筋力発揮調整能力である force steadiness が重要と述べている．

3. 高齢者のバランス能力の評価

a. 高齢者のバランス能力低下の特徴

高齢者では筋骨格系，神経系，感覚系の退行性変化によるバランス能力低下がみられる（表12）．体力因子の中でも，バランス能力は加齢による低下が顕著にみられるとされている（図8）[86]．

高齢者における姿勢制御では深部受容器からの情報不足を補うために視覚入力がより必要となる．そのため開眼よりも閉眼時のバランス能力のほうが加齢により著明に低下する（図9）[87]．

また，随意的重心移動能力のような動的バランス能力のほうが，静止立位保持能力のような静的バランス能力よりも加齢による低下が著しい．

高齢者の随意的重心移動能力は前後左右方向いずれも若年者より小さいが，特に後傾姿勢では重力に抗しながら姿勢制御することが難しいことから，高齢者では後方への重心移動能力が急激に低下する[88]．

> **メモ**　静的バランス能力と動的バランス能力
>
> 動的バランス能力とは，重心動揺計上で確認できる立位姿勢をとらせて随意的に最大限重心移動させたときの重心移動範囲や，立位での最大前方リーチ距離のような随意的な重心移動能力のことである．一方，静的バランス能力とは，静止立位保持させたときの重心動揺面積や片脚立位保持時間のような姿勢保持能力のことである．静的バランス能力と比較して動的バランス能力のほうが筋力の影響が強いとされている．

b. バランス能力の評価

特殊な機器を使わずに実施可能なフィールドテストとしてよく用いられている代表的な高齢者のバランス能力評価法について，静的バランス能力の指標としては片脚立位保持時間，動的バランス能力の指標としてはファンクショナルリーチ（functional reach：FR）やラテラルリーチ（lateral reach：LR）がよく用いられる．

また，総合的なバランス能力テストバッテリーとして，functional balance scale（FBS）や performance-oriented mobility assessment（POMA）が用いられることが多い．

1）片脚立位保持時間

片脚立位保持時間の測定は，一方の足を床から離し，支持足の位置がずれたとき，あるいは支持足以外の身体の一部が床に触れたときまでの時間を計測する．測定上限時間は60秒に設定するものが多いが，120秒程度確保するほうがより的確な体力評価につながる[89]．

高齢者では開眼よりも閉眼時のバランス能力低下のほうが著明になることから，閉眼で片脚立位保持を行うと測定不能者が多くなるため，特に運動機能レベルが低い高齢者では開眼片脚立位保持を選択するのが望ましい．開眼での片脚立位保持時間を60秒を上限として測定した年代別基準値を表13[59]に示す．

> **メモ**　高齢者の将来の ADL 低下を予測する片脚立位保持時間の水準値
>
> ADL が自立している地域在住高齢者 3,060 名を対象として6年後に追跡調査を行った研究[90]において，片脚立位保持時間は将来の ADL 困難発生を予測できる因子であり，そのカットオフ値は開眼での片脚立位保持時間が5秒未満であることが示されている．

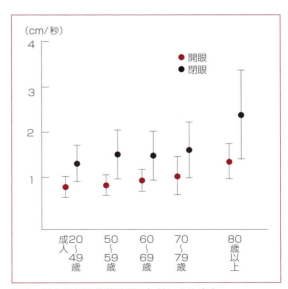

図9　重心動揺単位軌跡長の加齢による変化
加齢に伴い重心動揺単位軌跡長は増加し，特に80歳以上では開眼よりも閉眼時の重心動揺が著明に増加する．80歳以上の閉眼重心動揺では，標準偏差値すなわち個人差も大きい．
（文献87より改変）

2）ファンクショナルリーチ（FR）

FR は簡便・短時間に測定可能なバランステストであり，高い信頼性・再現性が確認されている[91]．FR の方法は，開脚立位で利き手側の上肢を肩関節90°屈曲し，そこから上肢をそのまま水平に最大限前方に伸ばすことのできる距離を測る（図10）．開始姿勢において体幹屈曲や回旋などが生じていると，大きな誤差を生じるので注意が必要である．

FR は，前方への重心の移動範囲を反映しているとされている．しかし，FR の測定値に影響を及ぼす因子として，重心（足圧中心）移動距離で説明できるのは15％程度であり，残りの85％程度は筋力や体幹の回旋角度といった関節可動域など種々の要因が関与しているとされている[92]．

> **メモ**　最大随意重心移動能力を反映したファンクショナルリーチ（FR）の測定方法
>
> 高齢者を対象に FR を測定するときには，手の高さを規定しないで自由にリーチさせるよりも，手の高さを水平に規定してリーチさせるほうが足圧中心移動距離と関連する，つまり前方への重心移動範囲を反映する[93]．そのため，FR によって重心移動能力を評価したい場合は手の高さを水平に規定してリーチさせるほうがよい．

表13 片脚立位保持時間（秒）の年代別基準値

年代	男性 対象者数	男性 中央値	男性 25-75％値	女性 対象者数	女性 中央値	女性 25-75％値
50-59	99	60	60-60	191	60	60-60
60-69	136	60	34.5-60	317	60	41.5-60
70-79	303	27	9-60	593	21	8-57.5
80歳以上	246	8	4-32	424	7	3-18.8

開眼で60秒を上限として2回測定したうちのよいほうの値を示す．

（文献59より筆者訳，改変）

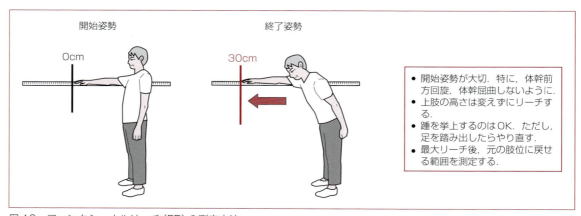

図10 ファンクショナルリーチ（FR）の測定方法
利き手上肢を肩屈曲90°挙上した姿勢を開始姿勢とする．その姿勢から上肢を水平になるべく前方へ到達させ，指先の移動距離を測定する．

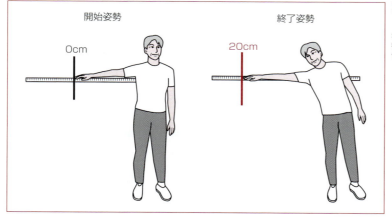

図11 ラテラルリーチ（LR）の測定方法
利き手上肢を肩外転90°挙上した姿勢を開始姿勢とする．その姿勢から上肢を水平になるべく側方へ到達させ，指先の移動距離を測定する．

3) ラテラルリーチ（LR）

FRが前方への最大リーチ距離を測定するのに対して，LRでは側方への最大リーチ距離を測定する．具体的な測定方法は開脚立位で，測定側の上肢を肩関節90°外転した開始肢位から，最大限側方に上肢を伸ばすことのできる距離を測定する（図11）．LRでは高い再現性が認められており[94]，FR同様にLRも重心移動範囲を反映しているとされている．左右方向のバランス能力低下は高齢者の動作能力や転倒との関連が強いことから，LRのような左右方向の重心移動能力の評価は重要である．

FRおよびLRの年代別基準値を表14[95]に示す．

4) functional balance scale（FBS）［またはBerg balance scale（BBS）］

FBS[96]は座位・立位の姿勢保持，立ち上がり動作などADLと関連のある14項目の検査から構

成されている．14項目それぞれ安全性や遂行時間などから0〜4点で評価し，最大で56点となり（表15）[96]，45点以下はバランス障害とされる[90]．高齢者を対象とした測定において高い検者内・検者間信頼性が確認されている[96,97]．実施には20分程度時間を要するが，総得点が高く，小さな変化も検出できるため，総合的なバランス能力評価バッテリーとして多くの研究で利用されている．

5）performance-oriented mobility assessment （POMA）

POMA は Tinetti[98,99] が開発したバランス能力と歩行能力に関する評価で，バランス能力が9項目（16点満点），歩行が7項目（12点満点）の計16項目を28点満点で判定する．バランス能力の評価では座位や立位の安定性など，歩行評価では歩行のリズムや安定性などから分析する（表16）[98]．FBS と比較すると項目数に比して総得点が少ないため，バランス・歩行能力の障害の程度や経時変化を詳細に検討するには限界がある．

メモ　高齢者の屋外活動遂行に必要なバランス能力の基準値

高齢者の屋外活動遂行のためにはバランス能力を中心とした運動機能の維持向上が極めて重要である．島田ら[100] は公共交通機関を利用した遠方への屋外活動遂行に関与する運動機能［握力，片脚立位時間，timed up & go（TUG），POMA］について調べた結果，TUG と POMA が有意に関連し，TUG が18秒以内，POMA が26点以上であれば，おおむね遠方への外出が可能であることを報告している．

メモ　バランス能力低下と転倒リスク

バランス能力と転倒リスクとの関連について，FR が26 cm を下回ると転倒の危険性（オッズ比）は3.8倍高まることが示されている[66]．
転倒ハイリスク者を予測するバランス能力低下のカットオフ値について，開眼での片脚立位保持時間では5秒以下[101]，FBS（BBS）は45点以下[96]，POMA はバランス項目10点未満・歩行項目9点未満[99]と報告されている（表17）．

4．高齢者の敏捷能力・筋パワーの評価

a．高齢者の敏捷能力・筋パワー低下の特徴

敏捷能力には反応時間，運動切り替えの素早

表14　ファンクショナルリーチ（FR）およびラテラルリーチ（LR）の年代別基準値

年代	FR（右）(cm)	LR（右）(cm)
20-29 (n=40)	42.71±0.78	22.95±0.70
30-39 (n=47)	41.01±0.73	23.09±0.66
40-49 (n=95)	40.37±0.53	18.96±0.47
50-59 (n=93)	38.08±0.53	18.37±0.48
60-69 (n=90)	36.85±0.53	17.11±0.48
70-79 (n=91)	34.13±0.54	15.71±0.49

（文献95より筆者訳，改変）

さ，筋の収縮速度の3つの要因が含まれており，加齢によっていずれの要因も低下する（図12）．

加齢によって敏捷能力が低下する理由として，まず第1に，ある刺激に対して出力（反応）に至るまでの反応時間の遅延が挙げられる．加齢に伴い末梢神経における運動神経伝導速度が低下し，また中枢神経系による各種の処理時間も遅延することによって反応の遅れが生じる．第2に，収縮速度が速いタイプⅡ線維のほうがタイプⅠ線維よりも加齢によって優位に萎縮することが挙げられる．第3に拮抗筋の共収縮（co-activation）の増加が挙げられる．この拮抗筋の共収縮の増加は協調的な関節運動を阻害し，敏捷性を低下させる因子となる．

筋パワー（筋力×速度）とは瞬発的に最大筋力を発揮する能力である．高齢者の筋パワー低下には，タイプⅡ線維の選択的萎縮や神経筋の協調性の低下，筋・腱スティフネスの減少などが関連していると考えられている．タイプⅡ線維のほうがタイプⅠ線維よりも加齢により優位に萎縮するため，加齢に伴う筋パワーの低下率は最大筋力の低下率よりも大きい（筋力の低下率：1〜2%/年，筋パワーの低下率：3〜4%/年）[102〜104]．

b．敏捷能力の評価

高齢者に対して安全・簡便に実施できる敏捷能力の評価法として，運動切り替えの素早さや筋の収縮速度を評価するステッピングテストや開閉ステップテスト，反応時間を評価する棒反応テストがある．

1）ステッピングテスト

ステッピングテストは座位でも立位でも実施で

表15　functional balance scale（FBS）

評点：以下の各検査項目で当てはまる最も低い得点に印をつける	以下の項目は支持せずに立った状態で実施する
1）椅座位から立ち上がり 　指示：手を使わずに立って下さい 　4：立ち上がり可能，手を使用せず安定して可能 　3：手を使用して一人で立ち上がり可能 　2：数回の施行後，手を使用して立ち上がり可能 　1：立ち上がり，または安定のために最小の介助が必要 　0：立ち上がりに中等度，ないし高度の介助が必要 2）立位保持 　指示：つかまらずに2分間立って下さい 　4：安全に2分間立位保持可能 　3：監視下で2分間立位保持可能 　2：30秒間立位保持可能 　1：数回の試行にて30秒間立位保持可能 　0：介助なしには30秒間立位保持不能 　2分間安全に立位保持できれば座位保持の項目は満点とする. 着座の項目に進む. 3）座位保持（両足を床に着け，もたれずに座る） 　指示：腕を組んで2分間座って下さい 　4：安全に2分間座位保持が可能 　3：監視下で2分間の座位保持が可能 　2：30秒間の座位保持可能 　1：10秒間の座位保持可能 　0：介助なしには10秒間座位保持不能 4）着座 　指示：座って下さい 　4：ほとんど手を用いずに安全に座れる 　3：手を用いてしゃがみ込みを制御する 　2：下腿後面を椅子に押しつけてしゃがみ込みを制御する 　1：一人で座れるがしゃがみ込みを制御できない 　0：座るのに介助が必要 5）移乗 　指示：車椅子からベッドへ移り，また車椅子へ戻って下さい. 　まず肘かけを使用して移り，次に肘かけを使用しないで移って 下さい 　4：ほとんど手を用いずに安全に移乗が可能 　3：手を用いれば安全に移乗が可能 　2：言語指示，あるいは監視下にて移乗が可能 　1：移乗に介助者1名が必要 　0：安全確保のために2名の介助者が必要 6）閉眼立位保持 　指示：目を閉じて10秒間立っていて下さい 　4：安全に10秒間，閉眼立位保持可能 　3：監視下にて10秒間，閉眼立位保持可能 　2：3秒間の閉眼立位保持可能 　1：3秒間の閉眼立位保持ができないが安定して立っていられる 　0：転倒を防ぐための介助が必要 7）閉脚立位保持 　指示：足を閉じてつかまらずに立っていて下さい 　4：自分で閉脚立位ができ，1分間安全に立位保持可能 　3：自分で閉脚立位ができ，監視下にて1分間立位保持可能 　2：自分で閉脚立位ができるが，30秒間立位保持不能 　1：閉脚立位をとるのに介助が必要だが，閉脚で15秒間保持 　　可能 　0：閉脚立位をとるのに介助が必要で，15秒間保持不能	8）上肢前方リーチ 　指示：上肢を90°屈曲し，指を伸ばして前方へできるかぎり手 　を伸ばして下さい（検者は被験者が手を90°屈曲させたときに 　指の先端に定規を当てる.手を伸ばしている間は定規は触れな 　いようにする.被験者が最も前方に傾いた位置で指先が届いた 　距離を記録する） 　4：25cm以上前方リーチ可能 　3：12.5cm以上前方リーチ可能 　2：5cm以上前方リーチ可能 　1：手を伸ばせるが，監視が必要 　0：転倒を防ぐための介助が必要 9）床から物を拾う 　指示：足の前にある靴を拾って下さい 　4：安全かつ簡単に靴を拾うことが可能 　3：監視下にて靴を拾うことが可能 　2：拾えないが靴まで2.5〜5cmくらいの所まで手を伸ばす 　　ことができ，自分で安定を保持できる 　1：拾うことができず，監視が必要 　0：転倒を防ぐための介助が必要 10）左右の肩越しに後ろを振り向く 　指示：左肩越しに後ろを振り向き，次に右を振り向いて下さい 　4：両側から後ろを振り向くことができ，体重移動が良好である 　3：片側のみ振り向くことができ，他方は体重移動が少ない 　2：側方までしか振り向けないが安定している 　1：振り向くときに監視が必要 　0：転倒を防ぐための介助が必要 11）360°回転 　指示：完全に1周回転し，止まって，反対側に回転して下さい 　4：それぞれの方向に4秒以内で安全に360°回転が可能 　3：一側のみ4秒以内で安全に360°回転が可能 　2：360°回転が可能だが，両側とも4秒以上かかる 　1：近位監視，または言語指示が必要 　0：回転中，介助が必要 12）段差踏み換え 　指示：台上に交互に足を乗せ，各足を4回ずつ台に乗せて下さい 　4：支持なしで安全かつ20秒以内に8回踏み換えが可能 　3：支持なしで8回踏み換えが可能だが，20秒以上かかる 　2：監視下で補助具を使用せず4回の踏み換えが可能 　1：最小限の介助で2回以上の踏み換えが可能 　0：転倒を防ぐための介助が必要，または施行困難 13）片足を前に出して立位保持 　指示：片足を他方の足のすぐ前にまっすぐ出して下さい.困難 であれば前の足を後ろの足から十分離して下さい 　4：自分で継ぎ足位をとり，30秒間保持可能 　3：自分で足を他方の足の前に置くことができ，30秒間保持 　　可能 　2：自分で足をわずかにずらし，30秒間保持可能 　1：足を出すのに介助を要するが，15秒間保持可能 　0：足を出すとき，または立位時にバランスを崩す 14）片脚立ち保持 　指示：つかまらずにできるかぎり長く片脚で立って下さい 　4：自分で片脚を上げ，10秒以上保持可能 　3：自分で片脚を上げ，5〜10秒間保持可能 　2：自分で片脚を上げ，3秒以上保持可能 　1：片脚を上げ3秒間保持不能であるが，自分で立位を保てる 　0：検査施行困難，または転倒を防ぐための介助が必要

得点＿＿＿＿／56

（文献96より筆者訳，改変）

Ⅲ. 高齢者の運動機能評価　**57**

表16　performance-oriented mobility assessment（POMA）

バランス	歩行
教示：被験者は肘かけのない椅子に腰かける．以下に示す検査を施行し，それぞれの検査で被験者のパフォーマンスと最も適合する点数を選び，最後に合計する．	教示：被験者は検者とともに廊下，または室内を歩く．最初は普通の速さで歩き，帰りは安全な範囲で急いで歩く．普段，杖や歩行器を使用している者は使用して行う．

バランス

1) 座位バランス
   いすにもたれかかっているか，ずり落ちる ＝0
   安定しており，安全 ＝1＿＿＿

2) 起立
   介助なしでは不安定 ＝0
   可能だが手を使う ＝1
   手の使用なしで可能 ＝2＿＿＿

3) 起立の試み
   介助なしでは困難 ＝0
   可能だが，一度では起立できない ＝1
   一度で起立できる ＝2＿＿＿

4) 起立直後のバランス（最初の5秒間）
   不安定（よろめく，足が動く，著しい体幹の動揺） ＝0
   安定しているが，歩行器や杖を使うか，その他の物をつかんで支えとする ＝1
   歩行器，杖，その他の物なしで安定している ＝2＿＿＿

5) 立位バランス
   不安定 ＝0
   安定しているが歩隔が広い（約10cm），または歩行器や杖，その他の物を使用する ＝1
   狭い歩隔で支えなしにて可能 ＝2＿＿＿

6) 軽く押す（できるだけ閉脚にて立位をとらせ，胸骨部を手掌で3回軽く押す）
   転倒しそうになる ＝0
   よろめき何かにつかまるが，自分で安定を取り戻す ＝1
   安定している ＝2＿＿＿

7) 閉眼立位（できる限り閉脚立位にて行う）
   不安定である ＝0
   安定している ＝1＿＿＿

8) 360°回転
   不安定（よろめきつかまる） ＝0
   不連続なステップで行う ＝1
   安定して連続したステップで行う ＝2＿＿＿

9) 着座
   安全でない（椅子への距離を見誤る，倒れ込むようにして座る） ＝0
   手を使う，または円滑さに欠ける ＝1
   安全であり，円滑に行える ＝2＿＿＿

歩行

10) 歩行の開始（歩行の指示を与えた直後）
    開始をためらったり何度か開始を試みる ＝0
    ためらわずに開始する ＝1＿＿＿

11) ステップの長さと高さ
    右下肢の振り出し
       左足を完全に越えて踏み出せない ＝0
       左足を越えて踏み出すことができる ＝1＿＿＿
       右足を完全に床から離してステップできない ＝0
       右足を完全に床から離してステップする ＝1＿＿＿
    左下肢の振り出し
       右足を完全に越えて踏み出せない ＝0
       右足を越えて踏み出すことができる ＝1＿＿＿
       左足を完全に床から離してステップできない ＝0
       左足を完全に床から離してステップする ＝1＿＿＿

12) ステップの対称性
    左右の歩幅が等しくない ＝0
    左右の歩幅が等しい ＝1＿＿＿

13) ステップの連続性
    立ち止まる，またはステップが連続的でない ＝0
    連続的なステップ ＝1＿＿＿

14) 歩行経路の偏位（左右どちらかの足の偏位を約3m観察する）
    著明な偏位 ＝0
    軽度から中等度の偏位，または歩行補助具を用いる ＝1
    歩行補助具を用いずにまっすぐ歩く ＝2＿＿＿

15) 体幹
    著しい動揺，または歩行補助具を用いる ＝0
    動揺しないが膝か背中を屈曲させる．または歩行中に手を広げる ＝1
    動揺がなく，膝や背中の屈曲や手の使用もない．歩行補助具も用いない ＝2＿＿＿

16) 歩行時の歩隔
    歩行時の歩隔は踵が離れている ＝0
    歩行時の歩隔は踵が触れるほど狭い ＝1＿＿＿

バランス得点＿＿＿／16　歩行得点＿＿＿／12
合計点　＿＿＿／28

（文献98より筆者訳，改変）

きる非常に簡便な下肢敏捷能力テストであり，筋の収縮速度や運動切り替えの素早さを評価する[105]．具体的な方法は，座位あるいは立位で5秒間できるだけ速く左右交互の足踏みをさせたときの足踏み回数を測定する．高齢者においては座位よりも立位でステッピングテストを行うほうが再現性が高く，また転倒との関連性も認められる[105]．そのため，高齢者では座位よりも立位でステッピングテストを実施することが推奨され

る．立位ステッピングテストの年代別基準値を**表18**に示す．

ステッピングテストは運動様式が簡易であるため，運動機能や認知機能レベルが低い高齢者に対しても適用可能という利点を有する．一方，運動機能レベルが高い高齢者に実施する場合には足踏み回数を測定する機器が必要となる（**図13**）．

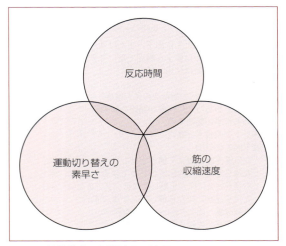

図12 敏捷能力に影響を及ぼす因子

表17 転倒リスクを予測するためのバランス能力テストのカットオフ値

開眼片脚立位保持時間	5秒以下 [101]
ファンクショナルリーチ（FR）	26 cm 以下 [66]
functional balance scale（FBS） （Berg balance scale：BBS）	45 点以下 [96]
performance-oriented mobility assessment（POMA）	バランス項目が10点未満，歩行項目が9点未満 [99]

表18 立位ステッピングテストの年代別基準値

年代	立位ステッピング（回）
60-64 (n=23)	37.1±6.78
65-69 (n=31)	36.3±9.09
70-74 (n=46)	32.7±13.4
75-79 (n=45)	29.9±13.1
80-84 (n=18)	25.5±7.48

地域在住高齢者163名を対象として筆者作成．

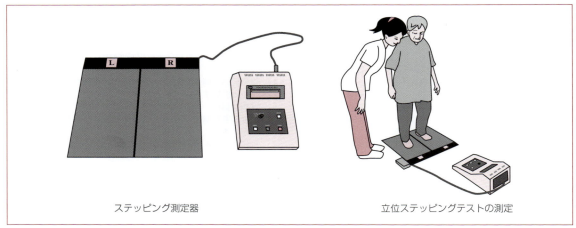

ステッピング測定器　　　　　　　立位ステッピングテストの測定

図13 立位ステッピングテスト

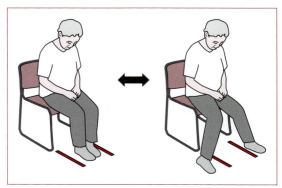

図14 開閉ステップテスト
足元の30 cm間隔の2本の線の内側に両足を置いた姿勢を開始肢位とし，できるだけ速く両足を内外転する．20秒間で線の内側に両足が内転した回数を測定する．

表19 開閉ステップテストの年代別基準値

年代	男性 平均値±標準誤差（回）	女性 平均値±標準誤差（回）
65-69	30.6±0.7	29.1±0.4
70-74	28.3±0.6	27.7±0.4
75-79	27.0±1.0	26.3±1.0
80-84	24.9±2.0	23.3±2.6

（文献106より）

2）開閉ステップテスト

　開閉ステップテストは木村ら[106]によって考案された下肢の敏捷能力テストであり，筋の収縮速度や運動切り替えの素早さを評価する．椅座位で足元の30 cm間隔の2本の線の内側に両足を置いた姿勢を開始肢位とし，20秒間でできるだけ速く，線を踏まないように両足を開閉できた回数

表20 敏捷能力テストの利点と欠点

	立位ステッピングテスト	開閉ステップテスト	棒反応テスト
反映する要素	運動切り替えの素早さ 筋収縮速度	運動切り替えの素早さ 筋収縮速度	反応時間
利点	簡便に測定できる 運動課題が簡単であり,より純粋に敏捷性を反映	簡便に測定できる 測定機器が不要	簡便に測定できる 測定機器が不要
欠点	運動機能レベルが高い者では測定機器が必要	協調的な動きが必要であり,運動課題の難易度がやや高い	転倒リスクやADLとの関連性は低い

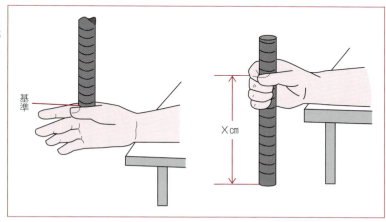

図15 棒反応テスト
母指と示指を軽く開かせた間に棒の下端がくるようにし,瞬間的に落下する棒をできるだけ速く握らせて,その落下距離(X cm)を測定する.
(文献107より)

を測定する(図14).開閉ステップテストの年代別基準値を表19[106]に示す.

開閉ステップテストでは,両下肢を同時に内外転させる協調的な動きが必要となるため,前述の足踏みをさせるステッピングテストよりも運動課題の難易度は高くなる.一方,運動機能レベルが高い高齢者に対しても,特別な測定機器を使わずに実施可能という利点を有する.敏捷能力テストの利点と欠点を表20に示した.敏捷能力テストのなかで転倒との関連性が強く認められているのは立位ステッピングテストであるため[66],高齢者の敏捷能力テストとしては立位ステッピングテストが推奨される.しかしながら,運動機能レベルが高い高齢者に立位ステッピングテストを実施する場合には,足踏み回数を測定する機器が必要となるため,測定機器がない場合には開閉ステップテストを用いるとよい.

3) 棒反応テスト

棒反応テストとは,瞬間的な棒の落下に対してどれだけ素早く把握できるかを測定するテストである.反応時間を評価する指標として用いられ,反応が遅いほど落下距離が長くなる.具体的な方法は,目盛りのついた棒(長さ55 cm,直径2 cm)を用い,母指と示指を軽く開かせた間に棒の下端がくるようにし,瞬間的に落下する棒をできるだけ速く握らせて,その落下距離を測定する(図15)[107].5回試行した中で最高値と最低値を除外した3回の平均を採用する.棒反応テストの基準値として,20歳台前半の男性では20.2±3.0 cmに対して,70歳台男性になると25.8±6.8 cmとなることが報告されている[108].

c. 筋パワーの評価

特殊な測定機器を必要とせずに簡便に実施でき,信頼性・妥当性が検証されている筋パワーテストの代表として立ち上がりテストがある.

立ち上がりテストには決められた回数(5回あるいは10回)を立ち上がるのに要した時間で評価する number of stands protocol と,決められた時間内(30秒あるいは10秒)に何回立ち上がれたかで評価する time protocol がある.ただし,30秒立ち上がりテストや10回立ち上がりテストでは,立ち座り動作を何回も反復することから,筋

表21　5回立ち上がりテストの年代別基準値

年代	男性			女性		
	対象者数	平均値（秒）	標準偏差	対象者数	平均値（秒）	標準偏差
50-59	82	7.11	1.47	195	7.10	1.94
60-69	137	8.10	2.51	309	7.90	2.31
70-79	139	8.72	2.18	303	9.44	3.57
80歳以上	94	11.48	4.72	134	11.89	4.60

できるだけ素早く5回立ち座りを反復し，5回目に立位になるまでの時間（秒）を測定.

（文献109より筆者訳，改変）

表22　高齢者における心肺機能の低下

心血管系	最大心拍数の減少 心拍出量の減少 血流量の減少 運動に対する過大な血圧反応 末梢血管抵抗の増加 動脈スティフネスの増加（動脈硬化） 心筋や刺激伝導系の線維化 血管壁の肥厚 圧受容器反射機構の低下
呼吸器系	最大酸素摂取量の減少 換気量，換気応答の低下 肺活量，1秒量，最大呼気流量の減少 残気量，クロージングボリュームの増加 呼吸筋力の低下 動脈血酸素分圧の低下 肺弾性力の低下

パワーよりも筋持久力の要素が大きく影響し，筋持久力低下による測定不能者が多くなる．そのため，高齢者の筋パワーテストとしては，立ち座り動作をできるだけ速く5回反復したときの所用時間を測定する5回立ち上がりテストが推奨される．5回立ち上がりテストの年代別基準値を表21に示す[109]．

メモ　高齢者の将来のADL制限を予測する5回立ち上がりテストの有効性

ADLが自立している地域在住高齢者948名を対象として3年後に追跡調査を行った研究[110]において，5回立ち上がりテストが16.6秒以上かかる高齢者は，11.2秒未満であった高齢者と比較して，3年後にADL制限が生じるオッズ比は24.7倍になることが示されている．

メモ　敏捷能力・筋パワーと転倒リスク

転倒リスクと敏捷能力・筋パワーとの関連について，転倒の危険性（オッズ比）は立位ステッピングが17回を下回ると6.5倍，5回立ち上がりテストが14秒を上回ると6.7倍高まることが示されている[66]．このような運動機能チェックに該当する高齢者は転倒ハイリスク者であり，転倒リスク因子について，さらに詳細なアセスメントが必要となる．

メモ　5回立ち上がりテストの方法

5回立ち上がりテストは，どのフェーズで計測終了とするのかによって2種類あり，5回目に完全立位になるまでを計測する方法と，5回目の着座までを計測する方法とがある．Short Physical Performance Battery (SPPB)（「6. 高齢者の姿勢および移動能力の評価」参照）に含まれる立ち上がりテストでは，5回目に立位になるまでを計測する．

5. 高齢者の持久力の評価

a. 高齢者の持久力低下の特徴

高齢者の活動性や生活の質（quality of life：QOL）を向上するうえで，全身持久力の維持向上は重要である．

全身持久力は呼吸循環系機能，骨格筋での酸素利用能力，心臓や肺の疾患の罹患，身体活動量の低下など複数の要因より規定される．加齢による心血管系・呼吸器系の機能低下を表22に示した．

全身持久力の指標とされる最大酸素摂取量は加齢とともにほぼ直線的に減少し，20歳台をピークとして10年ごとに約10%低下する．

メモ　最大酸素摂取量

最大酸素摂取量は心機能と末梢（筋）機能によって規定される．心機能は1回拍出量と心拍数の積である心拍出量によって表される．高齢者では運動による心拍出量の増加が少ないことも，最大酸素摂取量が低下する要因である．

b. 持久力の指標

一般的に全身持久力の指標としては最大酸素摂取量を用いることが多いが，高齢者における全身持久力評価では安全性や簡便性を考慮し，歩行を運動課題として作業能力を評価するフィールドウォーキングテストがよく用いられている．

III．高齢者の運動機能評価　　**61**

表23　6分間歩行テスト（6MWT）における年代別基準値

年代	男性		女性	
	対象者数	平均値±標準偏差（m）	対象者数	平均値±標準偏差（m）
65-69	866	631.34±90.04	865	591.33±71.55
70-74	862	607.46±89.77	858	568.49±71.23
75-79	851	582.07±88.63	842	534.09±81.74

（文献114より改変）

呼気ガス分析器などの特別な機器を用いずに簡便に持久力を評価できるフィールドウォーキングテストとしては，6分間の最大歩行距離を測定する6分間歩行テスト（6 minutes walk test：6MWT）や3分間の最大歩行距離を測定するシャトル・スタミナ・ウォークテスト（shuttle stamina walk test：SSTw）がある．6MWT，SSTwいずれも最大酸素摂取量との相関が高く，高齢者を対象とした測定において，その安全性や再現性が確認されている[111～114]．文部科学省の新体力テストにおいても，高齢者の全身持久力を評価する指標として6MWTが採用されている．6MWTはADL能力[115]やQOL[113]を反映するとされ，また年齢との関連性も多くの報告で示されている[116～118]．

6MWTの年代別基準値を表23[114]，SSTwの年代別基準値を表24[119]に示す．

> **メモ　屋外移動に必要な持久力の基準値**
>
> 屋外での移動に制限が生じるかどうかを判別する指標としては，歩行速度よりも6MWT，つまり歩行持久力のほうが有用であることが報告されている．慢性期脳卒中後遺症者441名（年齢61.4±12.4歳）を対象とした研究において，屋外移動制限の有無を判別する6MWTのカットオフ値は288mであるとされている[120]．

c. 持久力の評価

6MWT，SSTwのいずれも規定時間内の最大歩行距離を測定する．

6MWTでは6分間で最大限どれくらい歩行できるかの距離を測定する．測定には30m以上の歩行路を用意し，方向転換点にコーンを設置する．テストの再現性に影響を及ぼす因子として励まし（声かけ）が挙げられ，通常は1分ごとに決められた言葉での声かけを行う．測定前後には血圧・脈拍などのバイタルサインや修正Borgスケール（表25）で全身的な疲労感をチェックして

表24　シャトル・スタミナ・ウォークテスト（SSTw）における年代別基準値

年代	性別	平均値±標準偏差（m）
40-49	男性（n=58）	320.3±40.4
	女性（n=197）	306.7±24.6
50-59	男性（n=36）	300.0±33.5
	女性（n=170）	285.9±28.9
60-69	男性（n=67）	262.4±33.1
	女性（n=214）	244.9±23.9
70-79	男性（n=69）	238.2±33.4
	女性（n=163）	221.8±30.4
80-92	男性（n=20）	212.9±28.7
	女性（n=44）	184.6±33.8

（文献119より改変）

表25　修正Borgスケール

段階	自覚的運動強度
0	全くなし
0.5	非常に弱い
1	かなり弱い
2	弱い
3	適度
4	やや強い
5	強い
6	
7	かなり強い
8	
9	
10	非常に強い

おくことが望ましい．

SSTwでは3分間で最大限歩行できる距離を測定する．測定には10mの歩行路を用意し，歩行路に2mごとにマーキングを行い，方向転換点にポールやコーンなどの目印を設置する．平行していくつかの10m歩行路をつくれば，同時に多人数のテストが可能である．

> **メモ　修正Borgスケール**
>
> 修正Borgスケールは0～10に0.5を加えた11段階で表され，酸素飽和度・血中乳酸濃度などを反映するものとされているのに対して，原型であるBorgスケールは6～20までの15段階で表され，心拍数の目安とされている．

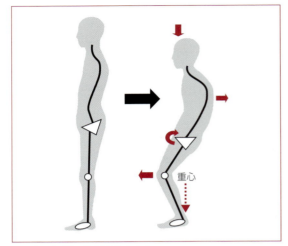

図16 加齢に伴う姿勢の変化
高齢者では，胸椎部の過剰な後弯，腰椎部の前弯減少，骨盤後傾，股・膝関節屈曲位の立位姿勢をとり，重心線は後方へ偏位する．

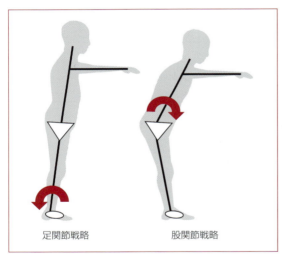

図17 立位時の姿勢制御戦略

表26 健常女性における歩行速度の年代別基準値

年代	通常歩行速度 (m/秒)	最大歩行速度 (m/秒)
20歳台	1.41±0.18	2.47±0.25
30歳台	1.42±0.13	2.34±0.34
40歳台	1.39±0.16	2.12±0.28
50歳台	1.40±0.15	2.01±0.26
60歳台	1.30±0.21	1.77±0.25
70歳台	1.27±0.21	1.75±0.28

(文献123より筆者訳，改変)

6. 高齢者の姿勢および移動能力の評価

a. 高齢者の立位姿勢および姿勢制御の特徴

高齢者の立位姿勢は，胸椎部の過剰な後弯および腰椎部の前弯減少とともに，骨盤後傾および股・膝関節屈曲位を呈することが多い(図16)．

特に高齢女性においては骨粗鬆症性の脊椎椎体変形が生じやすく，胸腰椎椎体変形による円背の進行とともに，身長が低下する．また，重心線は足部の後方へ偏位しており，後方へバランスを崩しやすい状態となっている．

高齢者の立位姿勢制御の特徴として，足関節を中心とした運動で制御する足関節戦略より股関節の運動で制御する股関節戦略を用いる傾向が認められる[121](図17)．つまり，高齢者では股関節の動きを中心とした姿勢バランスのコントロールを行うようになる．股関節戦略では股関節を中心として上下で反対の回転運動をすることによって身体の重みで釣り合いをとるのに対して，足関節戦略は主として足関節まわりの筋力を発揮させて足部を固定することが必要で，股関節戦略よりも運動制御に強い筋力を必要とする高度で複雑な反応である．このようなことから，高齢者では足関節戦略よりもあまり筋力を必要としない股関節の動きを中心とした姿勢制御を行うようになると考えられる．

b. 高齢者の歩行能力低下の特徴

加齢による歩行速度低下の特徴について，通常歩行速度の低下率よりも，できるだけ速く歩いたときの最大歩行速度の低下率のほうが大きい[122]．

健常女性における通常歩行速度および最大歩行速度の年代別基準値を表26[123]に示す．歩行速度は歩幅と歩数(歩調)の積によって決定されるが，加齢による歩行速度の低下は，主に歩幅の減少で生じているとされている[124]．そのため速い速度での歩行を指示すると，若年者では歩幅を大きくする対応ができるのに対して，高齢者では歩幅を大きくするのが困難で歩調(ケーデンス)を上げて対応する傾向がみられる．

高齢者の歩行パターンの特徴を**表27**[125]に示す．若年者と高齢者における歩行の運動学的分析を行った研究によると，歩行速度や歩幅，腕の振り，踵接地時の足関節背屈などにおいて，高齢者では有意な減少がみられることが報告されている（**表28**）[126]．

加齢に伴い歩行周期や歩幅の変動性が大きくなる[127,128]．この歩行周期や歩幅の変動性の増加によって，転倒発生リスクが高くなることが報告されている[127,129～131]．

歩行速度は下肢筋力と強い関連性がみられることが知られているが，一方で，歩行速度と下肢筋力との関連性は必ずしも比例関係とはいえないことが報告されている[132～135]．例えば，高齢患者の膝伸展筋力と最大歩行速度との関連に着目した山﨑ら[132]の研究では，角速度60°／秒での等速性膝伸展筋力が1.2 Nm/kgよりも弱い群では最大歩行速度と高い相関が得られるが，強い群では相関は得られないと述べている．また，高齢女性1,002名の通常歩行速度と股関節屈曲筋力との関連について調べたFerrucciら[134]の大規模研究によると，弱い筋力では股関節屈曲筋力と通常歩行速度との間に直線的な関係が認められたが，筋力が強くなると直線的な関係はみられなかったことを報告している．このように，下肢筋力が強い群では歩行速度とあまり関連がみられず，ある一定の下肢筋力水準値を下回るほどの筋力が弱い群では筋力低下により歩行速度低下が顕著になるとされている．

> **メモ　歩行パターンの変動性**
>
> 歩行周期や歩幅の変動性は，歩行の安定性の指標の一つとして用いられている．変動性の評価には標準偏差あるいは変動係数（CV＝標準偏差／平均値×100）を用いることが多い．通常歩行における歩行変動性の年代別基準値を表29[136]に示す．

c. 高齢者の移動能力の評価

特殊な機器を使わずに実施可能なフィールドテストとしてよく用いられている代表的な移動能力評価法について，歩行能力の指標としては歩行速度，歩行を含む移動能力の指標としてはTUGやSPPBがよく用いられる．

表27　高齢者の歩行の特徴

歩行速度の低下
歩幅（step length）の短縮
両脚支持時間の延長
歩隔（step width）および足向角（foot angle）の増大
遊脚期での足の挙上の低下
腕の振りの減少
体幹回旋の減少
不安定な方向変換
蹴り出し時の足関節底屈と股関節伸展の減少
踵接地時の足関節背屈の減少
体幹前傾と膝屈曲位

（文献125より改変）

表28　若年者と高齢者における歩行パターンの比較

	若年者 （n=20）	高齢者 （n=19）
年齢	30.0±6.1	76.0±6.0*
速度（m/秒）	1.18±0.15	0.96±0.15*
ストライド長（m）	1.32±0.12	1.08±0.11*
ケーデンス（歩/分）	107±7.3	106±10
歩隔（m）	0.109±0.041	0.11±0.03
両脚支持期（%）	23.8±4.09	26.0±3.9
トゥクリアランスにおける足先と床との距離（cm）	1.4±0.4	1.5±0.6
イニシャルコンタクトにおける足先と床との距離（cm）	6.9±0.9	5.5±0.8*
上肢の振り（手関節での矢状面移動距離）（cm）	8.1±1.8	6.8±3*
最小股屈曲角度（°）	−4.21±7.79	−2.9±6.5
最大股屈曲角度（°）	31.2±6.28	30.0±6.4
股関節回旋角度（°）	35.4±4.88	32.9±4.3
最小膝屈曲角度（°）	−0.50±2.93	2.2±5.3*
最大膝屈曲角度（°）	61.2±4.38	56.3±5.0*
膝関節回旋角度（°）	61.7±4.19	54.1±4.5*

*p<0.05にて若年者と高齢者との間に有意差があったことを示す．

（文献126より筆者訳）

1) 歩行速度

歩行速度の計測には通常5～10 mの歩行路を用い，歩行路の前後両端にはそれぞれ数 mの予備路を設けて測定を行う．

加齢による歩行速度低下は歩調（ケーデンス）よりも歩幅の減少で生じている．歩行速度の評価にあたっては時間計測と同時に，歩幅の目安として歩数を計測しておくことも有用である．

> **メモ　高齢者の転倒と歩行速度との関連**
>
> 高齢者の転倒と歩行速度との関連について，通常歩行速度0.7 m/秒，最大歩行速度1 m/秒以上あるかどうかが転倒の危険性を予測する指標とされている[137]．

表29 通常歩行における歩行パターンの年代別基準値

年代	歩行周期			ストライド長			遊脚期時間			両脚支持時間		
	平均値(秒)	標準偏差(秒)	変動係数(%)	平均値(cm)	標準偏差(cm)	変動係数(%)	平均値(秒)	標準偏差(秒)	変動係数(%)	平均値(秒)	標準偏差(秒)	変動係数(%)
51-65	1.06	0.09	4.12	128.53	10.92	2.98	0.38	0.04	9.20	0.33	0.09	18.37
66-75	1.12	0.15	4.40	122.78	15.57	3.76	0.38	0.04	11.61	0.39	0.14	18.40
76歳以上	1.16	0.12	5.57	112.02	19.39	4.39	0.38	0.03	12.36	0.43	0.10	26.42

（文献136より筆者訳，改変）

表30 TUG変法の年代別基準値

年代	TUG変法*（秒）
20-29（n=40）	5.31±0.25
30-39（n=47）	5.39±0.23
40-49（n=95）	6.24±0.67
50-59（n=93）	6.44±0.17
60-69（n=90）	7.24±0.17
70-79（n=91）	8.54±0.17

*椅子から立ち上がり，3m歩行してから方向転換して戻り，再び椅子に座るまでの動作をできるだけ速く行ったときの時間を測定.

（文献95より筆者訳，改変）

2）timed up & go（TUG）テスト

TUG[138]は立ち上がりや歩行・方向転換を含めた一連の移動能力を評価するテストであり，動的バランス能力の評価としても用いられることがある.

TUGテストは椅座位を開始肢位として，そこから立ち上がって3m歩いた後でターンして戻り，再び座るまでの所要時間を測定する．非常に短時間で評価ができ，高齢者において高い検者間信頼性・再検査信頼性が報告されており，所要時間10秒以内が正常である[138].

TUGテストの原法では被験者各自にとって安全で快適な速度で実施すると規定されているが，できるだけ速く動作を行わせる変法のほうが再現性は高く，より機能低下を明確化できる．TUG変法の年代別基準値を表30[95]に示す.

メモ　TUGと転倒リスク

転倒ハイリスク者を予測するカットオフ値は，最大努力下でのTUGテスト（TUG変法）において13.5秒と報告されている[139].

3）Short Physical Performance Battery（SPPB）

SPPB[140]はバランステスト，歩行テスト，椅子からの立ち上がりテストの3つのテストから構成される下肢機能評価バッテリーである.

SPPBのバランステストは閉脚・セミタンデム・タンデム立位で10秒保持できるかどうかで評価される．歩行テストは加速路を設けない4mの歩行路における通常歩行時間を計測する．椅子からの立ち上がりテストはできるだけ素早く5回立ち座りを反復し，5回目に立位になるまでの時間を計測する．バランステスト，歩行テスト，椅子からの立ち上がりテストの成績はそれぞれ0～4点でスコア化され，満点は12点となる（表31）．いずれのテストも特別な機器を必要とせずに簡便・短時間に実施できるため汎用性が高い.

SPPBはサルコペニアの診断基準の一つの身体機能を評価する指標にも用いられており，アジアのサルコペニアワーキンググループ（Asian Working Group for Sarcopenia：AWGS）による判定基準ではSPPBスコア9点[141]，ヨーロッパのワーキンググループ（European Working Group on Sarcopenia in Older People：EWGSOP）による判定基準ではSPPBスコア8点[142]が身体機能低下のカットオフ値とされている．また，SPPBは将来的な機能低下や生命予後の予測指標として有効であるとされている[57,143~146]．4年後に活動能力が低下してしまう危険性はSPPBスコア10～12点の群と比較して，7～9点の群で1.6倍，4～6点の群で4.2倍に高まるとされている[143].

メモ　高齢者における将来のADL低下を予測する移動能力水準値

高齢期における移動能力はADL遂行能力を維持するために重要な機能であり，歩行を含む移動能力は将来のADL低下を予測する因子となることが報告されている（表32）[90,146~151].

d．高齢者の活動能力の評価

高齢者の活動能力を評価する質問紙票として，老研式活動能力指標やLife-Space Assessment（LSA）などがある.

Ⅲ. 高齢者の運動機能評価 **65**

表31 Short Physical Performance Battery (SPPB)

1. バランステスト

● 歩行補助具（杖・歩行器）は使用しない.

①閉脚立位

測定結果	秒
10秒可能	□1点
10秒未満	□0点
実施困難	□0点

②セミタンデム立位

測定結果	秒
10秒可能	□1点
10秒未満	□0点
実施困難	□0点

③タンデム立位

測定結果	秒
10秒可能	□2点
3〜10秒未満	□1点
3秒未満	□0点
実施困難	□0点

2. 歩行テスト

● 歩行補助具（杖・歩行器）は使用してもよい.
● 4m（加速路なし）の通常歩行時間を2回測定し，よいほうの結果を用いる.

測定結果①	秒
②	秒
4.82秒未満	□4点
4.82〜6.20秒	□3点
6.21〜8.69秒	□2点
8.70秒以上	□1点
実施困難	□0.点

3. 立ち上がりテスト

● 腕を組んで椅子からの立ち座り動作をできるだけ速く5回行ったときの時間.

測定結果	秒
11.19秒未満	□4点
11.20〜13.69秒	□3点
13.70〜16.69秒	□2点
16.70秒以上	□1点
実施困難	□0点

合計点数	点/12点

1）老研式活動能力指標（TMIG index of competence）

老研式活動能力指標[152,153]は，ADLの評価では捉えられない，より高次の生活機能を評価することを目的として開発された尺度である.

老研式活動能力指標は13の質問項目により構成され（表33）[153]，「手段的自立（instrumental activities of daily living：IADL）」「知的能動性」「社会的役割」の3つの下位尺度について評価するものであり，内的整合性，構成概念妥当性が確認されている[152]. 各質問項目の因子所属は，項目1〜5が「手段的自立」，項目6〜9が「知的能動性」，項目10〜13が「社会的役割」である. また，老研式活動能力指標が1年後の生命予後と関連していたことから予測妥当性が報告されている[154].

2）Life-Space Assessment（LSA）

LSA（表34）[155]は個人の生活の空間的な広がり（生活空間）や生活活動量を評価する指標である.

生活空間は，ある期間（評価実施前の1カ月間）において，個人が活動を実施するために外出した距離によって下記の0〜5段階で規定されている.

表 32　高齢者における将来の日常生活動作（ADL）低下を予測する移動能力水準値

文献	対象者	フォロー アップ期間	ADL の指標	移動能力のカットオフ値
Heiland[90]	ADL が自立している地域在住高齢者 3,060 名	6 年	ADL 困難（食事，更衣，トイレ，入浴，移乗動作）	通常歩行速度＜0.8 m/ 秒（オッズ比：8.4）のカットオフ値によって 6 年後の ADL 困難発生を予測できる
Ostir[146]	ADL が自立している地域在住高齢者 3,050 名	2 年	ADL 困難（トイレ，入浴，屋内歩行，階段昇降，移乗動作）	SPPB（通常歩行速度，5 回立ち上がりテスト，バランステスト）のうち，2 年後の ADL 困難の予測因子として最も感度が高かったのは通常歩行速度であり，そのカットオフ値は＜0.81 m/ 秒であった
Carriére[147]	75 歳以上の地域在住高齢女性 545 名	7 年	Lawton の IADL 指標による自立度	通常歩行速度＜0.78 m/ 秒（オッズ比：1.76）のカットオフ値で 7 年後の IADL 困難発生を予測できる
牧迫[148]	地域在住後期高齢者 131 名	3 年	老研式活動能力指標による IADL	3 年後の IADL 低下とベースライン時の通常歩行速度との間に有意な関連を認め，3 年後の IADL 低下に対する 5 m 通常歩行時間のカットオフ値は 4.35 秒，オッズ比は 5.18 であった
Sakamoto[149]	75 歳以上の地域在住高齢者 188 名	2 年	ADL 自立度（歩行，階段昇降，食事，更衣，トイレ，入浴，整容動作）	ADL 7 項目のうち，階段昇降が最も ADL 困難が生じやすかった．2 年後の ADL 困難を予測するカットオフ値は TUG ≧ 15 秒（オッズ比：2.74）であった
Shimada[150]	地域在住高齢者 2,404 名	1 年	老研式活動能力指標の手段的自立（IADL）の下位項目	1 年後の縦断研究の結果，TUG が 12 秒以上だった者は，TUG が 12 秒以下の者と比較して IADL 制限が生じる危険性が高い
Legrand[151]	80 歳以上の地域在住高齢者 560 名	20 カ月	ADL 困難（更衣，椅子からの立ち上がり，階段昇降，5 分間の連続屋外歩行，足趾の爪切り動作）	超高齢者における将来の ADL 低下の予測因子として，握力は有意ではなく，SPPB が有意な因子として抽出され，そのカットオフ値は男性で＞11 点，女性で＞9 点であった

（文献 90，146 ～ 151 を基に作表）

表 33　老研式活動能力指標

下位項目	質問	1 点	0 点
手段的自立	1．バスや電車を使って一人で外出できますか	はい	いいえ
	2．日用品の買い物ができますか	はい	いいえ
	3．自分で食事の用意ができますか	はい	いいえ
	4．請求書の支払いができますか	はい	いいえ
	5．銀行預金・郵便貯金の出し入れが自分でできますか	はい	いいえ
知的能動性	6．年金などの書類が書けますか	はい	いいえ
	7．新聞を読んでいますか	はい	いいえ
	8．本や雑誌を読んでいますか	はい	いいえ
	9．健康についての記事や番組に関心がありますか	はい	いいえ
社会的役割	10．友だちの家を訪ねることがありますか	はい	いいえ
	11．家族や友だちの相談にのることがありますか	はい	いいえ
	12．病人を見舞うことができますか	はい	いいえ
	13．若い人に自分から話しかけることがありますか	はい	いいえ

（文献 153 を基に作表）

生活空間レベル 0：寝室での移動制限
生活空間レベル 1：住居内の移動制限
生活空間レベル 2：居住空間のごく近くの空間での移動制限
生活空間レベル 3：自宅近隣での移動制限

生活空間レベル 4：町内での移動制限
生活空間レベル 5：町外での移動制限
　さらに，LSA では各生活空間レベルにつき，生活空間の程度（「はい」「いいえ」）と頻度（「週 1 回未満」「週 1 ～ 3 回」「週 4 ～ 6 回」「毎日」）と自

Ⅲ．高齢者の運動機能評価　　**67**

表34　Life-Space Assessment（LSA）

		この 4 週間の活動範囲について，項目ごとにそれぞれ 1 つだけお選びください		
生活空間レベル1	a.	この 4 週間で，あなたは自宅で寝室以外の部屋（台所，トイレ，リビングなど）に行きましたか	①はい	②いいえ
	b.	この 4 週間で，上記生活空間に何回行きましたか	①週 1 回未満　②週 1〜3 回 ③週 4〜6 回　④毎日	
	c.	上記生活空間に行くのに，補助具または特別な器具を使いましたか	①はい	②いいえ
	d.	上記生活空間に行くのに，他者の助けが必要でしたか	①はい	②いいえ
生活空間レベル2	a.	この 4 週間，玄関外，ベランダ，中庭，（マンションの）廊下，車庫，庭または敷地内の通路などの屋外に出ましたか	①はい	②いいえ
	b.	この 4 週間で，上記生活空間に何回行きましたか	①週 1 回未満　②週 1〜3 回 ③週 4〜6 回　④毎日	
	c.	上記生活空間に行くのに，補助具または特別な器具を使いましたか	①はい	②いいえ
	d.	上記生活空間に行くのに，他者の助けが必要でしたか	①はい	②いいえ
生活空間レベル3	a.	この 4 週間，自宅の庭またはマンションの建物以外の近隣の場所に外出しましたか	①はい	②いいえ
	b.	この 4 週間で，上記生活空間に何回行きましたか	①週 1 回未満　②週 1〜3 回 ③週 4〜6 回　④毎日	
	c.	上記生活空間に行くのに，補助具または特別な器具を使いましたか	①はい	②いいえ
	d.	上記生活空間に行くのに，他者の助けが必要でしたか	①はい	②いいえ
生活空間レベル4	a.	この 4 週間，近隣よりも離れた場所（ただし町内）に外出しましたか	①はい	②いいえ
	b.	この 4 週間で，上記生活空間に何回行きましたか	①週 1 回未満　②週 1〜3 回 ③週 4〜6 回　④毎日	
	c.	上記生活空間に行くのに，補助具または特別な器具を使いましたか	①はい	②いいえ
	d.	上記生活空間に行くのに，他者の助けが必要でしたか	①はい	②いいえ
生活空間レベル5	a.	この 4 週間，町外に外出しましたか	①はい	②いいえ
	b.	この 4 週間で，上記生活空間に何回行きましたか	①週 1 回未満　②週 1〜3 回 ③週 4〜6 回　④毎日	
	c.	上記生活空間に行くのに，補助具または特別な器具を使いましたか	①はい	②いいえ
	d.	上記生活空間に行くのに，他者の助けが必要でしたか	①はい	②いいえ

（文献 155 より筆者訳，改変）

立度（「誰かの助けを要する」「補助具を使用」「一人でできる」）を評価する．満点は 120 点であり，合計得点が高い値ほど，生活空間が広いことを示す．

メモ　LSA の得点算出方法

LSA の総合得点の算出方法は，それぞれ生活空間レベル 1〜5 に対応して 1〜5 の重みづけの得点を乗じて点数を掛け合わせて合計点を算出する（表35）．

文　献

1）Ikezoe, T et al：Atrophy of the lower limbs in elderly women：is it related to walking ability? Eur J Appl Physiol 111：989-995, 2011
2）Ikezoe, T et al：Effects of age and inactivity due to prolonged bed rest on atrophy of trunk muscles. Eur J Appl Physiol 112：43-48, 2012
3）Kawakami, Y et al：Changes in muscle size, architecture, and neural activation after 20 days of bed rest with and without resistance exercise. Eur J Appl Physiol 84：7-12, 2001
4）Bemben, MG：Use of diagnostic ultrasound for assessing muscle size. J Strength Cond Res 16：103-108, 2002
5）Reeves, ND et al：Ultrasonographic assessment of human skeletal muscle size. Eur J Appl Physiol 91：116-118, 2004
6）Fukunaga, T et al：Muscle volume is a major determinant of joint torque in humans. Acta Physiol Scand 172：249-255, 2001
7）Miyatani, M et al：The accuracy of volume estimates using ultrasound muscle thickness measurements in different muscle groups. Eur J Appl Physiol 91：264-272, 2004
8）Dupont, AC et al：Real-time sonography to estimate muscle thickness：comparison with MRI and CT. J Clin Ultrasound 29：230-236, 2001
9）Sanada, K et al：Prediction and validation of total and regional skeletal muscle mass by ultrasound in Japanese adults. Eur J Appl Physiol 96：24-31, 2006
10）池添冬芽ほか：加齢による大腿四頭筋の形態的特徴および筋力の変化について—高齢女性と若年女性との比較—．理学療法学 34：232-238，2007

表 35　Life-Space Assessment（LSA）の採点法

- 活動範囲（生活空間）レベル
0　寝室内
1　住居内（寝室以外の場所）
2　住居近隣：敷地内で建物の外：駐車場，庭，玄関前
3　居住している近隣地区（住居から 800 m 未満）
4　居住している地区町内（住居から 16 km 未満）
5　居住している地区町外（住居から 16 km 以上）

- 各活動範囲レベルにおいて
自立の程度：　　2：自立　　1.5：物的介助（杖や歩行車）　　1：人的介助
達成頻度：　　4：毎日　　3：週4〜6回　　2：週1〜3回　　1：週1回未満

活動範囲レベル	×	自立の程度	×	1週間の達成頻度	=	合計
1	×	2 or 1.5 or 1	×	4 or 3 or 2 or 1	=	
2	×	2 or 1.5 or 1	×	4 or 3 or 2 or 1	=	
3	×	2 or 1.5 or 1	×	4 or 3 or 2 or 1	=	
4	×	2 or 1.5 or 1	×	4 or 3 or 2 or 1	=	
5	×	2 or 1.5 or 1	×	4 or 3 or 2 or 1	=	

合計の和＝

11) Visser, M et al：Leg muscle mass and composition in relation to lower extremity performance in men and women aged 70 to 79：the health, aging and body composition study. J Am Geriatr Soc 50：897-904, 2002

12) Kent-Braun, JA et al：Skeletal muscle contractile and noncontractile components in young and older women and men. J Appl Physiol（1985）88：662-668, 2000

13) Goodpaster, BH et al：Attenuation of skeletal muscle and strength in the elderly：the Health ABC Study. J Appl Physiol 90：2157-2165, 2001

14) Stock, MS et al：Echo intensity as an indicator of skeletal muscle quality：applications, methodology, and future directions. Eur J Appl Physiol 121：369-380, 2021

15) Pillen, S et al：Skeletal muscle ultrasound：correlation between fibrous tissue and echo intensity. Ultrasound Med Biol 35：443-446, 2009

16) Reimers, CD et al：Calf enlargement in neuromuscular diseases：a quantitative ultrasound study in 350 patients and review of the literature. J Neurol Sci 143：46-56, 1996

17) Ikezoe, T et al：Associations of muscle stiffness and thickness with muscle strength and muscle power in elderly women. Geriatr Gerontol Int 12：86-92, 2012

18) Fukumoto, Y et al：Influence of ultrasound focus depth on the association between echo intensity and intramuscular adipose tissue. Muscle Nerve 66：568-575, 2022

19) Fukumoto Y et al：Age-related ultrasound changes in muscle quantity and quality in women. Ultrasound Med Biol 41（11）：3013-3017,2015

20) Ota, M et al：Age-related changes in the thickness of the deep and superficial abdominal muscles in women. Arch Gerontol Geriatr 55：e26-30, 2012

21) Fukumoto, Y et al：Skeletal muscle quality assessed by echo intensity is associated with muscle strength of middle-aged and elderly persons. Eur J Appl Physiol 112：1519-1525, 2012

22) Cadore, EL et al：Echo intensity is associated with skeletal muscle power and cardiovascular performance in elderly men. Exp Gerontol 47：473-478, 2012

23) Watanabe, Y et al：Echo intensity obtained from ultrasonography images reflecting muscle strength in elderly men. Clin Interv Aging 8：993-998, 2013

24) Wilhelm, EN et al：Relationship between quadriceps femoris echo intensity, muscle power, and functional capacity of older men. Age（Dordr）36：1113-1122, 2014

25) Rech, A et al：Echo intensity is negatively associated with functional capacity in older women. Age（Dordr）36：9708, 2014

26) Gerstner, GR et al：Neural and muscular contributions to the age-related reductions in rapid strength. Med Sci Sports Exerc 49：1331-1339, 2017

27) Yoshiko, A et al：Twenty-four months' resistance and endurance training improves muscle size and physical functions but not muscle quality in older adults requiring long-term care. J Nutr Health Aging 23：564-570, 2019

28) Harridge, SD et al：Knee extensor strength, activation, and size in very elderly people following strength training. Muscle Nerve 22：831-839, 1999

29) Winegard, KJ et al：A 12-year follow-up study of ankle muscle function in older adults. J Gerontol A Biol Sci Med Sci 51：B202-207, 1996

30) Klein, CS et al：Normalized force, activation, and coactivation in the arm muscles of young and old men. J Appl Physiol 91：1341-1349, 2001

31) Macaluso, A et al：Contractile muscle volume and agonist-antagonist coactivation account for differences in torque between young and older women. Muscle Nerve 25：858-863, 2002

32) Thorstensson, A：Muscle strength, fibre types and enzyme activities in man. Acta Physiol Scand Suppl 443：1-45, 1976

33) Nygaard, E et al：Morphology of the brachial biceps muscle and elbow flexion in man. Acta Physiol Scand 117：287-292, 1983

34) Reeves, ND et al：Effect of strength training on human patella tendon mechanical properties of older individuals. J Physiol 548：971-981, 2003

35) Stackhouse, SK et al : Maximum voluntary activation in nonfatigued and fatigued muscle of young and elderly individuals. Phys Ther 81 : 1102-1109, 2001

36) Ikezoe, T et al : Effect of age on muscle strength of lower limbs : a cross-sectional study. The 23rd Annual Congress of the European College of Sport Science. 2018

37) Doherty, TJ : Invited review : aging and sarcopenia. J Appl Physiol 95 : 1717-1727, 2003

38) Janssen, I et al : Skeletal muscle mass and distribution in 468 men and women aged 18-88 yr. J Appl Physiol (1985) 89 : 81-88, 2000

39) Lexell, J et al : What is the cause of the ageing atrophy? Total number, size and proportion of different fiber types studied in whole vastus lateralis muscle from 15- to 83-year-old men. J Neurol Sci 84 : 275-294, 1988

40) Bohannon, RW : Hand-grip dynamometry predicts future outcomes in aging adults. J Geriatr Phys Ther 31 : 3-10, 2008

41) Graham, JE et al : Frailty and 10-year mortality in community-living Mexican American older adults. Gerontology 55 : 644-651, 2009

42) Ling, CH et al : Handgrip strength and mortality in the oldest old population : the Leiden 85-plus study. CMAJ 182 : 429-435, 2010

43) Stenholm, S et al : Obesity and muscle strength as long-term determinants of all-cause mortality --a 33-year follow-up of the Mini-Finland Health Examination Survey. Int J Obes (Lond) 38 : 1126-1132, 2014

44) De Buyser, SL et al : Physical function measurements predict mortality in ambulatory older men. Eur J Clin Invest 43 : 379-386, 2013

45) Nomura, Y et al : Mortality and health-related factors in a community-dwelling of oldest-older adults at the age of 90 : a 10-year follow-up study. Int J Environ Res Public Health 17 : 9584, 2020

46) Garcia-Hermoso, A et al : Muscular strength as a predictor of all-cause mortality in an apparently healthy population : a systematic review and meta-analysis of data from approximately 2 million men and women. Arch Phys Med Rehabil 99 : 2100-2113, 2018

47) スポーツ庁 : 令和元年度体力・運動能力調査結果の概要及び報告書について. https://www.mext.go.jp/sports/b_menu/toukei/chousa04/tairyoku/kekka/k_detail/1421920_00001.htm (2024 年 10 月 8 日閲覧)

48) Hirsch, CH et al : Predicting late-life disability and death by the rate of decline in physical performance measures. Age Ageing 41 : 155-161, 2012

49) Rantanen, T et al : Muscle strength as a predictor of onset of ADL dependence in people aged 75 years. Aging Clin Exp Res 14 (3 Suppl) : 10-15, 2002

50) McGrath, RP et al : Handgrip strength, function, and mortality in older adults : a time-varying approach. Med Sci Sports Exerc 50 : 2259-2266, 2018

51) McGrath, R et al : Muscle strength and functional limitations : preserving function in older Mexican Americans. J Am Med Dir Assoc 19 : 391-398, 2018

52) Sugiura, Y et al : Handgrip strength as a predictor of higher-level competence decline among community-dwelling Japanese elderly in an urban area during a 4-year follow-up. Arch Gerontol Geriatr 57 : 319-324, 2013

53) Ishizaki, T et al : Predictors for functional decline among nondisabled older Japanese living in a community during a 3-year follow-up. J Am Geriatr Soc 48 : 1424-1429, 2000

54) Seidel, D et al : Limitations in physical functioning among older people as a predictor of subsequent disability in instrumental activities of daily living. Age Ageing 40 : 463-469, 2011

55) Rothman, MD et al : Prognostic significance of potential frailty criteria. J Am Geriatr Soc 56 : 2211-2216, 2008

56) Femia, EE et al : Predicting change in activities of daily living : a longitudinal study of the oldest old in Sweden. J Gerontol B Psychol Sci Soc Sci 52 : 294-302, 1997

57) Onder, G et al : Measures of physical performance and risk for progressive and catastrophic disability : results from the Women's Health and Aging Study. J Gerontol A Biol Sci Med Sci 60 : 74-79, 2005

58) Muramoto, A et al : Threshold values of physical performance tests for locomotive syndrome. J Orthop Sci 18 : 618-626, 2013

59) Yoshimura, N et al : Reference values for hand grip strength, muscle mass, walking time, and one-leg standing time as indices for locomotive syndrome and associated disability : the second survey of the ROAD study. J Orthop Sci 16 : 768-777, 2011

60) Giampaoli, S et al : Hand-grip strength predicts incident disability in non-disabled older men. Age Ageing 28 : 283-288, 1999

61) 浅川康吉ほか : 高齢者における下肢筋力と起居・移動動作能力の関連性. 理学療法学 24 : 248-253, 1997

62) Hasegawa, R et al : Threshold of lower body muscular strength necessary to perform ADL independently in community-dwelling older adults. Clin Rehabil 22 : 902-910, 2008

63) Rantanen, T et al : Association of muscle strength with maximum walking speed in disabled older women. Am J Phys Med Rehabil 77 : 299-305, 1998

64) Ikezoe, T et al : Muscle strength and muscle endurance required for independent walking in the elderly. J Phys Ther Sci 9 : 19-22, 1997

65) 山﨑裕司ほか : 等尺性膝伸展筋力と移動動作の関連―運動器疾患のない高齢患者を対象として. 総合リハ 30 : 747-752, 2002

66) Ikezoe, T et al : Physical function screening of institutionalized elderly women to predict their risk of falling. Jpn J Phys Fit Sport 58 : 489-498, 2009

67) 加藤宗規ほか : ハンドヘルドダイナモメーターによる等尺性膝伸展筋力の測定―固定用ベルトの使用が検者間再現性に与える影響. 総合リハ 29 : 1047-1050, 2001

68) Aagaard, P et al : Increased rate of force development and neural drive of human skeletal muscle following resistance training. J Appl Physiol (1985) 93 : 1318-1326, 2002

69) Folland, JP et al : Human capacity for explosive force production : neural and contractile determinants. Scand J Med Sci Sports 24 : 894-906, 2014

70) Klass, M et al : Age-related decline in rate of torque development is accompanied by lower maximal motor unit discharge frequency during fast contractions. J Appl Physiol (1985) 104 : 739-746, 2008

71) Maffiuletti, NA et al : Rate of force development : physiological and methodological considerations. Eur J Appl Physiol 116 : 1091-1116, 2016

72) Harridge, SD et al : Whole-muscle and single-fibre contractile properties and myosin heavy chain isoforms in humans. Pflugers Arch 432 : 913-920, 1996

73) Aagaard, P et al：Mechanical muscle function, morphology, and fiber type in lifelong trained elderly. Med Sci Sports Exerc 39：1989-1996, 2007

74) Bojsen-Møller, J et al：Muscle performance during maximal isometric and dynamic contractions is influenced by the stiffness of the tendinous structures. J Appl Physiol（1985）99：986-994, 2005

75) Chang, S-HJ et al：Relationship between hip abductor rate of force development and mediolateral stability in older adults. Arch Phys Med Rehabil 86：1843-1850, 2005

76) Izquerdo, M：Maximal and explosive force production capacity and balance performance in men of different ages. Eur J Appl Physiol Occup Physiol 79：260-267, 1999

77) Altubasi, IM：Is quadriceps muscle strength a determinant of the physical function of the elderly? J Phys Ther Sci 27：3035-3038, 2015

78) Perry, MC et al：Strength, power output and symmetry of leg muscles：effect of age and history of falling. Eur J Appl Physiol 100：553-561, 2007

79) Pijnappels, M et al：Identification of elderly fallers by muscle strength measures. Eur J Appl Physiol 102：585-592, 2008

80) Bento, PC et al：Peak torque and rate of torque development in elderly with and without fall history. Clin Biomech（Bristol, Avon）25：450-454, 2010

81) Oomen, NM et al：Effects of age on force steadiness：a literature review and meta-analysis. Ageing Res Rev 35：312-321, 2017

82) Tracy, BL：Force control is impaired in the ankle plantarflexors of elderly adults. Eur J Appl Physiol 101：629-636, 2007

83) Carville, SF et al：Steadiness of quadriceps contractions in young and older adults with and without a history of falling. Eur J Appl Physiol 100：527-533, 2007

84) Kouzaki, M et al：Steadiness in plantar flexor muscles and its relation to postural sway in young and elderly adults. Muscle Nerve 42：78-87, 2010

85) Hirono, T et al：Relationship between postural sway on an unstable platform and ankle plantar flexor force steadiness in community-dwelling older women. Gait Posture 84：227-231, 2021

86) 木村みさか：高齢者への運動負荷と体力の加齢変化および運動習慣．J J Sport Sci 10：722-728, 1991

87) 山本博司：運動障害 3) 重心動揺．Geriatric Medicine（老年医学）36：859-863, 1998

88) 小野 晃ほか：静的・動的姿勢制御能の若年者と高齢者の比較．日生理人類会誌 4：165-171, 1999

89) 木村みさか：転倒・骨折を惹起する高齢者の体力．Med Reha 31：15-24, 2003

90) Heiland, EG et al：Association of mobility limitations with incident disability among older adults：a population-based study. Age Ageing 45：812-819, 2016

91) Duncan, PW et al：Functional reach：predictive validity in a sample of elderly male veterans. J Gerontol 47：M93-98, 1992

92) Jonsson, E et al：Does the functional reach test reflect stability limits in elderly people? J Rehabil Med 35：26-30, 2003

93) 池添冬芽ほか：重心移動能力を反映させた functional reach テストの適切な方法とは．体力科学 61：740, 2012

94) Brauer, SG et al：Lateral reach：a clinical measure of medio-lateral stability. Physiother Res Int 4：81-88, 1999

95) Isles, RC et al：Normal values of balance tests in women aged 20-80. J Am Geriatr Soc 52：1367-1372, 2004

96) Berg, K et al：Measuring balance in elderly：preliminary development of an instrument. Physiotherapy Canada 41：304-311, 1989

97) Berg, KO et al：Clinical and laboratory measures of postural balance in an elderly population. Arch Phys Med Rehabil 73：1073-1080, 1992

98) Tinetti, ME：Performance-oriented assessment of mobility problems in elderly patients. J Am Geriatr Soc 34：119-126, 1986

99) Tinetti, ME et al：Fall risk index for elderly patients based on number of chronic disabilities. Am J Med 80：429-434, 1986

100) 島田裕之ほか：高齢者の日常生活内容と身体機能に関する研究．日老医誌 39：197-203, 2002

101) Vellas, BJ et al：One-leg balance is an important predictor of injurious falls in older persons. J Am Geriatr Soc 45：735-738, 1997

102) Bassey, EJ et al：Leg extensor power and functional performance in very old men and women. Clin Sci（Lond）82：321-327, 1992

103) Bassey, EJ et al：A new method for measuring power output in a single leg extension：feasibility, reliability and validity. Eur J Appl Physiol Occup Physiol 60：385-390, 1990

104) Skelton, DA et al：Strength, power and related functional ability of healthy people aged 65-89 years. Age Ageing 23：371-377, 1994

105) 池添冬芽ほか：高齢者の転倒を予測するためのステッピングテストの有効性．理療ジャーナル 43：989-995, 2009

106) 木村みさかほか：高齢者を対象にした体力測定の試み 1—65歳以上高齢者の体力の現状．日公衛誌 37：33-40, 1987

107) 池添冬芽ほか：高齢者の運動機能評価．市橋則明編，運動療法学各論 高齢者の機能障害に対する運動療法，第 1 版，文光堂，東京，30-58, 2010

108) 東京都立大学体力標準値研究会編：新・日本人の体力標準値，不昧堂出版，東京，257-267, 2000

109) Yoshimura, N et al：Association between new indices in the locomotive syndrome risk test and decline in mobility：third survey of the ROAD study. J Orthop Sci 20：896-905, 2015

110) Zhang, F et al：Performance on five times sit-to-stand task as a predictor of subsequent falls and disability in older persons. Aging Health 25：478-492, 2013

111) Enright, PL et al：The 6-min walk test：a quick measure of functional status in elderly adults. Chest 123：387-398, 2003

112) King, MB et al：Reliability and responsiveness of two physical performance measures examined in the context of a functional training intervention. Phys Ther 80：8-16, 2000

113) Harada, ND et al：Mobility-related function in older adults：assessment with a 6-minute walk test. Arch Phys Med Rehabil 80：837-841, 1999

114) 木村みさかほか：高齢者のための簡便な持久性評価法の提案—シャトル・スタミナ・ウォークテストの有用性について．体力科学 47：401-410, 1998

115) Solway, S et al：A qualitative systematic overview of the measurement properties of functional walk tests used in the cardiorespiratory domain. Chest 119：256-270, 2001

116) Enright, PL et al：The 6-min walk test：a quick measure of functional status in elderly adults. Chest 123：387-398,

2003

117) Troosters, T et al : Six minute walking distance in healthy elderly subjects. Eur Respir J 14 : 270–274, 1999

118) Enright PL : The six-minute walk test. Respir Care 48 : 783–785, 2003

119) スポーツ庁：平成 29 年度体力・運動調査結果の概要及び報告書について．http://www.mext.go.jp/sports/b_menu/toukei/chousa04/tairyoku/kekka/k_detail/1409822.htm（2024 年 10 月 8 日閲覧）

120) Fulk, GD et al : Predicting home and community walking activity poststroke. Stroke 48 : 406–411, 2017

121) Manchester, D et al : Visual, vestibular and somatosensory contributions to balance control in the older adult. J Gerontol 44 : M118–127, 1989

122) Himann, JE et al : Age-related changes in speed of walking. Med Sci Sports Exerc 20 : 161–166, 1988

123) Bohannon, RW : Comfortable and maximum walking speed of adults aged 20–79 years : reference values and determinants. Age Ageing 26 : 15–19, 1997

124) Kaneko, M et al : A kinematic analysis of walking and physical fitness testing in elderly women. Can J Sport Sci 16 : 223–228, 1991

125) 眞野行生ほか：高齢者の歩行と転倒の実態．高齢者の転倒とその対策，医歯薬出版，東京，8–12，1999

126) Elble, RJ : Change in gait with normal again. Masdeu, JC et al eds, Gait disorders of aging, 1st ed, Lippincott-Raven, Philadelphia 93–105, 1997

127) Hausdorff, JM et al : Gait variability and fall risk in community-living older adults : a 1-year prospective study. Arch Phys Med Rehabil 82 : 1050–1056, 2001

128) Callisaya, ML et al : Ageing and gait variability — a population-based study of older people. Age Ageing 39 : 191–197, 2010

129) Maki, BE : Gait changes in older adults : predictors of falls or indicators of fear. J Am Geriatr Soc 45 : 313–320, 1997

130) Brach, JS et al : Too much or too little step width variability is associated with a fall history in older persons who walk at or near normal gait speed. J Neuroeng Rehabil 2 : 21, 2005

131) Guimaraes, RM et al : Characteristics of the gait in old people who fall. Int Rehabil Med 2 : 177–180, 1980

132) 山﨑裕司 ほか：高齢患者の膝伸展筋力と歩行速度，独歩自立との関連．総合リハ 26 : 689–692，1998

133) Buchner, DM et al : Evidence for a non-linear relationship between leg strength and gait speed. Age Ageing 25 : 386–391, 1996

134) Ferrucci, L et al : Departures from linearity in the relationship between measures of muscular strength and physical performance of the lower extremities : the Women's Health and Aging Study. J Gerontol A Biol Sci Med Sci 52 : M275–285, 1997

135) Kwon, IS et al : Relationship between muscle strength and the time taken to complete a standardized walk-turn-walk test. J Gerontol A Biol Sci Med Sci 56 : B398–404, 2001

136) Nedović, N et al : Gait characteristics during dual-task walking in elderly subjects of different ages. Brain Sci 14 : 148，2024

137) Shimada, H et al : Which neuromuscular or cognitive test is the optimal screening tool to predict falls in frail community-dwelling older people? Gerontology 55 : 532–538, 2009

138) Podsiadlo, D et al : The timed 'Up & Go' : a test of basic functional mobility for frail elderly persons. J Am Geriatr

Soc 39 : 142–148, 1991

139) Shumway-Cook, A et al : Predicting the probability for falls in community-dwelling older adults using the timed-up & go test. Phys Ther 80 : 896–903, 2000

140) Guralnik, JM et al : A short physical performance battery assessing lower extremity function : association with self-reported disability and prediction of mortality and nursing home admission. J Gerontol 49 : M85–94, 1994

141) Chen, LK et al : Asian Working Group for Sarcopenia : 2019 Consensus update on sarcopenia diagnosis and treatment. J Am Med Dir Assoc 21 : 300–307, 2020

142) Cruz-Jentoft, AJ et al : Sarcopenia : revised European consensus on definition and diagnosis. Age Ageing 48 : 16–31, 2019

143) Guralnik, JM et al : Lower-extremity function in persons over the age of 70 years as a predictor of subsequent disability. N Engl J Med 332 : 556–561, 1995

144) Guralnik, JM et al : Lower extremity function and subsequent disability : consistency across studies, predictive models, and value of gait speed alone compared with the short physical performance battery. J Gerontol A Biol Sci Med Sci 55 : M221–231, 2000

145) Penninx, BW et al : Lower extremity performance in non-disabled older persons as a predictor of subsequent hospitalization. J Gerontol A Biol Sci Med Sci 55 : M691–697, 2000

146) Ostir, GV et al : Lower body functioning as a predictor of subsequent disability among older Mexican Americans. J Gerontol A Biol Sci Med Sci.53 : M491–495, 1998

147) Carrière, I et al : Hierarchical components of physical frailty predicted incidence of dependency in a cohort of elderly women. J Clin Epidemiol 58 : 1180–1187, 2005

148) 牧迫飛雄馬ほか：地域在住後期高齢者における IADL 低下の予測因子としての歩行能力．理療ジャーナル 44 : 611–616，2010

149) Sakamoto, R et al : Predictors of difficulty in carrying out basic activities of daily living among the old-old : a 2-year community-based cohort study. Geriatr Gerontol Int 16 : 214–222, 2016

150) Shimada, H et al : Predictive validity of the classification schema for functional mobility tests in instrumental activities of daily living decline among older adults. Arch Phys Med Rehabil 91 : 241–246, 2010

151) Legrand, D et al : Muscle strength and physical performance as predictors of mortality, hospitalization, and disability in the oldest old. J Am Geriatr Soc 62 : 1030–1038, 2014

152) Koyano, W et al. : Measurement of competence : reliability and validity of the TMIG Index of Competence. Arch Gerontol Geriatr 13 : 103–116, 1991

153) 古谷野亘ほか：地域老人における活動能力の測定―老研式活動能力指標の開発．日公衛誌 34 : 109–114，1987

154) 古谷野亘ほか：老研式活動能力指標の交差妥当性―因子構造の不変性と予測的妥当性．老年社会科学 14 : 34–42，1992

155) Baker, PS et al : Measuring life-space mobility in community-dwelling older adults. J Am Geriatr Soc 51 : 1610–1614, 2003

（池添冬芽）

高齢者の運動療法に関するエビデンス

1. 高齢者の筋力トレーニングのエビデンス

a. 筋力トレーニングの目的

高齢期における筋力低下は，日常生活機能の障害を惹起する．日常生活機能の維持向上を目的とした運動プログラムの実践において，筋力トレーニングがその中核的役割を担う．

高齢者における筋力低下は，加齢により進行し，疾患発症によってその低下はさらに加速する．一般的に筋力は30歳台をピークとして徐々に低下するが，その低下は筋量減少，すなわち筋萎縮よりも大きい[1]．特に，上肢に比べて下肢や体幹の伸筋群の筋力低下は著しく，この低下は歩行機能障害を主体とした日常生活機能の障害と強く関係する．そのため，わが国では，日常生活機能に対する障害予防・機能向上のための運動プログラムが提供され，筋力トレーニングはその中核的役割を担う．

b. 高齢者に対する筋力トレーニングは死亡リスクを減少させるのか？

メタアナリシスによって，筋力トレーニングは高齢者の死亡リスクを有意に減少させるという強い確証が示されている．

高齢者においても，筋力トレーニングによる筋力増強・筋肥大効果を報告した研究は複数存在する．筋力増強による日常生活機能の維持向上が期待できるが，死亡リスクの減少にも有益であろうか？ 2022年に発表されたShailendraら[2]によるメタアナリシスの結果，筋力トレーニング非実施群と比較し，実施群において有意に死亡リスクが減少することが示されている．ここでは，その結果の詳細について紹介する．

この研究では，PRISMAガイドラインに従って文献レビューが実施され，2021年6月の検索時において10編の研究がメタアナリシスのために包含された．筋力トレーニング実施群では，全死因に対して死亡リスクを15%低下〔リスク比（risk ratio：RR）＝0.85；95%信頼区間（confidence interval：CI）[0.77, 0.93]〕，心血管疾患による死亡リスクを19%（RR＝0.81；95% CI [0.66, 1.00]），がんによる死亡リスクを14%低下（RR＝0.86；95% CI [0.78, 0.95]）させることが示唆された（図1）[2]．用量反応メタ分析の結果，筋力トレーニングと全死因死亡リスクとの間に非線形関係があることが示唆され，週当たり約60分の筋力トレーニングにより最大27%死亡リスクの減少が認められた．これらの結果から，高齢者に対する筋力トレーニングは，死亡リスクの減少に有効であるという強い科学的根拠が示されている．

> **メモ　メタアナリシスと結果の見方**
> メタアナリシスとは，複数のランダム化比較試験（randomized controlled trial：RCT）から得られたデータを統合する統計学的手法である．その結果を示す図はforest plotと呼ばれ，統合された結果はひし形によって効果の差を表現される．forest plot中にある垂線は，介入群と対照群が同等の効果があることを示し，ひし形の位置が垂線に重ならず，どちらかに位置している場合に有意に優れている，もしくは劣っていると判断できる．

> **メモ　リスク比**
> リスク比（risk ratio：RR）は，相対リスク（relative risk：RR）とも呼ばれ，介入群と対照群における有害イベント発生率の比によって算出される相対指標である．対照群の有害イベント発生率を分母，介入群の有害イベント発生率を分子として求め，相対リスクが1より小さい場合には有益（介入効果あり），1より大きければ有害（介入効果なし）と判断することができる．

> **メモ　用量反応メタ分析（dose-response meta-analysis）**
> 研究間で異なるトレーニング方法で実施された運動効果を統合し，トレーニング量や期間（用量）とその効果（反応）の関係を定量的に評価する分析方法である．これにより期待される効果に対する最適な介入方法を特定することができる．

c. 低負荷筋力トレーニングによる筋力増強効果は，高負荷筋力トレーニングと同等か？

低負荷強度を用いた筋力トレーニングであって

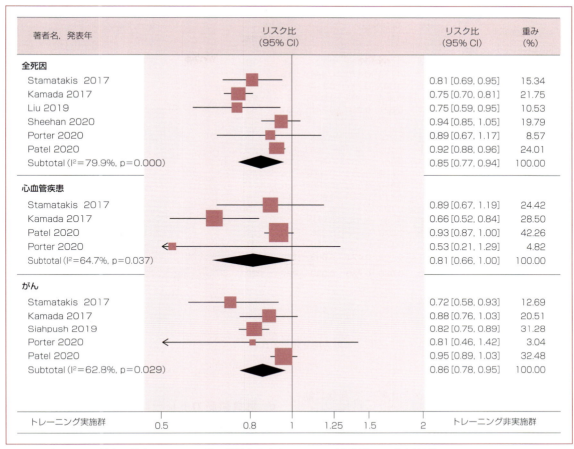

図1 死亡リスクに対する筋力トレーニングの効果を示す forest plot（実施群 vs. 非実施群）

(文献2より筆者訳，改変)

も疲労困憊まで反復回数を確保することで，高負荷強度と同等の筋力増強効果が生じる．

　一般的に健常者に対して筋力増強・筋肥大効果を最大化させるためには，最大挙上重量（1-repetition maximum：1RM）に対する60〜80％を目安とし，高負荷強度を用いた最大反復法による筋力トレーニングが推奨されている[3]．過負荷の原則に基づき，高齢者においても高負荷トレーニングによって筋力増強・筋肥大効果が生じることが古くから知られている．しかし，高齢者に対する高負荷トレーニングは，関節や循環動態への負荷が大きいことから，安全性への懸念がある．それに対し，低負荷強度を採用し，従来の高負荷筋力トレーニングと同等の総負荷量となるよう高頻度に運動を繰り返す低負荷筋力トレーニングの有効性が多数報告されている．

　高齢者に対する筋力トレーニングの筋力増強効果について，Csapoらによるメタアナリシスでは，高負荷または低負荷強度で疲労困憊まで反復する non-work matched 研究と強度と反復回数を考慮してトレーニング負荷量（training volume）が同程度となるように設定された work matched 研究について，それぞれの効果が報告されている（図2）[4]．なお，このメタアナリシスにおける低負荷は20〜60％1RM，高負荷は80〜89％1RMの強度で実施した研究が包含されている．

　メタアナリシスの結果，non-work matched 研究では，高負荷・低負荷条件間に有意差を認めず，筋力増強効果は同程度であった［効果量（effect size：ES）＝0.697；95％ CI［−0.521, 0.980］；p＝0.241］．一方，work matched 研究の分析結果は，高負荷低頻度筋力トレーニングが低

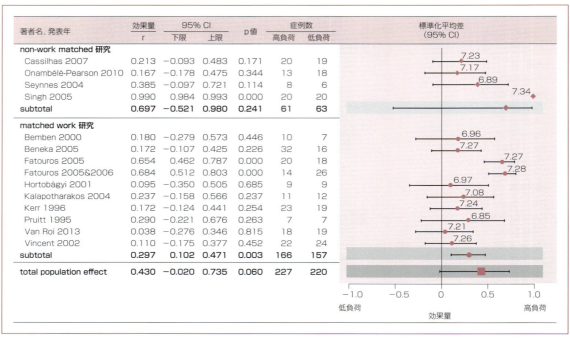

図2 高負荷 vs. 低負荷筋力トレーニングによる筋力増強効果の比較

(文献4より筆者訳,改変)

負荷高頻度筋力トレーニングと比較して有意に筋力増強効果が高いことを示した（ES＝0.297；95％CI［0.102, 0.471］；p＝0.003）．これらの結果は，同程度のトレーニング負荷である場合には高負荷強度が筋力増強には有利であるが，低負荷強度であっても疲労困憊に至る反復回数を確保することで，高負荷強度による筋力トレーニングと同等の効果をもたらすといえる．

メモ　トレーニング負荷量(training volume)
一般的に，負荷強度・1セット当たりの反復回数・セット数を乗じて算出されるトレーニング時の総負荷量として定義される．

メモ　work-matched 条件とは？
異なる負荷強度であってもトレーニング負荷量が同等になるように反復回数やセット数を考慮したトレーニング内容を，work-matched 条件と呼ぶ．トレーニング負荷量が同等であれば，負荷強度や反復回数，セット数は任意に調整可能である．例えば，1RMが50kgの場合，以下のように条件を設定することで，条件間のトレーニング負荷量を同等にすることができる．
　高負荷低頻度トレーニング：80％1RM（40kg）×8回/セット×3セット＝960kg
　低負荷高頻度トレーニング：40％1RM（20kg）×16回/セット×3セット＝960kg

d. 低負荷筋力トレーニングにより筋力増強効果を得るための頻度や継続期間はどのくらい必要か？

低負荷強度であっても週2回以上，8週間以上の筋力トレーニングの実施により，有意な筋力増強効果が得られる．

高齢者を対象に低強度筋力トレーニング（20〜50％1RM）を実施し，膝関節伸展筋力の向上に対する有効性を検証したメタアナリシスのサブグループ解析の結果を紹介する．Kamiyaらは，低負荷筋力トレーニングの頻度が筋力増強効果に及ぼす違いを検証するため，週2回と週3回に分類してメタアナリシスを実施した（図3）[5]．その結果，対照群（筋力トレーニング未実施の観察群）に対して，週2回であっても有意な筋力増強効果を認めているが［標準化平均差（standardized mean difference：SMD）＝0.36；95％CI［0.03, 0.69］；p＝0.03］．週3回では，より大きな筋力増強効果が得られている（SMD＝0.90；95％CI［0.52, 1.27］；p＜0.01）．また，継続期間については，8〜12週間と12週間以上のサブグループに分類し

IV. 高齢者の運動療法に関するエビデンス　75

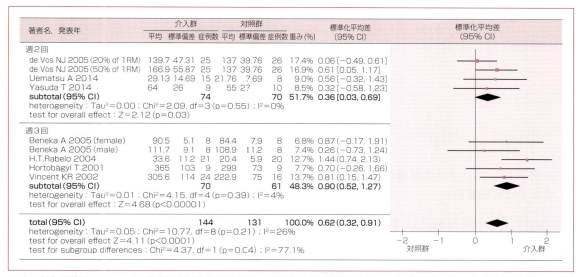

図3　低負荷筋力トレーニングの頻度と筋力増強効果─週2回と週3回のトレーニング頻度の違いによるサブグループ解析─

（文献5より筆者訳）

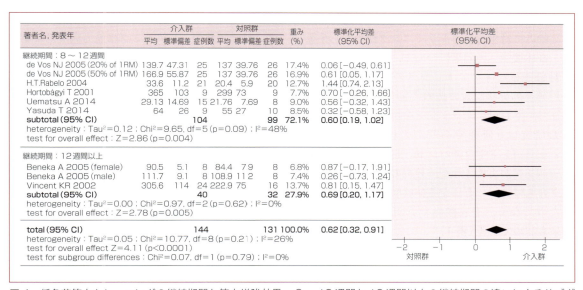

図4　低負荷筋力トレーニングの継続期間と筋力増強効果─8～12週間と12週間以上の継続期間の違いによるサブグループ解析─

（文献5より筆者訳）

たメタアナリシスが実施され（図4）[5]．両条件ともに有意な筋力増強効果が確認されている（8～12週間：SMD＝0.60；95% CI [0.19, 1.02]；p＜0.01．12週間以上：SMD＝0.69；95% CI [0.20, 1.17]；p＜0.01）．継続期間が8週間未満の場合における効果は定かではないが，8～12週間の継続は有意な筋力増強効果をもたらすといえる．

> **メモ　標準化平均差（SMD）**
>
> 効果の大きさを求める際，測定尺度の単位が異なる場合，各研究における介入群と対照群の平均値の差を標準偏差で除したSMDを用いて，研究間のデータが統合される．測定尺度が連続変数である場合に算出され，メタアナリシスのforest plot中，SMD＝0は介入群と対照群における効果に差がないことを示す．SMDの効果量にはCohen's dまたはHedges'gが用いられており，効果量の目安としてd＝0.20～0.49は小，d＝0.50～0.79は中程度，d＞0.80は大とみなす．

表1　高齢者に対する筋力トレーニングがもたらす効果

	論文数	標準化平均差	95％CI	p値
膝伸展筋力	9	0.970	[0.456, 1.485]	<0.001
下肢機能	12	0.625	[0.223, 1.026]	0.002
歩行機能	9	0.360	[−0.016, 0.730]	0.061
ADL・IADL	14	0.589	[0.253, 0.925]	0.001

下肢機能には立ち上がりテスト，timed up & go（TUG），short physical performance battery（SPPB），歩行機能には最大・快適歩行速度が含められている．

（文献6を基に作表）

e. 筋力トレーニングは高齢者の筋力以外の機能向上にも効果的か？

高齢者に対する筋力トレーニングは，筋力増強効果だけでなく，日常生活動作（activities of daily living：ADL）能力や手段的ADL（instrumental ADL）能力の向上に有効である．ただし，ホームエクササイズによる筋力トレーニングに限定すると，筋力やバランス機能の向上効果を認めるものの，身体パフォーマンスの改善効果には乏しい．

高齢者に対する筋力トレーニングがもたらす筋力・身体機能への効果について，651名（14研究）を対象としたメタアナリシスの結果[6]を紹介する．メタアナリシスのために包含された14研究のうち，トレーニングマシンを用いた介入を実施した研究は6研究であり，それ以外はエラスティックバンドや重錘バンド，自重による筋力トレーニングが実施された．分析の結果，トレーニング介入によって有意な膝伸展筋力の向上を認めるだけでなく，下肢機能やADL・IADLの向上効果も認めている（表1）[6]．

ただし，自宅にて実施可能なエラスティックバンドや重錘バンドを用いた筋力トレーニングを実施した研究に限定した場合には，後述のとおり，部分的に異なる結果が報告されている．ホームエクササイズとして実施した筋力トレーニングの効果について，地域在住健常高齢者4,053名（21研究）を対象として分析したメタアナリシスの結果，膝関節伸展筋力（Hedges'g＝0.33；95％CI[0.11, 0.56]；p＝0.004），立ち上がりテスト（Hedges'g＝0.44；95％CI[0.05, 0.83]；p＝0.025），さらにはバランス機能（Hedges'g＝0.32；95％CI[0.16, 0.49]；p＝0.000）の向上が示されている（図5）[7]．一方，timed up & go（TUG, Hedges'g＝0.14；95％

CI[−0.09, 0.38]；p＝0.178）や short physical performance battery（SPPB, Hedges'g＝0.15；95％CI[−0.13, 0.43]；p＝0.248）の効果を認めていない．ホームエクササイズとしての筋力トレーニングによる重大な有害事象は報告されておらず，安全性が示されている．一方，アドヒアランスは平均67％（47～97％）となっており，筋力トレーニングを継続させるための取り組みが課題であるといえる．

これら2つのメタアナリシスの結果から，高齢者に対する筋力トレーニングは筋力向上効果を有するが，SPPBのような身体パフォーマンス指標を向上させるためには，トレーニングマシンを用いるような高強度なトレーニングが必要であることを示唆している．

メモ　Hedges'g

効果量を示すd族の一つである．2つの標本間の平均値の差をプールされた不偏分散の平方根で割って標準化したもの．

メモ　アドヒアランス

介入研究における継続率を示す指標として使用される．一般的な目安として80％以上の継続率（全介入機会に対する実際に実施した介入機会の割合）が良好とされ，それ以下は脱落（ドロップアウト）として扱われることがある．アドヒアランスとコンプライアンスは同義である．

f. 筋力トレーニングは疼痛改善効果があるのか？

運動療法の実施は疼痛改善に有効である一方，筋力トレーニング単独による疼痛改善効果は限定的である．

線維筋痛症を含む，上下肢に疼痛を認める有疾患者に対して運動療法が実施された15編（n＝926）の研究に対するメタアナリシスの結果[8]，運

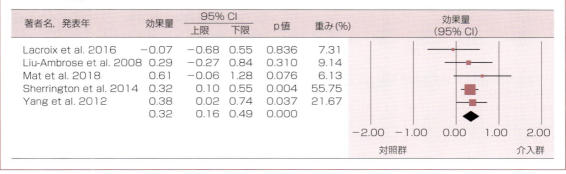

図5 膝伸展筋力・立ち上がりテスト・バランス機能に対するホームエクササイズの効果（非実施群 vs. ホームエクササイズ実施群）

(文献7より筆者訳, 改変)

動療法非実施群と比較し，有意な疼痛改善効果が示されている（Hedges'g＝0.60；95％ CI [0.16, 1.05]；p＝0.008）．一方，筋力トレーニングのみ実施した研究では，有意な疼痛改善効果を認めていない（図6）[8]．Hedges'g＝0.49；95％ CI [−0.04, 1.02]；p＝0.071）．年代別にみると，中高齢者だけではなく，45歳未満の成人においても運動療法による疼痛改善効果を認めている．なお，この

メタアナリシスに包含された研究で実施された運動療法は，筋力トレーニングのほか，ピラティスやヨガ，有酸素運動，水中療法，ストレッチが含まれている．

また，高齢者に代表的な運動器疾患である変形性膝関節症に対する筋力トレーニングは，膝関節伸展筋力の有意な向上効果を有するが，その筋力改善率がトレーニング前と比較して30％以上で

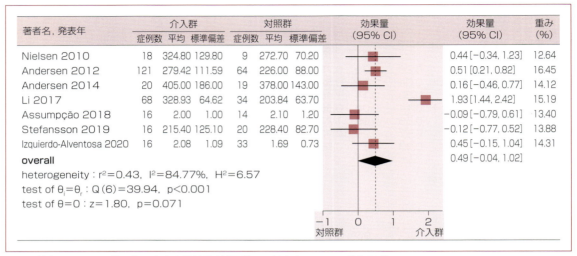

図6 筋力トレーニングによる疼痛改善効果（対照群 vs. 筋力トレーニング介入群）

（文献8より筆者訳）

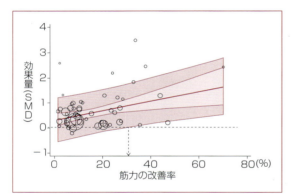

図7 変形性膝関節症に対する筋力トレーニングによる膝伸展筋力と疼痛改善効果
効果量の95％信頼区間（95％CI）のX軸に対する近似から、疼痛改善の有意な変化をもたらすために必要な膝伸展筋力の改善率の下限は30％程度であることがわかる。つまり筋力トレーニングによる膝伸展筋力の改善率が30％以上である場合、疼痛の改善効果が期待できると考えられる。

（文献9より筆者訳）

ある場合に限り、疼痛改善効果を認める（図7）[9]。

2. 高齢者のバランストレーニングのエビデンス

a. バランストレーニングの目的

バランストレーニングは、姿勢安定性の向上および転倒予防を目的として実施され、高齢者の生活機能維持向上のための重要なトレーニング要素の一つである。

高齢者に対するバランストレーニングは、姿勢安定性の向上および転倒予防に対する有効性を示すエビデンスが複数ある[10,11]。バランス機能低下による転倒発生や転倒による骨折は、要介護リスクとなるため、予防的介入の必要性が高いといえる。バランス機能の改善に効果的な方法を実践し、日常生活機能の維持向上、転倒リスクの軽減につなげていくことが重要である。

b. バランストレーニングは、どのようなバランス機能を改善させるのか？

週2回、3～4週間以上のバランストレーニングの実施は、静的立位・動的バランスに対して有効である。

65歳以上の地域在住高齢者を対象としてバランストレーニングを実施した23編（n＝1,220）の研究に対するメタアナリシスの結果を紹介する[10]。このシステマティックレビューでは、バランストレーニングと筋力トレーニングを併用したプログラムの研究は包含されていないため、バランストレーニングのみを実施した際の効果を検証したものである。バランストレーニングとして、不安定板上での立位バランス課題（開眼・閉眼条件）のほか、障害物回避歩行が主に実施されていた。

分析の結果、バランストレーニングは、静的立

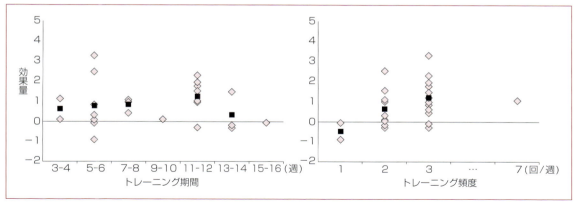

図8 バランストレーニングによる有効な効果を得るための期間と頻度
◇は各研究における効果量（正の値は介入群）を示し，■は研究間の平均効果量を示す．

（文献10より筆者訳）

図9 multitarget stepping 課題
指定されたカラーのブロックシートを通過するステッピング課題であり，シート数を増加させるほど難易度が上がる．

（文献12より筆者訳）

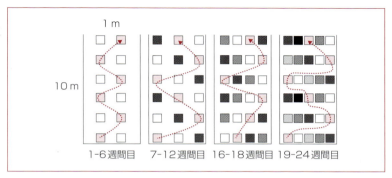

位バランス［片脚立位時の足圧中心（center of pressure：COP）軌跡など］や動的バランス（functional reach test や TUG など），バランステストバッテリー［Berg balance scale（BBS）など］の有意な改善効果を認めた．一方，リアクションバランス（外乱動揺後の COP 軌跡など）には，有意な改善効果を示さなかった．また，有効な効果を得るためには，最低3〜4週間以上（最大効果は11〜12週間），週2回以上（最大効果は3回／週）のバランストレーニングが必要である（図8）[10]．

c. ステップエクササイズはバランス機能の向上や転倒リスクの軽減に有効か？

ステップエクササイズは，課題反応時間や動的なバランス機能を改善させ，転倒発生率を減少させる効果がある．

ステップエクササイズには，ランダムに表示される提示条件と同方向にステップする反応課題，動揺刺激に対してステップ反応する課題，さらには設定された対象物に到達もしくは回避しながら歩行する課題などが用いられる（図9）[12]．これらのステップエクササイズの効果を検証したメタアナリシスの結果（図10）[11]，課題反応時間［平均差（mean difference：MD）＝−35.32；95％ CI［−53.69, −16.95］；p＜0.001），TUG（MD＝−1.61；95％ CI［−2.81, −0.41］；p＝0.009）に有意な改善を認めている．一方，BBSやファンクショナルリーチには効果を認めていない．また，ステップエクササイズは，転倒発生率［率比（rate ratio：RR）＝0.48；95％ CI［0.36, 0.65］；p＜0.001）の有意な減少効果を認め，転倒発生を約50％低下させる効果を有することが示唆されている（図11）[11]．

> **メモ　平均差**
> 平均差は測定されたデータの単位に依存し，群間の差の平均を表す．それに対して標準化平均差（SMD）は異なる尺度・単位を統合し，標準化された群間の差の平均を表す．

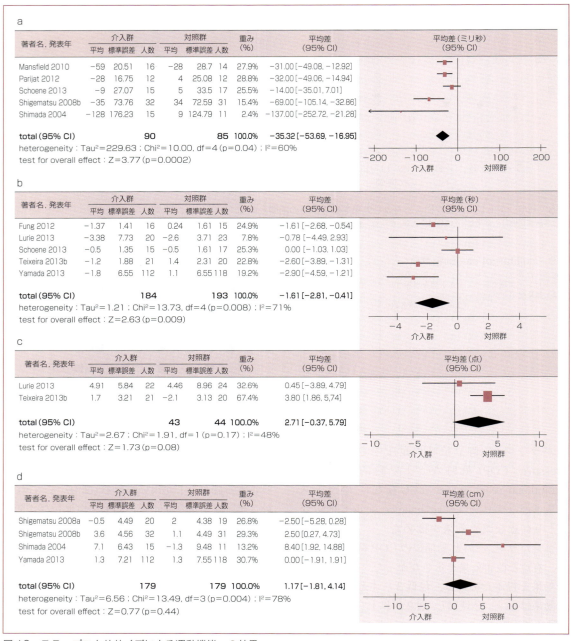

図10 ステップエクササイズによる運動機能への効果
a：ステップ反応時間．b：timed up & go．c：Berg balance scale．d：ファンクショナルリーチに対するステップエクササイズの効果．
(文献11より筆者訳，改変)

メモ　率比（rate ratio）

率比は2つの群（例えば，曝露群と非曝露群）のイベント発生率の比率を示す指標であり，率比＝治療群の人時発生率／対照群の人時発生率として計算される．率比は時間的要因を考慮したイベント発生の比率を示し指標であるのに対し，相対危険度［リスク比（risk ratio）］は時間の要素を含まないイベント発生の比率を示す指標である．

	イベント発生数	延べ観察期間	人時発生率
曝露群	a	b	a/b
非曝露群	c	d	c/d

率比 =（a/b）/（c/d）= ad/bc

Ⅳ. 高齢者の運動療法に関するエビデンス

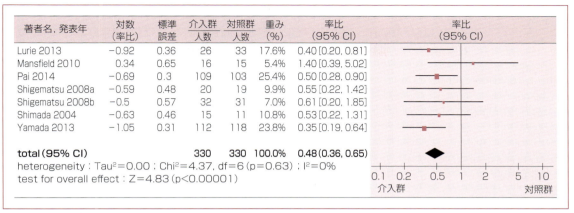

図11 ステップエクササイズによる転倒発生率の減少効果

(文献11より筆者訳)

	イベント発生数	イベント非発生数	合計	発生率
曝露群	a	b	a+b	a/(a+b)
非曝露群	c	d	c+d	c/(c+d)

リスク比＝(a/(a+b))/(c/(c+d))

d. VRによるトレーニングでバランス機能は向上するのか？

virtual reality (VR) を用いたトレーニングはバランス機能を向上させるが，従来のバランストレーニングに比べるとその効果は乏しい．

地域在住高齢者を対象にVRを用いてバランストレーニングを実施した18編 (n=619，平均年齢76±5歳) の研究に対するメタアナリシスの結果[13]，VRトレーニング群では，対照群 (トレーニングを実施していない観察群) と比較して有意にBBSやTUGを向上させることが示されている (SMD=0.54；95％CI [0.24, 0.84]；p<0.001)．しかし，従来のバランストレーニング (ボールエクササイズや太極拳など) を実施した群では，VRトレーニング群よりもBBSやTUGに対する効果がわずかに優れており (SMD=−0.44；95％CI [−0.87, 0.00]；p=0.003)，VRを用いたバランストレーニングの有効性を認めていない (図12)[13]．なお，このシステマティックレビューに包含されているVRトレーニングとは，"exergaming" と定義されるテレビゲームによるエクササイズを中心としたものである．

3. 高齢者の有酸素トレーニングのエビデンス

a. 高齢者に対する有酸素トレーニングは持久力の改善に有効か？

ウォーキングと自転車エルゴメーターによる有酸素運動は，健常高齢者や内部障害を有する患者における心肺機能の向上に有効である．

高齢者に対して有酸素運動を実施した10編 (n=348) の研究に対するメタアナリシスの結果，対照群 (10編中8編が非運動群) と比較して有酸素トレーニング実施群では，最大酸素摂取量 (VO_2 peak) に対する有意な効果が示されている (図13)[14]．MD=1.56；95％CI [0.90, 2.23]；p<0.0001)．この効果は，健常高齢者だけでなく，慢性呼吸器疾患・心疾患・高血圧を含む有疾患群においても認めている．有酸素トレーニングとして，ウォーキングと自転車エルゴメーターが採用されているが，最適な運動プログラムについては言及されていない．

b. 高齢者の持久力に対する有酸素トレーニングと筋力トレーニングの併用効果は？

筋力トレーニングの実施により心肺機能を向上させるが，有酸素トレーニングと筋力トレーニングの併用による相乗効果は認めない．

高齢者に対して筋力トレーニングを実施するだ

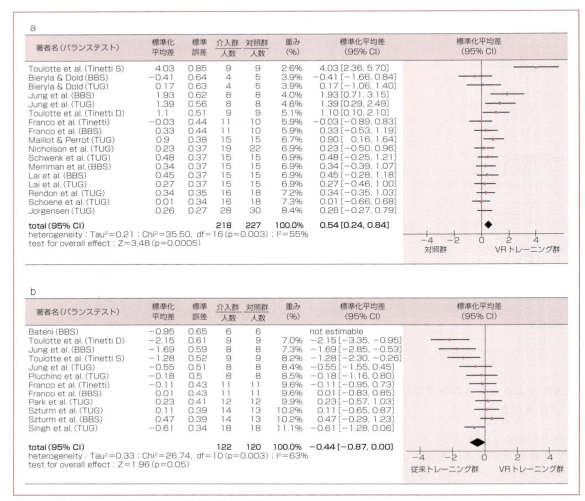

図12 VRトレーニングのバランス機能に対する効果
a：対照群 vs. VRトレーニング群．b：従来トレーニング群 vs. VRトレーニング群．

(文献13より筆者訳，改変)

けでも，VO_2 peak や嫌気性代謝閾値（anaerobic threshold：AT）の上昇，6分間歩行距離の延長に有効であることがメタアナリシスの結果として報告されている[15]．有酸素トレーニングと筋力トレーニングを併用した介入研究のメタアナリシスの結果，併用群における心肺機能の向上効果は有酸素トレーニング単独で実施した群と同程度であり，併用効果を認めていない（図14）[16]．

c. 虚弱高齢者に対する有酸素トレーニングは，身体機能の改善に有効か？

虚弱高齢者に対する有酸素トレーニングは，身体機能の改善に有効であり，他の運動介入よりも効果的である可能性が高い．

介護施設入所中の虚弱高齢者に対する運動療法の効果を分析したネットワークメタアナリシスの結果（105編，n＝7,759）[17]，ADL機能や歩行機能，筋力といった身体機能の改善を認めている（SMD＝0.13；95％ CI［0.04, 0.21］）．これについて運動タイプ別に分析した結果，体操や文化的活動などを実施した標準ケアに対して，バランス・有酸素トレーニング・筋力トレーニング・複合トレーニングのすべてが優れた効果を有することが示されている．これらのうち，有酸素トレーニングは他の運動介入に比べて一貫した効果を認め，最も効果的であることが示唆されている（図

IV. 高齢者の運動療法に関するエビデンス

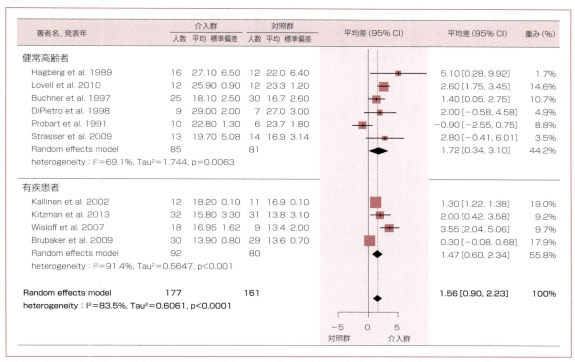

図13 心肺機能（VO₂ peak）に対する有酸素トレーニングの効果（非運動群 vs. 有酸素トレーニング群）
点線は統合された平均差（VO₂ peak＝1.56 mL/（kg・分）を示し，有酸素運動が心肺機能の向上に有効であることを意味する．

（文献14より筆者訳）

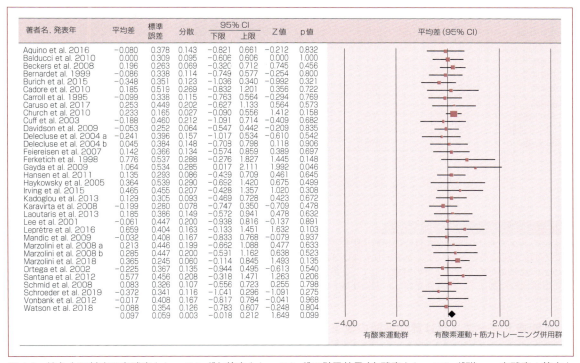

図14 持久力に対する有酸素トレーニングと筋力トレーニングの併用効果（有酸素トレーニング群 vs. 有酸素＋筋力トレーニング併用群）

（文献16より筆者訳，改変）

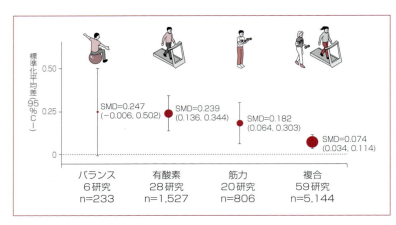

図15 高齢者の身体機能に対する運動介入別の効果の違い
標準ケアと比較した際の各運動介入による効果の程度を示す．バランストレーニングは効果量が0.25と大きいが不確実性が高く（95% CI が大きく），有意な身体機能向上効果を認めていない．一方，有酸素トレーニングは，効果量が大きく，確実性が高いことを示している．
（文献17より筆者訳，改変）

表2 認知機能に対する運動介入効果（調整解析の結果）

	効果量（報告数）	効果推定値（95% CI）	Q統計量
運動の種類			$Q_{328}=781.68$；$p<0.01$
有酸素トレーニング	153	0.24 [0.10, 0.37]	
筋力トレーニング	80	0.29 [0.13, 0.44]	
複合トレーニング	47	0.33 [0.14, 0.53]	
太極拳	25	0.52 [0.32, 0.71]	
ヨガ	28	0.13 [−0.10, 0.36]	
実施時間			$Q_{318}=789.68$；$p<0.01$
45分以下	36	0.09 [−0.28, 0.46]	
45-60分	263	0.31 [0.16, 0.46]	
60分以上	24	0.33 [−0.04, 0.65]	
頻度			$Q_{329}=804.58$；$p<0.01$
週2日以下	92	0.32 [0.13, 0.52]	
週3-4日	229	0.24 [0.07, 0.40]	
週5-6日	13	0.69 [0.10, 1.28]	
強度			$Q_{207}=264.61$；$p<0.01$
低強度	71	0.10 [−0.02, 0.23]	
中強度	57	0.17 [0.03, 0.33]	
高強度	83	0.16 [0.04, 0.27]	
継続期間			$Q_{303}=795.06$；$p<0.01$
4-12週間	78	0.31 [0.09, 0.54]	
13-26週間	170	0.28 [0.10, 0.47]	
26週間以上	86	0.27 [0.03, 0.52]	

（文献18より筆者訳，改変）

15)[17]．

> **メモ　ネットワークメタアナリシス**
> 従来のメタアナリシスは2条件間の比較に限定されていたのに対し，ネットワークメタアナリシスは3条件以上の比較が可能である．その特徴として，2条件間の直接比較に加えて，他条件を介した間接比較も可能である．

d. 有酸素トレーニングは認知機能の改善に有効か？

　有酸素トレーニングは，健常高齢者だけでなく認知機能障害を有する者に対しても認知機能の改善効果がある．

　50歳以上の中高齢者に対する運動介入は，対象者の認知機能にかかわらず，認知機能の改善効果を有することが報告されている[18]．認知機能の改善効果を有する運動の種類として，有酸素トレーニングや筋力トレーニング，それらの複合トレーニングにおいて有効性を認めている（表2）[18]．報告数は少ないものの，太極拳は認知機能の改善に有効であるが，ヨガには改善効果が確認されていない．認知機能の改善には，中程度以上の運動強度にて45～60分間の実施時間，4週

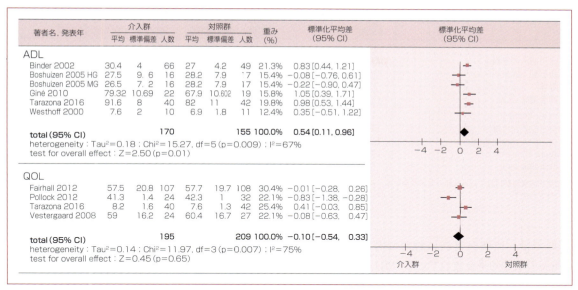

図16 ADLおよびQOLに対する運動介入の効果

(文献19より筆者訳, 改変)

間以上の運動を継続することが有益であることを示唆している（表2）．ただし，これらの結果はQ統計量が有意に大きいため，異質性があることに注意する必要がある．

> **メモ 異質性（heterogeneity）**
> メタアナリシスでは，研究間の結果にバラつきがあるかどうかを異質性の検定を用いて確認する．異質性を評価するための指標として，Q統計量とI^2が用いられ，前者は異質性の有無，後者は異質性の割合を示す．Q統計量が大きい場合，異質性が存在する可能性が高く，p値によって異質性の有無を判断する．また，I^2検定の結果が50％より大きい場合，異質性が高いと判断する．異質性が低いほど，メタアナリシスにおける結果の信頼性はより高いといえる．

4. 高齢者のADL・QOL向上のための運動療法のエビデンス

a. 高齢者に対する運動介入はADLやQOLの向上に有効か？

高齢者に対する運動介入は，ADLの向上に対する有効性を示した一方，QOLへの有益な効果を認めていない．

運動介入が高齢者のADLに及ぼす効果について，Zhangら[19]のメタアナリシスの結果を紹介する．この分析では，22編の運動介入に関する研究が包含されているが，ADLへの効果を検証した研究は5編（n=325）のみであった．ADLの評価には，Functional Status Questionnaire，Groningen Activity Restriction Scale，Barthel indexが用いられていた．介入内容として，筋力・持久力・バランストレーニングを複合的に実施した研究が多くを占めた．メタアナリシスの結果（図16）[19]，対照群（標準ケアや非介入）と比較して，運動介入群において有意なADLの向上効果を認めている（SMD=0.54；95％CI[0.11, 0.96]；p=0.01）．一方，QOL（EuroQoL-5Dimention：EQ-5D，short-form 36：SF-36）に対する運動介入の有効性は認められていない（SMD=−0.10；95％CI[−0.54, 0.33]；p＞0.05）．

b. 疾患のある高齢者に対する運動介入はADLやQOLの向上に有効か？―疾患別の違い―

有疾患者に対する運動介入のADL・QOLへの効果は，疾患によって異なるようである．

Alzheimer型認知症患者に対する運動介入の効果を調査したシステマティックレビューには21編（n=1,337）が包含され，このうちBarthel indexへの効果を評価した4編（n=147）の研究についてメタアナリシスが実施された[20]．その結果，筋力・有酸素トレーニングを含む運動介入実

表3 変形性股関節症，変形性膝関節症に対する運動療法の効果

	論文数	効果量（95％ CI）	I^2（%）
全体			
自己記入式疼痛スコア	69	0.56 [0.44, 0.68]	74.1
自己記入式機能スコア	65	0.50 [0.38, 0.63]	74.5
身体パフォーマンス	73	0.46 [0.35, 0.57]	70.5
健康関連 QOL	33	0.21 [0.11, 0.31]	36.4
I^2＜30％に限定			
自己記入式疼痛スコア	56	0.50 [0.43, 0.58]	27.4
自己記入式機能スコア	51	0.43 [0.35, 0.51]	23.5
身体パフォーマンス	68	0.32 [0.25, 0.39]	20.9
健康関連 QOL	32	0.18 [0.09, 0.27]	20.4

運動療法非実施群に対する実施群の効果量を示す．包含されたすべての論文（全体）の効果量，I^2＜30％として分析対象の論文が限定された際の効果量をそれぞれ示す．

（文献22を基に作表）

施群では，標準ケア群に対して有意な Barthel index の改善効果を認めている（MD＝8.36；95％ CI [0.63, 16.09]；p＝0.035）．一方，認知症患者の QOL に対する運動介入の効果をメタアナリシスした報告（6編，n＝765）では，その有効性は示されていない（SMD＝0.33；95％ CI [−0.21, 0.87]）[21]．

下肢変形性関節症（osteoarthritis：OA）に対する運動療法の効果について分析したメタアナリシスの結果を**表3**[22]に示す．この分析では，77編（n＝6,472）の介入研究が採用され，QOL に対する効果を評価した研究のうち，膝 OA を対象とした研究が71％を占めた．このメタアナリシスでは，QOL だけでなく，自己記入式疼痛や機能スコア，身体パフォーマンスについても運動療法の効果が検証された．その結果，運動療法非実施群と比較し，運動療法実施群の効果は，疼痛・機能スコアや身体パフォーマンスの有意な改善効果を認めた．QOL もまた運動療法の有効性を認めたが，その効果の程度は疼痛や機能の改善に比べると相対的に小さいものであった．ただし，これらのメタアナリシスの結果は，異質性が高く（I^2が高値），研究間の効果にバラつきがあることが示唆された．そこで，異質性が低くなるように（I^2が30％未満となるように）論文を限定したメタアナリシスが再度実施され，その結果，運動介入は身体機能や QOL の改善に有効であることが示された．

c. 運動介入の種類により QOL に及ぼす効果に違いはあるか？

高齢者の QOL 向上を目的とした運動介入について，運動タイプの違いによる効果の差は明らかではない．

ホームエクササイズとして筋力トレーニングを実施し，高齢者の QOL に対する効果を検証した4研究（n＝939）の統合結果は，その有効性を否定している（QOL 指標，EQ-5D；Hedges'g＝0.15；95％ CI [−0.17, 0.47]）[7]．SF-12 を用いて身体機能・精神機能の下位項目別に検証した結果もまた，筋力トレーニングによる QOL 向上効果を認めていない（身体機能：Hedges'g＝0.10；95％ CI [−0.12, 0.32]，精神機能：Hedges'g＝0.13；95％ CI [−0.13, 0.38]）．一方，有酸素運動の QOL に対する効果を調査した3つの RCT の結果は，すべてが介入後に QOL 尺度の向上を報告している[23]．地域在住高齢者の QOL を向上させるための効果的な運動介入の種類について，直接的に比較した研究が限定されており，明確なエビデンスは確立されていないといえる．

5. サルコペニア予防・改善のための運動療法のエビデンス

a. サルコペニア予防に運動療法は有効か？

サルコペニア予防に対する運動療法のエビデンスは限定的であるが，高齢者に対する運動療法は

筋量維持・機能低下予防に有効であるため，サルコペニア予防として運動療法の実践は推奨される．

サルコペニア予防には，筋量や身体機能の低下が生じる高齢期よりも早期に運動習慣を確保することの重要性が複数報告されている[24]．日本サルコペニア・フレイル学会が策定したサルコペニア診療ガイドラインでは，「運動習慣ならびに豊富な身体活動はサルコペニアの発症を予防する可能性があり，運動ならびに活動的な生活を推奨する」と結論づけられている[25]．このステートメント作成にあたり，採用された論文は9編であったが，いずれも介入研究ではなく，縦断研究・横断研究によって導かれた結論である．そのため，運動によるサルコペニア発症予防のエビデンスは限定的であることに注意したい．ただし，高齢期において筋力トレーニングを主体とした運動介入による筋量減少・機能低下予防の効果は明らかであり（詳細は本章1「高齢者の筋力トレーニングのエビデンス」参照），運動療法がサルコペニア予防に有効であると考えられる．

b. サルコペニア予防に筋力トレーニングと栄養療法の併用は有効か？

サルコペニア予防として筋力トレーニングは必須であるが，栄養療法の併用による相乗効果は限定的である．

Choiら[26]は，地域在住健常高齢者を対象に筋力トレーニングと栄養療法の併用効果を検証した介入研究22編を抽出し，筋量や身体機能に対するその併用効果についてメタアナリシスを実施した．その結果，いずれの項目においても，筋力トレーニング単独に対して筋力トレーニングと栄養療法の併用効果を認めていない（図17）[26]．副次的解析として実施された栄養療法のタイプ別効果として，筋力トレーニングとクレアチン摂取の併用は除脂肪体重の増加に有用であることが示されている（採用論文4編．MD＝2.61；95％CI[0.51, 4.72]）．また，筋力トレーニングに加えてビタミンD3を摂取した際の筋力に対する効果を調べたメタアナリシスでは，その併用は筋力トレーニング単独よりも筋力増強効果が高いことが示されている（SMD＝0.98；95％CI[0.73, 1.24]；p＜0.001）.

しかし，このメタアナリシスは3編（n＝266）の統合結果であり，異質性が高い（I^2＝70％）ため，解釈に注意が必要といえる[27]．

c. サルコペニアに対する効果的な運動療法は何か？

サルコペニアに対する運動療法として筋力トレーニングは最も効果的で推奨され，有酸素・バランストレーニングの併用，さらに栄養療法の併用による相乗効果が期待できる．

Shenら[28]は，サルコペニアに対して運動療法を実施したRCT 42編（n＝3,728，平均年齢72.9歳，女性73.3％）を抽出し，運動療法の種類とその効果を検証するメタアナリシスを実施した．その結果，筋力トレーニング単独の運動介入であっても，標準ケアと比較して有意な筋力増強効果（MD＝2.69；95％CI[1.78, 3.61]）を認めており，栄養療法を併用することでより大きな筋力増強効果（MD＝3.93；95％CI[2.22, 5.65]）が得られている（表4a）[28]．また，筋力・バランストレーニング＋栄養療法（MD＝4.19；95％CI[2.55, 5.83]），筋力・有酸素トレーニング＋栄養療法（MD＝3.02；95％CI[1.64, 4.40]）の3種類を併用することの相乗効果が確認されている．これらの結果はエビデンスレベルが高く（表4b）[28]，サルコペニアに対する介入方法として推奨される．一方，筋力・有酸素・バランストレーニング＋栄養療法の併用は，標準ケアと同等の効果であった．筋力トレーニングは，サルコペニアに対する運動療法の中核であり，栄養療法やバランストレーニングもしくは有酸素運動を取り入れることが効果的であるといえる．

6. フレイルに対する運動療法のエビデンス

a. フレイルに対する運動療法は身体機能の改善に有効か？

認知機能障害の有無によらず，フレイル（虚弱高齢者）に対する運動療法は身体機能の改善に有効である．

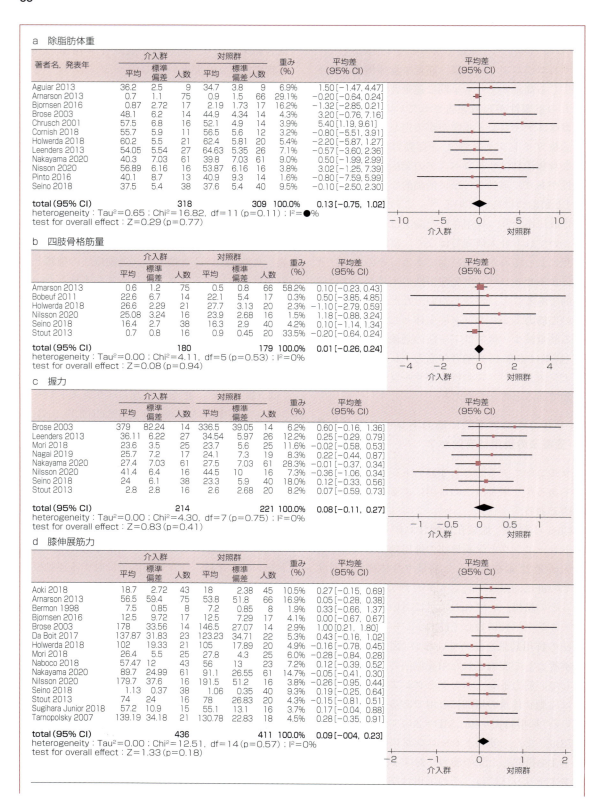

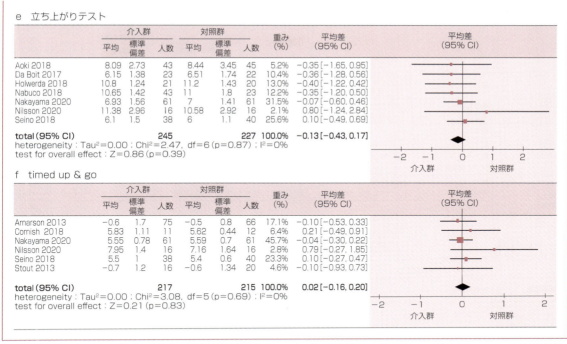

図17 筋力トレーニングと栄養療法の併用効果（筋力トレーニング・栄養療法の併用群 vs. 筋力トレーニング群の比較）
(文献26より筆者訳)

　Treacyら[29]は，65歳以上の虚弱高齢者に対するmobilityトレーニング（立ち上がり・歩行・ステップ運動）の身体機能への効果をコクランシステマティックレビューに報告した．この報告には，RCTによりmobilityトレーニングの効果を検証した12研究（n＝1,317，平均年齢82歳）が包含された．アウトカムとして使用されたSPPBは，対照群において4.69点であり，mobilityトレーニングによって1.00点の改善を認めた（図18[29]．SMD＝0.47；95％ CI [0.24, 0.71]）．この変化は臨床的に意義のある最小変化量（minimal clinically important difference：MCID）である0.5点を上回るものであり，この効果が介入後6カ月間継続することが示されている（SMD＝0.32；95％ CI [0.10, 0.54]）．サブグループ解析として，認知機能障害の有無にて分類した結果，認知機能障害を有する場合であってもmobilityトレーニング介入は身体機能の向上に有効であることが示されている（図18．SMD＝0.91；95％ CI [0.19, 1.64]）．

> **メモ　コクラン（コクラン共同計画）**
> 1992年に英国政府により国民保健サービス（National Health Service：NHS）支援のための研究調査機関として設立された．科学的な根拠に基づく医療（evidence-based medicine：EBM）に基づき，治療や予防のエビデンスを集積したコクランライブラリーを提供している．その中核をなすコクランシステマティックレビューは，RCTに依拠した文献を中心としてEBMの観点から徹底的に吟味されたシステマティックレビューを収録しており，最良のエビデンスにアクセスできる．

b. フレイルに対する効果的な介入方法は何か？

　フレイルに対する筋力トレーニングは虚弱の改善に有効であり，心身運動・有酸素トレーニングを含め，複合的身体トレーニングもまた有効性が示されている．

　虚弱高齢者に対する非薬物療法の効果について，ネットワークメタアナリシスによって介入方法によるその効果の差異が検証されている[30]．60歳以上の虚弱高齢者を対象に非薬物療法による介入を実施したRCT 69編（n＝16,058）が分析

表4 サルコペニアに対する運動療法の種類とその効果

a

介入方法		QOL	筋力増強	身体パフォーマンス		
				快適歩行速度	TUG	立ち上がりテスト
		SMD, 95% CI	MD, 95% CI	MD, 95% CI	MD, 95% CI	MD, 95% CI
筋力トレーニング	筋力トレーニング	1.11 (0.54, 1.68)	2.69 (1.78, 3.61)	0.11 (0.04, 0.18)	−0.83 (−1.68, 0.02)	−0.4 (−2.21, 1.41)
	筋力トレーニング+栄養療法	1.07 (0.23, 1.91)	3.93 (2.22, 5.65)	0.13 (0.01, 0.25)	−0.77 (−2.16, 0.63)	−0.75 (−2.58, 1.07)
筋力+バランストレーニング	筋力+バランストレーニング	0.02 (−0.55, 0.58)	1.23 (−0.16, 2.62)	0.16 (0.08, 0.24)	−1.85 (−3.22, −0.49)	−1.79 (−2.97, −0.60)
	筋力+バランストレーニング+栄養療法	0.36 (−0.26, 0.98)	4.19 (2.55, 5.83)	0.16 (0.06, 0.26)	−1.54 (−3.33, 0.25)	
筋力+有酸素トレーニング	筋力+有酸素トレーニング	−0.07 (−0.52, 0.38)	1.94 (0.79, 3.08)	0.1 (−0.01, 0.22)		−1.72 (−3.17, −0.27)
	筋力+有酸素トレーニング+栄養療法	0.12 (−0.34, 0.58)	3.02 (1.64, 4.40)	0.06 (−0.06, 0.18)		−2.28 (−3.73, −0.83)
筋力+有酸素+バランストレーニング	筋力+有酸素+バランストレーニング	0.68 (0.32, 1.04)	0.2 (−3.5, 3.9)	0.04 (−0.14, 0.22)	−1.7 (−3.99, 0.59)	
	筋力+有酸素+バランストレーニング+栄養療法		1.3 (−0.14, 2.73)			
有酸素運動	有酸素運動	0.58 (−0.06, 1.23)	0.46 (−1.13, 2.04)			
バランストレーニング	バランストレーニング		0.38 (−2.32, 3.09)			

b

分類		エビデンス	
		高い・中程度	低い・非常に低い
効果量　大		効果量中の介入より効果的である	効果量中の介入よりも効果的と考えられる
中		効果量小の介入よりも効果的である	効果量小の介入よりも効果的と考えられる
小		標準ケアと同等である	標準ケアと同等の効果と考えられる

a：各運動療法について標準ケアと比較した際のアウトカム（QOL・筋力増強・身体パフォーマンス）に対する効果を示す．b：その効果の程度とエビデンスレベルによる6段階の分類における解釈を示す．アウトカムに対して当該の運動療法によって得られる効果が大きく，推奨される介入方法は，濃赤で示されている．

（文献28より筆者訳）

のために収集された．非薬物療法のうち，運動療法のタイプ別に介入効果を分析した結果，標準ケアと比較して筋力トレーニングが最も虚弱の改善に有効であることが示された（SMD＝0.58；95％ CI［0.33, 0.83］）．次いで，心身運動（ヨガや太極拳，気功など）による虚弱改善効果が大きく（SMD＝0.57；95％ CI［0.24, 0.90］），複合的身体トレーニング（SMD＝0.47；95％ CI［0.37, 0.57］），有酸素トレーニング（SMD＝0.36；95％ CI［0.09, 0.62］）もまた虚弱の改善に対する有効性を認めている．また，Anguloらは，虚弱レベルに応じた運動療法の種類と強度について言及しており，身体障害者やフレイルに対する運動療法では，筋力トレーニングを優先し，その強度は低負荷にて実施することを推奨している（図19）[31]．

c. フレイルに対する運動療法は転倒発生を減少させるか？

筋力・バランストレーニングや太極拳はフレイルを有する高齢者の転倒発生を減少させる効果がある．

フレイルを有する高齢者に対する筋力トレーニングは筋力増強効果を認めるだけでなく，転倒発生率の低下にも寄与する可能性が指摘されている[32]．このシステマティックレビューには16編が採用されているが，このうち筋力トレーニングによる転倒発生率を報告した研究は4編のみであった．4編中3編は，筋力トレーニングによる転倒発生率の低減効果を認めている．

またZhaoら[33]は，バランストレーニングを含む複合介入は，フレイルに関連した転倒ハイリス

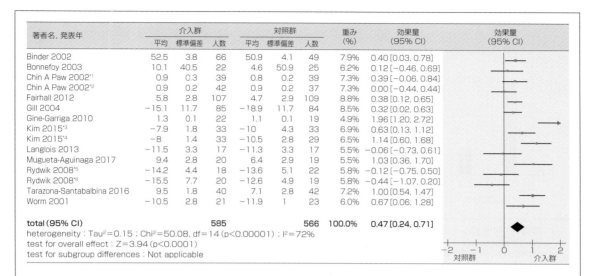
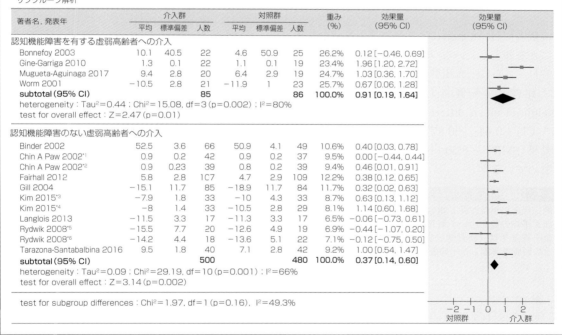

図18 虚弱高齢者に対するmobilityトレーニングが身体機能に及ぼす効果
上段は採用された全研究の統合結果，下段は認知機能障害の有無に分類したサブグループ解析による統合結果を示す．
[1] 監視型運動療法＋栄養強化食品 vs. 栄養強化食品．
[2] 監視型運動療法 vs. 非介入．
[3] 運動療法 vs. 非介入．
[4] 運動療法＋乳脂肪球膜摂取 vs. 乳脂肪球膜摂取．
[5] 筋力トレーニング＋栄養療法 vs. 栄養療法．
[6] 筋力トレーニング vs. 非介入．

（文献29より筆者訳）

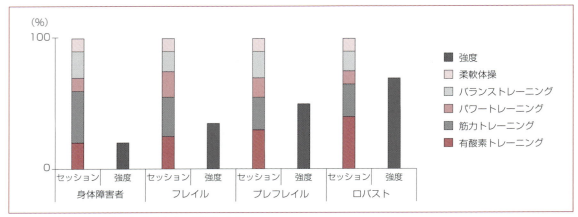

図19　虚弱レベルに応じた運動療法の種類と強度
ロバストでは，運動療法のセッション全体に占める有酸素トレーニングの割合が高く，運動強度も高く設定した介入を推奨している．一方，虚弱になるほど運動療法のセッション全体に占める筋力トレーニングの割合を相対的に高く，運動強度は低く設定した介入を推奨している．

（文献31より筆者訳）

ク高齢者において転倒による傷害発生を減少させることを報告している（RR＝0.90；95％ CI［0.84, 0.97］）．さらに，太極拳による運動介入は，非介入と比較して転倒発生数の減少［加重平均差（weighted mean difference：WMD）＝－0.41；95％ CI［－0.64，－0.17］］および転倒恐怖感の減少効果（SMD＝－0.50；95％ CI［－0.79，－0.22］）を認めている[34]．

メモ　加重平均差（WMD）
測定尺度の単位が同じ場合，両群の平均値の差である加重平均の差を用いて研究間の効果が統合される．加重平均差では，研究間で異なる重要度をもつ場合に，その影響を考慮した平均差を得ることができる．

文献

1) Grosicki, GJ et al：Single muscle fibre contractile function with ageing. J Physiol 600：5005-5026, 2022
2) Shailendra, P et al：Resistance training and mortality risk：a systematic review and meta-analysis. Am J Prev Med 63：277-285, 2022
3) American College of Sports Medicine：American College of Sports Medicine position stand. Progression models in resistance training for healthy adults. Med Sci Sports Exerc 41：687-708, 2009
4) Csapo, R et al：Effects of resistance training with moderate vs heavy loads on muscle mass and strength in the elderly：a meta-analysis. Scand J Med Sci Sports 26：995-1006, 2016
5) Kamiya, M et al：Low-intensity resistance training to improve knee extension strength in community-dwelling older adults：systematic review and meta-analysis of randomized controlled studies. Exp Gerontol 172：112041, 2023
6) Olsen, PØ et al：Effects of resistance training on self-reported disability in older adults with functional limitations or disability - a systematic review and meta-analysis. Eur Rev Aging Phys Act 16：24, 2019
7) Mañas, A et al：Unsupervised home-based resistance training for community-dwelling older adults：a systematic review and meta-analysis of randomized controlled trials. Ageing Res Rev 69：101368, 2021
8) Belavy, DL et al：Pain sensitivity is reduced by exercise training：evidence from a systematic review and meta-analysis. Neurosci Biobehav Rev 120：100-108, 2021
9) Bartholdy, C et al：The role of muscle strengthening in exercise therapy for knee osteoarthritis：a systematic review and meta-regression analysis of randomized trials. Semin Arthritis Rheum 47：9-21, 2017
10) Lesinski, M et al：Effects of balance training on balance performance in healthy older adults：a systematic review and meta-analysis. Sports Med 45：1721-1738, 2015
11) Okubo, Y et al：Step training improves reaction time, gait and balance and reduces falls in older people：a systematic review and meta-analysis. Br J Sports Med 51：586-593, 2017
12) Yamada, M et al：Multitarget stepping program in combination with a standardized multicomponent exercise program can prevent falls in community-dwelling older adults：a randomized, controlled trial. J Am Geriatr Soc 61：1669-1675, 2013
13) Donath, L et al：Effects of virtual reality training (exergaming) compared to alternative exercise training and passive control on standing balance and functional mobility in healthy community-dwelling seniors：a meta-analytical review. Sports Med 46：1293-1309, 2016
14) Bouaziz, W et al：Effect of aerobic training on peak oxygen uptake among seniors aged 70 or older：a meta-analysis of randomized controlled trials. Rejuvenation Res 21：341-349, 2018

15) Smart, TFF et al : The role of resistance exercise training for improving cardiorespiratory fitness in healthy older adults : a systematic review and meta-analysis. Age Ageing 51 : afac143, 2022

16) Khalafi, M et al : Impact of concurrent training versus aerobic or resistance training on cardiorespiratory fitness and muscular strength in middle-aged to older adults : a systematic review and meta-analysis. Physiol Behav 254 : 113888, 2022

17) Valenzuela, PL et al : Effects of physical exercise on physical function in older adults in residential care : a systematic review and network meta-analysis of randomised controlled trials. Lancet Healthy Longev 4 : e247-e256, 2023

18) Northey, JM et al : Exercise interventions for cognitive function in adults older than 50 : a systematic review with meta-analysis. Br J Sports Med 52 : 154-160, 2018

19) Zhang, Y et al : Exercise interventions for improving physical function, daily living activities and quality of life in community-dwelling frail older adults : a systematic review and meta-analysis of randomized controlled trials. Geriatr Nurs 41 : 261-273, 2020

20) López-Ortiz, S et al : Exercise interventions in Alzheimer's disease : a systematic review and meta-analysis of randomized controlled trials. Ageing Res Rev 72 : 101479, 2021

21) Ojagbemi, A et al : Exercise and quality of life in dementia : a systematic review and meta-analysis of randomized controlled trials. J Appl Gerontol 38 : 27-48, 2019

22) Goh, SL et al : Efficacy and potential determinants of exercise therapy in knee and hip osteoarthritis : a systematic review and meta-analysis. Ann Phys Rehabil Med 62 : 356-365, 2019

23) Bouaziz, W et al : Health benefits of aerobic training programs in adults aged 70 and over : a systematic review. Arch Gerontol Geriatr 69 : 110-127, 2017

24) Tabata, H et al : Effects of exercise habits in adolescence and older age on sarcopenia risk in older adults : the Bunkyo Health Study. J Cachexia Sarcopenia Muscle 14 : 1299-1311, 2023

25) 日本サルコペニア診療ガイドライン作成委員会：運動がサルコペニア発症を予防・抑制できるか？ サルコペニア診療ガイドライン 2017 年度版，ライフサイエンス出版，東京，36-37，2017

26) Choi, M et al : Does the combination of resistance training and a nutritional intervention have a synergic effect on muscle mass, strength, and physical function in older adults? a systematic review and meta-analysis. BMC Geriatr 21 : 639, 2021

27) Antoniak, AE et al : The effect of combined resistance exercise training and vitamin D_3 supplementation on musculoskeletal health and function in older adults : a systematic review and meta-analysis. BMJ Open 7 : e014619, 2017

28) Shen, Y et al : Exercise for sarcopenia in older people : a systematic review and network meta-analysis. J Cachexia Sarcopenia Muscle 14 : 1199-1211, 2023

29) Treacy, D et al : Mobility training for increasing mobility and functioning in older people with frailty. Cochrane Database Syst Rev 6 : CD010494, 2022

30) Sun, X et al : Comparative effectiveness of non-pharmacological interventions for frailty : a systematic review and network meta-analysis. Age Ageing 52, 2023

31) Angulo, J et al : Physical activity and exercise : strategies to manage frailty. Redox Biol 35 : 101513, 2020

32) Lopez, P et al : Benefits of resistance training in physically frail elderly : a systematic review. Aging Clin Exp Res 30 : 889-899, 2018

33) Zhao, R et al : The efficacy and safety of exercise for prevention of fall-related injuries in older people with different health conditions, and differing intervention protocols : a meta-analysis of randomized controlled trials. BMC Geriatr 19 : 341, 2019

34) Huang, CY et al : The effect of Tai Chi in elderly individuals with sarcopenia and frailty : a systematic review and meta-analysis of randomized controlled trials. Ageing Res Rev 82 : 101747, 2022

（谷口匡史）

V 高齢者に対する運動療法の実際

1. 高齢者に対する筋力トレーニングの実際

a. 高齢者における筋力増強メカニズム

高齢者の筋力トレーニングによる筋力増強には、様々な要素が関与する。

トレーニング初期に生じる筋力増強は、若年者と同様に高齢者においても運動単位の動員(recruitment)や発射頻度(firing rate)の増加といった神経的要因によってもたらされる。筋電図を用いて神経的要因を分析した研究によると、若年者と比べて高齢者では最大収縮時における主動作筋の筋活動量の低下や拮抗筋の共収縮の増加がみられ[1,2]、これらは加齢による筋力低下を説明する神経的要因と解釈されている。また、中高齢者を対象に筋力トレーニングを実施した結果、筋力増強に伴って最大収縮時の主動作筋における筋活動量の増加や拮抗筋における共収縮の抑制といった神経的要因の改善が認められることが証明されている[3,4]。加齢に伴う筋力低下は神経的要因が大きいことから、高齢者においてはこの神経的要因の改善による筋力増強効果が得られやすい。

トレーニング4〜6週目以降のさらなる筋力増大には、神経的要因に加えて筋肥大を伴う筋力増強も期待できる。高齢者でも筋肥大効果が認められるものの、一般的には筋力トレーニングを実施したときの高齢者の筋肥大反応は、若年者と比べると弱まると考えられている[5,6]。その要因としては、筋線維の蛋白質合成速度が加齢によって遅くなること[7]や抵抗運動に対するホルモンの同化作用・異化作用の反応が若年者と高齢者とで異なること[8,9]が挙げられている。しかしながら、筋力トレーニングを行うことによって、蛋白質合成過程が促進されたり[10]、筋サテライト細胞の増殖が活性化されたり[11]といった筋の適応能力は一生涯を通して継続し、ヒトは何歳になっても筋力増強・筋肥大が可能である。

> **メモ** 筋サテライト細胞
> 筋サテライト細胞（筋衛星細胞）は筋線維の細胞膜外に存在し、筋組織の再生能力の中心的役割を担う。加齢に伴い筋サテライト細胞の数および増殖能力が低下するとされている。

b. 高齢者に対する筋力トレーニングの効果

加齢に伴う筋力低下・筋萎縮の予防・改善対策としては、筋力トレーニングが最も有効な手段である。

1980年代の終わりにFronteraら[12]によって、高齢者に対する高強度の筋力トレーニングによる筋肥大を伴う筋力増加が報告されてから、高齢者でも筋力増強・筋肥大効果が得られることが多くの研究によって認められている。また、1990年のFiataroneら[13]の90歳台の超高齢者を対象とした研究においても、8週間の筋力トレーニングの結果、大腿四頭筋の筋力が約2倍に増加し、筋横断面積が約11％増大することが確認されており、超高齢となっても筋力増強・筋肥大効果が得られることが古くから知られている。

高齢者の筋力トレーニングによる効果について

表1 筋力トレーニングによる主な臨床的効果

筋量、筋力の増加
動作能力の改善
骨密度の増加
有酸素能力の向上
静的・動的バランスの改善
関節可動域の増加
全体的な身体的活動レベルの増加
転倒予防
身体のエネルギー消費の増加
関節炎の徴候と症状の改善
抑うつ症状の減少
自己効力感の向上
気力の改善
食欲の増加
睡眠の改善
インスリン感受性の増加
肥満改善、内臓脂肪の減少
冠動脈疾患の症状の減少
蛋白質代謝の改善

表2 高齢者に対する筋力トレーニング効果のエビデンス

アウトカム	研究数	対象者数	効果量（95％CI）	p値	効果判定
下肢筋力	73	3,059	SMD 0.84［0.67, 1.00］	<0.0001	◎
バランス能力	17	996	SMD 0.12［0.00, 0.25］	0.057	×
6分間歩行テスト	11	325	WMD 52.4 m［17.4, 87.4］	<0.001	○
歩行速度	24	1,179	WMD 0.08 m/秒［0.04, 0.12］	<0.001	○
立ち座り時間	11	384	SMD −0.94［−1.49, −0.38］	<0.001	○
日常生活動作（ADL）	3	330	SMD 0.04［−0.18, 0.26］	0.7	×
意欲（SF-36における vitality）	10	611	WMD 1.33［−0.89, 3.55］	0.2	×

◆ SMD：standardized mean difference．WMD：weighted mean difference

（文献15より筆者訳，改変）

表3 地域在住高齢者に対する低強度筋力トレーニングの効果

アウトカム	研究数	対象者数	効果量（95％CI）	p値	効果判定
■筋力・筋量					
握力	1	42	SMD 0.34［−0.27, 0.95］	0.27	×
膝伸展筋力	14	459	SMD 0.64［0.26, 1.01］	<0.001	○
筋量	5	163	SMD 0.17［−0.14, 0.49］	0.27	×
■バランス能力					
片脚立位時間	3	61	SMD 0.45［−0.09, 0.98］	0.10	×
ファンクショナルリーチ	2	38	SMD 1.58［0.82, 2.34］	<0.001	○
■移動動作能力					
timed up & go（TUG）	4	137	SMD −1.42［−2.49, −0.35］	<0.05	○
通常歩行速度	5	211	SMD 0.11［−0.44, 0.66］	0.70	×
最大歩行速度	2	48	SMD 0.18［−0.40, 0.77］	0.54	×
6分間歩行テスト	2	38	SMD 1.46［−0.18, 3.09］	0.08	×
■身体活動量（kcal/日）	1	18	SMD 0.18［−0.77, 1.13］	0.72	×
■精神心理機能（転倒恐怖感）	1	57	SMD −0.31［−0.84, 0.21］	0.24	×

（文献16を基に作表）

は，筋力増強・筋肥大の他にも様々な臨床効果が期待できる（表1）．システマティックレビューにおいても，筋力トレーニング単独の効果として，筋力増強効果のみならず，6分間歩行テストや歩行速度・立ち座り時間というような歩行持久力や動作速度の向上に対して有効であることがエビデンスとして認められている[14]（表2）[15]．しかしながら，全般的な日常生活動作（activities of daily living：ADL）の自立度やバランス能力に対するエビデンスは明らかではないとされている（表2）．ADL改善のための運動トレーニングとしては筋力トレーニングが最も一般的な選択肢となるものの，高齢者のADLレベルに効果を反映させるためには，筋力トレーニングに動作トレーニングやバランストレーニングを加えるなど，多様な運動要素を組み合わせた複合的な運動プログラムの導入が望ましいと考えられる．

c. 理学療法ガイドラインからみた高齢者に対する低強度筋力トレーニングの有効性

理学療法ガイドライン第2版「地域理学療法ガイドライン」では，地域在住高齢者に対する低強度筋力トレーニングの有効性が示されている（表3）[16]．

地域理学療法ガイドライン[16]では，60％1RM以下での低強度筋力トレーニングを実施している高齢者を介入群，トレーニングを実施していない高齢者を対照群として，低強度筋力トレーニングの効果についてのメタアナリシスがされている．その結果，膝伸展筋力に対する有意な効果が認められている一方で，筋量に対する効果は認められていない．筋量に対する効果がみられなかった理由の一つとして，メタアナリシスに採用された論文のトレーニング条件において，強度あるいは運

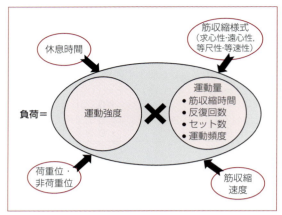

図1 トレーニング負荷に影響を及ぼす因子

表4 高齢者の筋力増強・筋肥大に効果的な筋力トレーニング条件

	筋力増強	筋肥大
トレーニング強度	70～79％1RM	51～69％1RM
反復回数	7～9回/セット	7～9回/セット
セット数	2～3セット	2～3セット
トレーニング頻度	2回/週	3回/週

（文献24を基に作表）

表5 Borg主観的運動強度スケール（Borgスケール）

段階	自覚的運動強度	運動強度
6		
7	非常に楽である	5％
8		
9	かなり楽である	20％
10		
11	楽である	40％
12		
13	ややきつい	55％
14		
15	きつい	70％
16		
17	かなりきつい	85％
18		
19	非常にきつい	95％
20		

動量のどちらかが筋肥大効果を得るには不十分であったことが考えられる．例えば，Yasudaら[17]は20～30％1RM強度，反復回数75回でトレーニングを実施しており，筋肥大効果を得るには運動強度が不十分であった可能性が考えられる．一方，Vincentら[18]は50％1RM強度，反復回数13回でトレーニングを実施しており，運動量が不十分であった可能性が考えられる．筋力トレーニングにおける負荷は主として運動強度と運動量（反復回数，セット数など）によって規定されることから（図1），低強度であっても運動量が多ければ，筋肥大効果が得られると考えられている．例えば，Van Roieら[19]は高齢者に対する筋力トレーニングの筋肥大効果について，高強度（80％1RM），反復回数10～15回と低強度（20％1RM），反復回数80～100回で効果は同程度であったこと，つまり比較的軽い強度であっても，反復回数を増やすことによって，高強度と同程度の筋肥大効果が得られることを報告している．そのため，筋肥大効果を得るには十分な運動強度あるいは運動量のいずれかの条件が必要であることが考えられる．

低強度筋力トレーニングのバランス能力向上効果についてのメタアナリシスの結果[16]では，ファンクショナルリーチに対する有意な効果を認めたものの，片脚立位保持時間に対する効果は認められていない．片脚立位保持のような静的バランス能力と比較して，ファンクショナルリーチのような動的バランス能力のほうが筋力の影響が強いとされており，筋力トレーニングによる筋力増強に伴い，動的バランス能力に対する効果も期待できると考えられる．また，移動動作能力に対する効果については，timed up & go（TUG）に対しては有意な効果を認めた一方で，歩行速度に対する効果は認められていない．歩行速度には下肢筋力が関連しているとされているものの，その関係は必ずしも比例関係とはいえないことが多数報告されている[20～22]．例えば，地域在住高齢者を対象に通常歩行速度と等速性下肢筋力との関連について調査を行ったBuchnerら[20]の報告によると，筋力が弱い群では歩行速度と下肢筋力との関連がみられたのに対して，筋力が強い群では関連がみられなかったことを示している．このように，地域在住健常高齢者のような下肢筋力が比較的強い高齢者においては，筋力向上が歩行速度に及ぼす影響は少ない可能性が考えられる．

V. 高齢者に対する運動療法の実際　**97**

表6　高齢者に対する筋力トレーニングの処方

運動強度	●高齢者では環境の変化に適応しにくいため，運動に慣れるまで運動強度は低く設定する ●大きな筋力増強・筋肥大効果を期待するなら60〜80%1 RM，あるいはBorgスケールで15〜17（きつい〜とてもきつい）が推奨される ●体力水準の低い高齢者においては，Borgスケールで13（ややきつい）程度が推奨される ●運動後に関節痛や腫脹・熱感，強い筋肉痛がみられる場合は，運動の内容や強度を変更する ●炎症症状が強い場合や神経症状を有する場合は，負荷をかけた筋力トレーニングは避ける
運動頻度	●高強度の場合は週2〜3日の頻度が効果的（ダメージを受けた筋線維の回復に約48時間必要なため） ●低強度の場合は高頻度が効果的 ●週1日でも筋力維持効果は期待できる

> **メモ**　**理学療法ガイドライン第2版**
>
> 理学療法ガイドライン第2版は「地域理学療法ガイドライン」を含む21領域のガイドラインがあり，すべての領域において公益財団法人日本医療機能評価機構のMinds[23]のガイドライン作成方法に準じて作成された．理学療法ガイドライン第2版　WEB版は日本理学療法学会連合のホームページでも公開されている（https://www.jspt.or.jp/guideline/2nd/）．

表7　高齢者に対する筋力トレーニングの注意点

●高齢になると体力の個人差が大きくなる．そのため，個人の体力レベルに応じた運動処方が非常に重要である
●運動前後のストレッチは時間をかけて行う
●反動をつけないように極めてゆっくり運動を行う．重錘をもち上げるとき，下ろすときはそれぞれ4〜6秒かける
●血圧上昇防止のため，息をこらえないように注意する（例：声を出してカウントしながら行う）
●いつもよりも痛みが強い場合や関節に腫脹・熱感がみられる場合はトレーニングを控える
●運動時の転倒には十分注意する．立位でのトレーニングは転倒防止のため，椅子の背もたれなどを支持して行う　立位が不安定な高齢者はすべて座位で実施する
●運動の継続が重要であるため，楽しく，無理のない範囲での運動を選択する
●空腹時や食後すぐの運動はできるだけ避ける
●疲労や痛みなどの症状については，運動時だけでなく，運動2〜3日後までの様子も聞いておく

d. 高齢者に対する筋力トレーニングの処方

一般的に筋力トレーニングの運動強度が高いほど筋力・筋量増加の効果が期待できるとされている．

筋力増強・筋肥大に効果的なトレーニング条件に関するシステマティックレビューによると，運動強度は1 RMの60〜80%（8〜15 RM）（表4）[24]あるいはBorg主観的運動強度スケール（Borgスケール）（表5）で15〜17（きつい〜かなりきつい）が推奨されている[24〜26]．しかし，高強度になると筋骨格系傷害や循環器系のリスクが高くなる[27]．そのため，傷害発生や血圧上昇の予防あるいはコンプライアンスなどの点を考慮して，体力水準の低い高齢者に対しては30〜60%1 RM程度，Borgスケール13（ややきつい）程度を目安とした低強度〜中強度の筋力トレーニングが推奨される（表6）．

運動頻度については，高強度で筋力トレーニングを実施する場合，週2〜3日の運動頻度が効果的とされている[24〜26]．運動によってダメージを受けた筋線維の回復に要する時間は約48時間とされていることから，特に高齢者においてはトレーニングの休息日について十分考慮する必要がある．低強度の筋力トレーニングであれば運動頻度は高いほうがより筋力増強効果は得られるが，コンプライアンスは低下するとされている[27]．

セット数は1セットでも2〜3セットでも筋力増強効果に違いはないとの報告もあるが，これは1セットのトレーニングプログラムのほうが短時間で実施できるので，ドロップアウト率が低くなることが考えられ，1セットで十分な筋力増強効果が得られるかどうかは明らかではない．

そのほか，高齢者の筋力トレーニング実施にあたっての留意点を表7に示した．

e. 高齢者に対する筋パワートレーニング

高齢者における筋パワーは，移動動作能力や転倒リスクに密接な関連があるとされている．

筋力トレーニングよりも筋パワートレーニングを実施したほうが地域在住高齢者の身体機能を改善するのに有効であるとの報告もある[28, 29]．高齢者を対象に高速度での収縮を行わせる筋パワートレーニングと通常速度での筋力トレーニングの効果を調べた79研究のシステマティックレビュー[29]によると，筋パワートレーニングのほうが筋パワーや最大歩行速度の改善に有効である

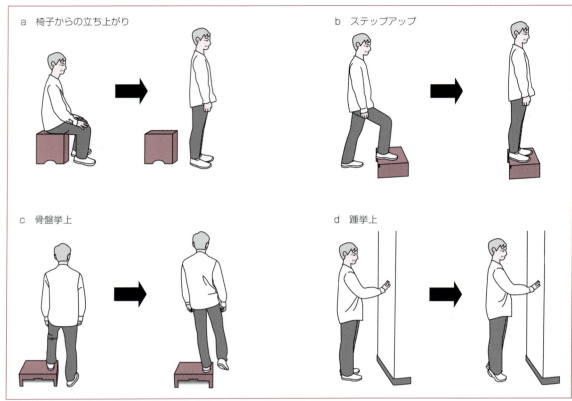

図2 筋パワートレーニング
各動作とも身体を挙上する(求心性)フェーズをできるだけ速く行う．

ことが示されている．瞬発的に最大筋力を発揮する能力である筋パワーは加齢に伴い著明に低下し，その低下率は最大筋力よりも大きいとされている．そのため，高齢者の生活機能維持向上や転倒予防を目的としたトレーニングプログラムには，筋力トレーニングだけでなく，筋パワートレーニングも取り入れたほうが望ましい．筋パワーを強化する方法は，高負荷低速度トレーニングよりも中等度の負荷で高速度の収縮を反復するトレーニングプログラムのほうが効果的である．高齢女性に対して，エクササイズマシンを用いて高速度で反復運動させる筋パワートレーニングを週3日16週間実施することによって，下肢筋パワー（レッグプレス）が97％向上したことが報告されている[30]．

エクササイズマシンを用いずに実施できる筋パワートレーニングの方法として，Beanら[31]は重錘の入ったベストをつけての椅子からの立ち上がりやステップアップなどの各動作において，身体を挙上するフェーズをできるだけ速く行うといったトレーニングを紹介している．フレイル高齢女性を対象に，このような筋パワートレーニングを12週間実施した結果，低速度でのウエイトトレーニングを行ったコントロール群よりもレッグパワーや椅子からの立ち上がり・歩行速度の改善が認められ，フレイル高齢者に対しても安全・簡便に実施できる筋パワートレーニング法として推奨している．

特別な機器を用いずに実施できる簡便な筋パワートレーニング法として，動作を利用して自重を負荷とするトレーニングが推奨される．具体的には，椅子からの立ち上がりやステップアップ，骨盤挙上などの各動作において，身体を挙上するフェーズをできるだけ速く行い（図2），Borgスケールで15（きつい）を超えない程度で，徐々に負荷を上げていく．負荷を上げていく方法として，立ち上がりの台を低くしていく，ステップアップや骨盤挙上で用いる台を高くしていく，踵

挙上を両脚支持から片脚支持に変えていく，腰部や足部にウエイトベストや重錘バンドを負荷していく，などが挙げられる．

> **メモ　筋パワーと転倒との関連**
>
> 筋パワーの指標として，立ち座り動作をできるだけ速く5回反復したときの所要時間を測定する5回立ち上がりテストを測定し，高齢者の転倒リスクとの関連について調べた研究[32]によると，5回立ち上がりテストが14秒を上回ると転倒の危険性（オッズ比）は6.7倍高まることが報告されており，転倒予防対策として，筋パワーの維持向上も重要であることが示唆されている．

f.　スロートレーニングの効果

運動速度をゆっくりとするスロートレーニングは軽い負荷であっても，高強度のトレーニングと同程度のトレーニング効果が得られるということで注目されている．

健常高齢者を対象にした研究において，低強度・低速度反復（挙上4秒，降下6秒）のスロートレーニングおよび高強度・通常速度反復（挙上2秒，降下2秒）の通常トレーニングを実施した結果，最大等尺性筋力および筋持久力は両群ともに有意に向上し，両群に違いはみられなかったことが示されている．すなわち，低強度であってもゆっくり運動を反復して筋活動時間を長く保つことによって，高強度と同程度の筋力・筋持久力向上効果が得られることが報告されている[33]．また，健常高齢者を対象に，30％1RMの低強度のトレーニングを低速度（挙上3秒，降下3秒，等尺性収縮保持1秒）と通常速度（挙上1秒，降下1秒，弛緩1秒）で比較した結果，低速度トレーニングでは筋肥大および筋力増加効果が認められたが，通常速度トレーニングでは筋肥大効果はみられなかったことが報告されている[34]．さらに，フレイル・プレフレイル高齢者を対象に，運動強度70〜75％1RMのトレーニングを低速度（挙上2.5秒，降下2.5秒の8〜10回反復運動を4セット）と高速度（挙上はできるだけ素早く，降下2.5秒の3〜5回反復運動を8セット）で比較した結果，高速度よりも低速度トレーニングのほうがフレイル・プレフレイル状態の改善に有効であったことが示されている[35]．

表8　スロートレーニングの利点と欠点

利点
●ゆっくり筋収縮させることにより，常に関節角度や位置情報をフィードバックさせながら行うことができるため，目的とする動作の修得に有効
●降下をゆっくり行うことによって，伸張性トレーニング効果も期待できる
●低強度でのスロートレーニングは血圧や脈拍の過度の上昇が抑えられる
●筋骨格系の傷害の起こるリスクが少ない

欠点
●筋パワーのような筋収縮速度が速い運動要素を改善するには不向き

スロートレーニングにおいて負荷が軽くても筋力増強効果が得られやすく，筋肥大も可能である理由としては，ゆっくりと運動を反復し，筋の収縮を長く持続することで筋内の血流が制限されて酸素飽和度が下がり，乳酸が生成されることによって，成長ホルモンの分泌が上昇するためとされている．また，骨格筋を肥大させるためには，大きな運動単位をもつタイプII線維（速筋線維）を十分に活動させる必要があるため，サイズの原理により，高強度の筋力トレーニングが必要であるとされている．スロートレーニングでは，運動開始時にはタイプI線維（遅筋線維）のみが活動しているが，運動の持続時間が長いため徐々にタイプI線維のみでは負荷に抗しきれなくなり，大きな張力を発揮できるタイプII線維も同時に活動するようになると考えられている．

このように，スロートレーニングは低強度の負荷であっても，挙上・降下それぞれ3〜6秒かける程度にゆっくり運動を行い，筋収縮を長く持続させることによって，高い筋力増強効果が得られる．一方，スロートレーニングは筋パワーのような筋収縮速度が速い運動要素を改善するには不向きであると考えられる（表8）．

> **メモ　サイズの原理**
>
> 運動ニューロンの活動は，小さいニューロンから大きなニューロンへと動員が起こるという運動ニューロンの大きさによる興奮性の順序が存在する．そのため，弱い張力を発揮するときはタイプI線維から活動し始め，発揮する張力が大きくなってくるとタイプII線維も徐々に活動するようになる．これをサイズの原理という．

表9 高齢者に対するバランストレーニングの効果

アウトカム	研究数	対象者数	効果量（95％CI）	p値	効果判定
■開眼立位時の前後安定性					
6週間のトレーニング後	1	30	SMD −0.63［−1.37，0.10］	0.093	×
4カ月のトレーニング後	1	35	SMD −0.96［−1.67，−0.26］	<0.01	◎
■最大随意重心可動域					
12週間のトレーニング後：前方	1	29	MD 20.10［8.66，31.54］	<0.01	◎
後方	1	29	MD 8.90［−1.77，19.57］	0.1	×
側方	1	29	MD 19.01［9.02，28.98］	<0.01	◎
■開眼片脚立位保持時間					
即時効果	4	164	SMD 0.33［0.02，0.64］	<0.05	○
介入後 6カ月経過	1	37	SMD 0.32［−0.33，0.97］	0.34	×

MD：mean difference

（文献36より筆者訳，改変）

2. 高齢者に対するバランストレーニングの実際

a. 高齢者に対するバランストレーニングの効果

高齢者の動作能力・身体活動量向上や転倒予防対策として，バランストレーニングは重要である．

高齢者に対するバランストレーニング効果のエビデンスについて，コクランシステマティックレビューによると，開眼立位時の安定性向上や随意的に最大限重心移動させたときの前方・側方重心可動範囲の改善などにおいて有効であることが示されている（表9）[36]．しかし，トレーニング介入後，6カ月経過した時点での継続効果はみられないとされている．

高齢者の転倒予防対策としても，バランストレーニングは重要である．大規模な多施設研究を行ったアメリカの FICSIT study[37] において，バランストレーニングを含んだプログラムは相対危険比 0.83（95％ CI［0.7，0.98］）であったことから，転倒減少に有効と結論づけている．Sherrington らのメタアナリシス[38] においても，転倒予防に効果的な運動介入方法として，難易度の高いバランストレーニングと週3時間以上の運動時間を挙げており，この2つの組み合わせにより，さらに転倒予防効果は高められる（転倒リスク39％減少）としている．このことから，転倒予防を目的とした運動介入にあたっては，難易度の高いバラ

ンストレーニングを含めるとともに運動量も考慮することが重要である．

高齢期における転倒は外傷・骨折を引き起こすことのみならず，その後の転倒に対する恐怖心から，生活の質（quality of life：QOL）の低下を引き起こすことが問題視されている．この高齢者における過度の転倒恐怖を取り除くためには，運動機能を向上させ，転倒に対する自己効力感を高める，つまり転ぶことなく遂行できる自信をつけることが重要である．運動トレーニングの中でも，特にバランストレーニングが転倒恐怖感の減少に有効であることが報告されている[39, 40]．

> **メモ** 転倒恐怖感の問題
>
> 転倒への恐怖感を抱くことによって，実際には遂行能力があるにもかかわらず，活動制限や行動範囲の縮小あるいは閉じこもりといった状況を引き起こすことがある．これにより体力低下などの廃用症候群が生じ，いっそう転倒の危険性が高くなるという悪循環を招く（図3）.

b. 高齢者に対するバランストレーニングの処方

バランス機能向上を目指したバランストレーニングの処方にあたっては，トレーニングの量（強度）を増やすよりも難易度を徐々に上げていく．

一般的なバランストレーニングの運動課題の例を表10に示す．例えば，立位保持練習では開脚から閉脚，セミタンデム肢位，タンデム肢位，片脚へと徐々に支持基底面を減少させて難易度を上げながらバランス練習を行う．

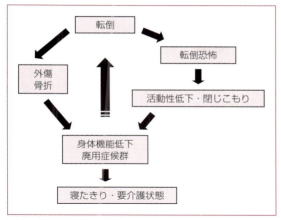

図3 転倒恐怖感の問題

表10 バランストレーニングの処方

支持基底面の減少	・立位保持:開脚→閉脚→セミタンデム→タンデム→片脚,つま先立ち・踵立ち ・歩行:タンデム歩行,つま先・踵歩き
重心移動	・前方・後方・左右方向へ体重を移す ・ステップ動作 ・リーチ動作
外乱刺激	・支持面の外乱 ・骨盤や肩甲帯へのpush
固有感覚,視覚,前庭系入力の減少	・開眼→閉眼へ ・支持面を床から柔らかいマットへ ・大きなボールや揺れる台の上でバランスをとる
その他	・横歩き,後ろ歩き,クロス(交差)ステップ歩行 ・障害物歩行 ・方向転換 ・重量物をもちながらの姿勢変換,歩行練習

表11 高齢者に効果的なバランストレーニングの条件

トレーニング頻度	3日/週
トレーニング期間	11～12週
1回のトレーニング時間	31～45分/回
週当たりのトレーニング時間	91～120分/週
総トレーニング回数	36～40セッション

(文献41より筆者訳,改変)

高齢者に対するバランストレーニングについて,効果的なトレーニング条件に関するシステマティックレビューによると,トレーニング頻度については週3日,トレーニング期間については11～12週は必要とされている(表11)[41].

バランストレーニングの効果に関する特異性について,島田ら[42]は施設入所高齢者に12週間のバランストレーニングを実施し,静的なバランストレーニングをした群では片脚保持時間の延長などの静的バランス機能の改善がみられ,動的なバランストレーニングをした群ではTUGや階段昇降時間の短縮といった動的バランス機能の改善がみられたことより,バランストレーニングの内容による反応の特異性が認められたと報告している.このように,高齢者のバランス能力は課題特異的に向上することから,バランストレーニングを効果的かつ効率的に実施するには,このようなトレーニング効果の特異性を考慮して,獲得したい機能に対応した個別の運動プログラムを処方することが大切である.

メモ　トレーニングの特異性
トレーニングの特異性とは,ある動作能力を向上させたければ,その動作様式で練習したほうが高いトレーニング効果が得られるという原理である.

c. 転倒予防のためのバランストレーニング

高齢者の転倒予防において,姿勢が乱れて立位支持面から重心が逸脱したとき,いかに素早く一歩を踏み出して体重支持できるかが重要である.

若年者と高齢者とのステッピング反応を比較すると,高齢者ではステップを開始するまでの反応時間が遅れたり[43,44],ステップを踏み出す方向の選択が遅くなったり[45,46],足を踏み換えるときのスピードが低下する傾向[47～49]がみられ,これらの結果,「とっさの一歩」が間に合わなくなり転倒してしまう.

また,高齢者の転倒の理由は立位姿勢でバランスを崩したときの「とっさの一歩」が遅れるためだけではなく,一歩踏み出して着地したときの側方不安定性にも起因していることが多い.前方向へバランスが崩れた場合,若年者では1回のステッピングで姿勢を立て直すことが可能だが,高齢者では一歩踏み出して着地したときに側方へバランスが崩れる傾向がみられる[50～52](図4).

そのため,素早く一歩踏み出して姿勢調整する能力を身につけるように素早いステップ練習を行うことは転倒予防のために重要と考えられる.転倒予防のためのステップ練習では,素早く一歩を適切な方向に踏み出すということを意識するだけでなく,一歩を踏み出して着地した直後にバランスが崩れないよう,特に左右方向にぐらつかない

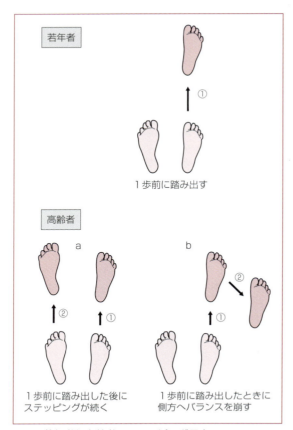

図4 若年者と高齢者のステッピング反応
前方向へバランスが崩れた場合，若年者では1回のステッピングで姿勢を立て直すことが可能だが（上図），高齢者ではステッピングを複数回行ったり（下図a），1回のステッピングでは立ち直りきれず側方に踏み出す（下図b）傾向が認められる．

ように踏ん張ることを意識することも大切である（図5）．

> **メモ　筋力発生率とバランス能力との関連性**
>
> 高齢者の片脚立位保持能力や外乱刺激時の姿勢制御能力には，最大筋力よりも瞬発的に筋力を発揮する能力である筋力発生率（rate of force development：RFD）が関連するとされている[53,54]．また，転倒既往のある高齢者は非転倒者と比べて膝伸展・膝屈曲のRFDが有意に小さいことが報告されている[55〜57]．そのため，高齢者の転倒予防対策としては，素早く筋力発揮する能力を維持向上することも大切である．

d. 高齢者の姿勢制御ストラテジー改善のためのトレーニング

高齢者の姿勢制御の特徴として，足関節戦略より股関節戦略を用いる傾向が認められ（図6），足関節よりも股関節の動きを中心とした姿勢バランスのコントロールを行うようになる．

高齢者が苦手とする足関節戦略を高めるバランストレーニングとして，特に前後方向へのバランスリーチレッグトレーニングは片脚立位保持が可能な高齢者に有効と思われる．バランスリーチレッグトレーニングは片脚立位で非支持側の足先を床面に貼りつけたメジャーに向けて，床面に足がつかない程度で前後左右方向に最大限リーチできた距離を測定するバランスリーチレッグテストをトレーニングに応用したものである（図7）．バランスリーチレッグトレーニングは，トレーニングの経過に伴うリーチ距離の増大がトレーニング効果として実感できるため，トレーニングの動機づけにもなる．また，バランス能力が低下している高齢者に対しては，開脚立位で上肢をなるべく前方にリーチするトレーニングが有用である（図8）．これは上肢をなるべく前方にリーチさせたときの最大前方リーチ距離を測定するファンクショナルリーチテストをトレーニングに応用したものである．

また，不安定な支持面上での立位保持においては足関節での細かな制御が非常に重要である．不安定板上で立位保持させたとき，若年者では素早い足関節の動きで姿勢制御できるのに対して，高齢者では足関節を素早く動かすことができず[58]，前脛骨筋と下腿三頭筋の過剰な同時収縮によって足関節を固定することで姿勢を安定させる傾向がみられる[59]．この過剰な同時収縮による足関節固定は，不意の外乱などに対して素早く重心位置を調節して姿勢を制御することを困難にする[60]．そのため，不安定板やバランスマットを用いたトレーニングなど，足関節まわりの筋が立位姿勢を調整するために有効に機能することを目指したバランストレーニングが高齢者には推奨される．

> **メモ　不安定板トレーニングの効果**
>
> 不安定板を用いたトレーニングでは外乱刺激に対する前脛骨筋の反応時間が短縮すること[61]が報告されていることから，素早い足関節の動きによって姿勢制御することが可能となることが期待される．また，実際に施設入所高齢者を対象に9週間の不安定板トレーニングを実施した結果，不安定な支持面上で姿勢を保持する能力や素早く姿勢を調節する能力の向上に有効であったことが報告されている[62]．

V．高齢者に対する運動療法の実際　103

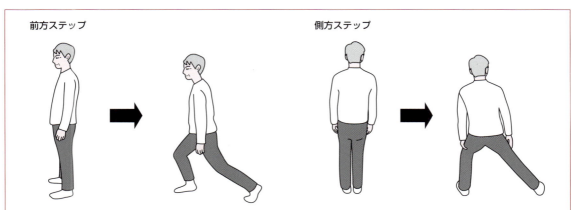

前方ステップ　　側方ステップ

①素早く前方あるいは側方に一歩踏み出す
②踏み出した直後にバランスが崩れないように，特に左右方向にぐらつかないように踏ん張る
③踏み出した姿勢を5秒間保持する
④元の姿勢に戻るときはできるだけゆっくり足を戻す

素早い足踏み

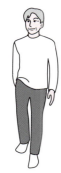

できるだけ速く左右交互の足踏みをする

図5　ステップトレーニング

メモ　重心移動の方向による下肢・体幹筋の役割の違い（図9）

バランス能力と下肢・体幹筋の筋機能との関連について，前後方向の重心移動能力には足関節筋力，特に足底屈筋力が重要であるとされている[63]．したがって，足関節での姿勢制御能力を高めるためには前後方向の重心移動を伴うようなバランストレーニングが有効な手段の一つと考えられる．一方，左右方向の重心移動時には足関節周囲筋よりも脊柱起立筋や外腹斜筋といった体幹筋や股関節外転筋などの股関節周囲筋が主として働くとされている[64〜66]．したがって，左右方向の安定性を高めるためには，外腹斜筋や股関節外転筋などを意識した，側方リーチトレーニングや立位での股関節外転運動が有用と考えられる（図10）．バランストレーニングを実施する際には，これらのことも考慮して条件設定するとよい．

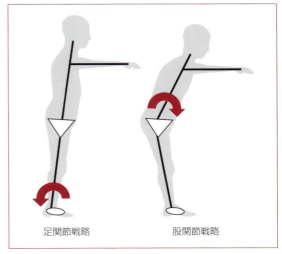

足関節戦略　　　　股関節戦略

図6　立位時の姿勢制御戦略

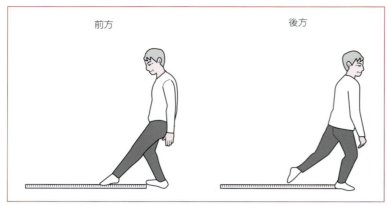

図7 足関節戦略トレーニング（バランスリーチレッグトレーニング）
片脚立位で非支持側の足先を床面に貼りつけたメジャーに向けて，床面に足がつかない程度でできるだけ遠くにリーチする．
体幹はできるだけ直立位としたほうが足関節ストラテジーを高めるには効果的である．バランス向上に伴い，徐々にリーチ距離を伸ばすようにする．

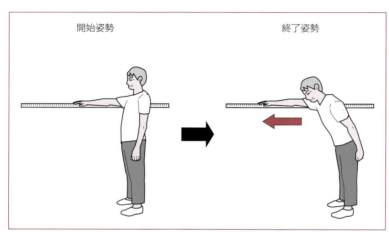

図8 前方リーチトレーニング
開脚立位で利き手上肢を肩屈曲90°挙上した姿勢を開始姿勢とする．その姿勢から上肢をなるべく前方にリーチする．可能であれば，踵を挙上して最大限前方にリーチする．最大リーチ後，元の肢位に戻すときにバランスを崩しやすいので注意する．

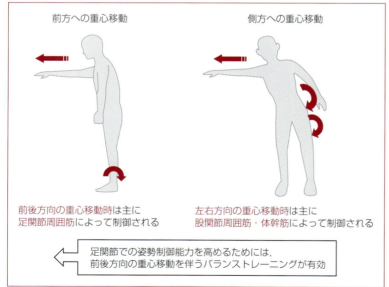

図9 重心移動の方向による下肢・体幹筋の役割の違い

図10 左右方向のバランストレーニング

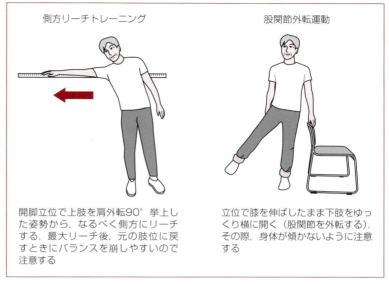

3. 高齢者に対する有酸素トレーニングの実際

a. 高齢者に対する有酸素トレーニングの効果

一般的な有酸素トレーニングの効果として，ミトコンドリアの数や体積の増加が挙げられる．

ミトコンドリアはエネルギーを産生するための解糖系，脂肪酸酸化系，クエン酸回路などの酵素系をもつため，ミトコンドリアの増加とともに，これに含まれる種々の酵素活性が亢進する．また，有酸素トレーニングを続けることで，筋組織内の毛細血管の密度も増加し，組織に十分な血液が供給されるようになる．このようなミトコンドリアや毛細血管の変化によって，筋組織におけるエネルギー供給・生産能力が高まる．高齢者に対する有酸素トレーニングによる主な臨床効果を表12に示す．

Nemotoら[67]は中高齢者に対する週4日以上の有酸素トレーニング効果について，最大酸素摂取量50％程度の中強度で1日8,000歩以上の歩行を行う中強度歩行群と，最大酸素摂取量40％程度の低強度での3分の歩行と最大酸素摂取量70％以上の高強度での3分間の速歩とを組み合わせたインターバル歩行を1日5セット以上行う高強度インターバル歩行群とで比較している．中強度歩行群では最大酸素摂取量や膝伸展筋力の向上はみられなかったが，高強度インターバル歩行群では最大酸素摂取量や膝伸展筋力の有意な改善がみられたことが報告されている．また，システマティックレビューにおいても高強度の速歩トレーニングによって有意な有酸素能力・筋力向上効果が得られることが示されている[68]．

このように，速歩などの高強度以上の歩行を組み入れることにより，有酸素能力のみならず下肢筋力の増大をも図ることが可能である．実際に，速歩にしたときの下肢筋の筋活動を調べた研究によると，下肢筋の中でも特に大殿筋や大腿四頭筋は歩行速度を上げることによって筋活動が約2倍に増加することから，速歩トレーニングでは特にこれらの筋力増大効果が期待できることが示唆さ

表12 高齢者の有酸素トレーニングによる主な臨床的効果

- 心血管系・呼吸器系機能の改善
- 冠動脈疾患リスク因子の減少
- 罹患率・死亡率の低下
- 動作能力の改善
- 不安やうつ状態の改善
- 健康感の向上
- 骨密度の増加
- 身体的活動レベルの向上
- 睡眠の改善
- インスリン感受性の亢進
- 脂質代謝の改善
- グリコーゲン代謝の改善
- 肥満改善，内臓脂肪の減少

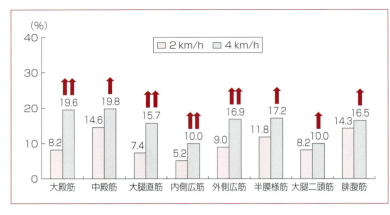

図11 早歩きしたときの下肢筋の筋活動の変化
大殿筋や大腿四頭筋は歩行速度を上げることによって筋活動が約2倍に増加する。
（文献69より改変）

表13 修正Borgスケール

段階	自覚的運動強度
0	全くなし
0.5	非常に弱い
1	かなり弱い
2	弱い
3	適度
4	やや強い
5 （中強度）	強い
6	
7 （高強度）	かなり強い
8	
9	
10	非常に強い

れている（図11）[69]．

　高強度インターバル速歩トレーニングの効果としては，有酸素能力・筋力向上のほか，高血圧や高血糖などの生活習慣病の改善[70]，関節痛の軽減[71]，精神心理機能（抑うつ状態）の改善[71]などが報告されている．

> **メモ　ミトコンドリア**
> ミトコンドリアは細胞内器官の一つで，ATPの産生を司り，細胞内でのエネルギー産生の中心的役割を果たしている．

b. 高齢者に対する有酸素トレーニングの処方および実際

　高齢者に対する有酸素トレーニングとしては，歩行のほか，水中運動や自転車，踏み台昇降，ダンスなどがよく用いられている．

　有酸素トレーニングにおける運動強度の設定は，一般的に最大酸素摂取量が基準とされているが，心拍数（最大心拍数，心拍予備能），自覚的運動強度［Borgスケール，修正Borgスケール（表13）］も用いられる．心拍数により下記の予測式にて目標心拍数を求める方法があり，この方法はKarvonen法（カルボーネン法）と呼ばれる．

　　目標心拍数＝％運動強度×
　　　（最大心拍数＊－安静時心拍数）＋安静時心拍数
　　＊最大心拍数：220－年齢

　WHOによるガイドライン[72]では高齢者でも原則，成人のガイドラインに従い，週当たり少なくとも150〜300分の中強度の有酸素運動，あるいは週当たり少なくとも75〜150分以上の高強度の有酸素運動を行うことを推奨している．一般的に，運動頻度が週2回，運動強度が中強度，運動時間が10分を下回るような有酸素トレーニングは持久力向上効果が十分得られない．中強度および高強度の有酸素運動の強度の目安を表14[73]に示す．

　高齢者に対する有酸素トレーニングとして，一般的には中等度の強度での運動を処方することが多いが，高強度の運動を組み込むことも有効とされている．例えば，速歩のような高強度の運動を組み込む方法として，Nemotoら[67]が推奨している高強度インターバル速歩トレーニング法がある．本トレーニング法は，低強度（最大酸素摂取量40％程度）のスローペースでの3分程度の歩行と，高強度（最大酸素摂取量70％以上）の「ややきつい」と感じるくらいのハイペースでの3分程度の速歩を1セットとし，1日につき5セット以上繰り返すトレーニング法であり，週4日以上実施

表14 運動強度の目安

強度	最大酸素摂取量	最大心拍数	心拍予備能	Borgスケールによる自覚的運動強度	修正Borgスケールによる自覚的運動強度
中強度	46〜63%	64〜76%	40〜59%	12〜13	5〜6
高強度	64〜90%	77〜95%	60〜89%	14〜17	7〜8

(文献73より筆者訳,改変)

図12 インターバル速歩トレーニング
5セット連続でなく,数回に分けて実施してもよい.週4日以上実施することが望ましい.

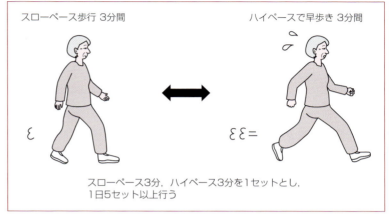

することが推奨されている(図12).

メモ 最大心拍数と心拍予備能

最大心拍数の目安として,成人では[220−年齢]の計算式が用いられることが多いが,高齢者では低く見積もられる傾向がある.そのため,高齢者においては[207−(年齢×0.7)]の計算式で推定されることがある.また,心拍予備能(heart rate reserved:HRR)とは最大心拍数から安静時心拍数を引いた値である.

4. 高齢者に対する歩行トレーニングの実際

a. 高齢者に対するウォーキングの効果

ウォーキングは特別な機器や設備を必要とせず,自身で場所や時間,運動量を自由に設定できることから継続しやすく,高齢者の運動習慣をつけるためにも推奨される運動である.

ウォーキングの死亡リスクに及ぼす効果について,15のコホート研究のメタアナリシス研究によると,1日の平均歩数が約3,000歩より多い群は少ない群と比べて有意に死亡率は低いことが示されている.ただし,歩数が多ければ多いほど効果が高まるわけではなく,その効果は60歳未満では約8,000〜1万歩程度,60歳以上では約6,000〜8,000歩程度でプラトーになる傾向も示されている[74].Leeらの高齢女性(平均年齢72歳)を対象にした縦断追跡研究においても,1日平均歩数が約2,700歩の群と比較して,約4,400歩の群では有意に死亡リスクが低く(41%減),7,500歩までは1日当たりの平均歩数が増加するにつれて死亡リスクが低下することを報告している[75].さらに,8,000歩以上歩いた日が週に0日の人と比べて,週1〜2日歩いている人は死亡リスクが14.9%低く,週に3日以上歩行している人とほぼ同等の死亡リスク減少を認めたこと,つまり週1日8,000歩以上のウォーキングでも十分効果が期待できることも報告されている[76].

認知症発症リスクに及ぼす効果について,中高齢者78,430名(平均年齢61.1歳)を対象とした平均6.9年間の追跡研究によると,歩数が多いほど認知症発症リスクが低く,1日当たり1万歩弱(9,826歩)が最も認知症発症リスクを低減させる歩行量であったことが示されている[77].また,1日当たり1万歩までの範囲であれば,1日の歩数を増加させることで,心血管疾患発生リスクを減らすことができるとされている[78,79].

また,ウォーキング単独では転倒予防に対する効果はあまり得られないとされているが[36,80],

表 15　地域在住高齢者に対する歩行トレーニングの効果

アウトカム	研究数	効果量（95% CI）	p 値	効果判定
■歩行能力				
歩行速度	3	SMD 0.31 [−0.25, 0.88]	0.27	×
歩行持久力	4	SMD 0.54 [0.28, 0.80]	<0.001	○
■全身持久力	7	SMD 0.55 [0.37, 0.74]	<0.001	○
■身体活動量				
質問紙	5	SMD 0.95 [0.27, 1.62]	<0.001	○
加速度計	6	SMD 0.64 [0.47, 0.81]	<0.001	○
■膝伸展筋力	5	SMD −0.15 [−0.78, 0.47]	0.63	×
■ ADL	2	SMD 0.80 [0.43, 1.18]	<0.001	○
■ QOL	5	SMD 0.34 [0.06, 0.61]	0.02	○

（文献 16 を基に作表）

転倒恐怖感の減少には有効であることが報告されている[81].

> **メモ　ウォーキングの骨格筋の質改善に対する効果**
>
> ウォーキングの骨格筋の質改善に対する効果について，筋内の非収縮組織（脂肪・結合組織など）の割合を示す筋輝度を指標として調べた研究によると，地域在住高齢者を対象に 1 日 30 分のウォーキングを 2 ～ 3 回 / 週，10 週間実施することによって大腿四頭筋の筋輝度の変化がみられたこと，つまりウォーキングによって筋の質の改善効果が得られることを報告している[82].

b. 理学療法ガイドラインからみた高齢者に対する歩行トレーニングの有効性

　理学療法ガイドライン第 2 版「地域理学療法ガイドライン」では，高齢者に対する歩行トレーニングの有効性が示されている（表 15）[16].

　理学療法ガイドライン[16]によると，地域在住高齢者に対する歩行トレーニングの効果についてのメタアナリシスの結果，歩行速度向上に対する効果は不十分であるものの，6 分間歩行距離や 12 分間歩行距離といった歩行持久力に対する有意な効果を認めている．歩行持久力は地域在住高齢者の屋外活動に影響する要因であることが知られているが[83, 84]，実際に身体活動量に対するメタアナリシスの結果においても，有意な効果が認められている[16]．さらに，ADL や QOL に対する効果も認められており，地域在住高齢者に対してウォーキングを継続する意義は非常に大きい．

　一方，筋力に関するメタアナリシスの結果では有意な効果は認められていないことから，本メタアナリシスに採用された論文は運動強度などの点において筋力増強効果を得るには不十分であったことが考えられる.

> **メモ　理学療法ガイドラインの推奨レベル**
>
> 理学療法ガイドライン第 2 版「地域理学療法ガイドライン」のクリニカルクエスチョン（clinical question：CQ）「地域在住健常高齢者に対するウォーキングは有用か」における推奨レベルは「条件付き推奨」であり，その具体的な条件は，メタアナリシスの結果において有意な効果が認められた歩行能力や持久力，身体活動量，ADL，QOL を改善する場合としている．そのため，本 CQ の推奨文は「地域在住健常高齢者に対して，歩行能力や持久力，身体活動量や ADL，QOL の改善を目的に，ウォーキングを行うことを推奨する」とされている[16].

c. 高齢者の歩行量の目標値

　「健康日本 21（第二次）」[85]では，健康寿命の延伸に向けての具体的な目標値が設定されている．それによると，日常生活における歩数増加の目安として，65 歳以上の高齢男性では 7,000 歩以上，高齢女性では 6,000 歩以上を目標値として提示している．

　一方，厚生労働省の「令和元年国民健康・栄養調査」によると，1 日当たりの平均歩数は 75 歳以上の高齢者において，男性 4,489 歩，女性 3,525 歩であり，20 ～ 64 歳の歩数（男性 7,864 歩，女性 6,685 歩）と比較して，特に女性で歩数が減少している（図 13）[86]．また，75 歳以上の高齢者においては，「健康日本 21（第二次）」の目標値まで男女とも約 2,500 歩足りないことになる．歩数 1,000 歩は約 10 分の歩行時間に相当すると考えると，1 日 20 ～ 30 分程度，歩行量を増やすことが目標と

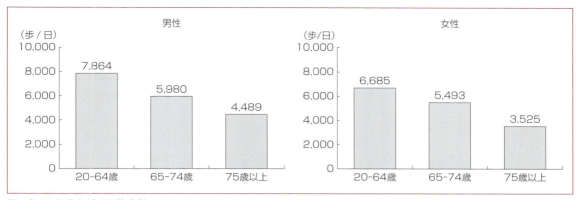

図13 1日当たりの平均歩数

(文献86より改変)

自立した生活を送っている地域在住高齢者において，1日の平均歩数とADL遂行能力（階段昇降や立ち上がり動作能力）との間には有意な相関関係がみられるとされている[87]．体力水準の低い高齢者においては，日常生活における歩行量の増加は生活動作能力の維持向上のための有効な運動刺激になると考えられる．

> **メモ　筋量および骨量維持に必要な歩行量**
>
> わが国における地域在住高齢者175名を対象に1日当たりの歩行量と筋量を数年間追跡調査している中之条研究によると，ウォーキングのみで筋量を維持するための歩行量として，1日に7,000〜8,000歩あるいは速いペースで15〜20分歩くことを推奨している[88]．また，中之条研究では骨量を維持するための歩行量としても，1日に7,000〜8,000歩くことを推奨している[89,90]．

5. フレイルおよびロコモに対する運動療法の実際

a. フレイルに対する運動療法

フレイルとは「ストレスに対する脆弱性が亢進し，生活機能障害，要介護状態，死亡などの転帰に陥りやすい状態」とされている[91]．

フレイル高齢者では活動性低下の影響による筋量・筋力低下がみられることが多く，廃用性の筋量・筋力低下が生じると，さらに身体活動量が低下するという悪循環に陥りやすい．一方，フレイルは適切な介入によって再び健常な状態に戻ることができる「可逆性」が包含されており，特に運動トレーニングによってフレイルの予防や改善が可能であることが知られている[92〜96]．

フレイル有症率に対する運動療法の効果を調べたメタアナリシスによると，運動単独の介入によるフレイル予防効果が認められている（リスク比0.63，95% CI [0.47, 0.84]）[97]．また，フレイル予防のための運動としては，筋力トレーニングや有酸素運動，バランス・歩行トレーニングなど，様々な運動要素を組み合わせた多要素運動トレーニングが推奨されている[98,99]．

フレイルは身体的要因だけでなく，精神・心理的要因，社会的要因を含む概念であり，これらの要因は相互に関連しているため，フレイル予防のためには多職種連携による多面的な介入を考慮する必要がある．

> **メモ　フレイル高齢者の筋力低下・筋萎縮の予防**
>
> 疾患特異的な筋力低下・筋萎縮とは異なり，廃用性，すなわち不活動に基づく筋力低下・筋萎縮は可逆的な変化である．そのため，フレイル高齢者における廃用性の筋力低下・筋萎縮の予防や改善のためには，積極的に運動量や活動量を増やすことが重要である．

b. フレイル予防のための下肢筋力トレーニングの実際

筋力低下はフレイルやロコモを引き起こす主たる要因であり，筋力低下が進行すると，高齢者，特に後期高齢者においては容易にADL制限を招く．

超音波診断装置を用いて若年者と高齢者の下肢

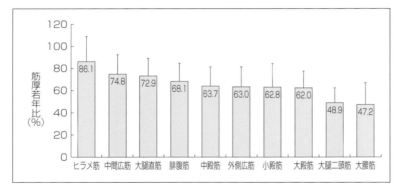

図14 加齢による下肢筋の筋萎縮
超音波診断装置によって測定した筋厚を筋量の指標として用いて，若年者の筋厚平均値を100％としたときの高齢者の筋厚若年比を求めた結果，最も低い値を示したのは大腰筋であった．すなわち，下肢筋の中で加齢による筋萎縮が最も著しい筋は大腰筋であることが示された．
（文献100より筆者訳，改変）

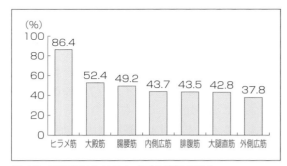

図15 下肢筋におけるタイプⅠ線維の割合
（文献102より筆者訳，改変）

筋厚を比較した筆者らの先行研究によると，加齢による筋萎縮が最も著しい下肢筋は大腰筋であることが示されている（図14）[100]．大腰筋は速歩や走行のときに大きな筋活動が必要であり[101]，高齢者においては速歩や走行を行う機会が少なくなるため，廃用性の筋萎縮が著しいと推測される．一方，加齢による筋萎縮が最も少ない下肢筋はヒラメ筋であることが示されている．加齢による筋萎縮はタイプⅠ線維よりもタイプⅡ線維のほうが著しく，ヒラメ筋はタイプⅠ線維の割合が86.4％と下肢筋の中でも非常に多いため，ヒラメ筋は比較的加齢の影響を受けにくいと考えられる（図15）[102]．また，1年間での下肢筋（大殿筋，中殿筋，小殿筋，大腿直筋，外側広筋，中間広筋，大腿二頭筋，腓腹筋，ヒラメ筋，前脛骨筋）の筋厚の変化率と歩行速度の変化率との関連については，外側広筋の筋厚変化率のみ関連性が認められていることから[103]，高齢者の歩行能力を維持するためには大腿四頭筋の筋量を維持向上することがきわめて重要であると考える．

高齢者の日常生活活動量と下肢筋厚との関連については，中殿筋のみ生活活動量との関連性が認められていることから[100]，中殿筋の筋量減少による立位歩行時の側方不安定性によって容易に生活活動量の減少や行動範囲の縮小を招き，それによってさらに中殿筋の筋量が減少するという悪循環が生じていることが考えられる．

高齢者のフレイル予防を目的とした筋力トレーニングを処方するうえでは，特に高齢者のADL能力や生活活動量と関連の深い筋や加齢による萎縮が著しい筋を中心に筋力トレーニングを実施することが重要であると考える．前述した筆者らの研究結果から考えると，歩行能力の維持向上として大腿四頭筋，生活活動量の維持向上として中殿筋，そして加齢による萎縮が著しい大腰筋をトレーニングすることが有用と考える（図16）．また，ヒラメ筋については，歩行が自立している高齢者では加齢による萎縮が少ないものの，歩行困難な高齢者では萎縮がみられること（表16）[104]を考慮すると，歩行能力低下の予防という観点から，ヒラメ筋に対するトレーニングも重要と考える．

具体的には，Borgスケールで13（ややきつい）程度を運動強度とする場合，図16に示した下肢筋力トレーニングプログラムでは，最も強い負荷がかかると予測される立位での股関節外転運動時の支持脚がBorgスケールで13（ややきつい）程度となることを目安にする．健常若年成人を対象に立位で股関節外転したときの股関節外転筋の筋活動を測定すると，重錘を負荷しない場合においても，股関節外転運動を行う非支持脚は最大収縮時の18.3％の筋活動に対して，支持脚の股関節外転

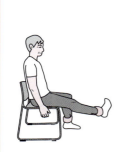 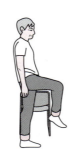 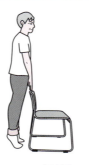 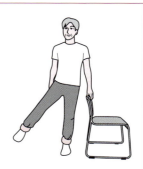

a 膝伸展(+足背屈)
足首を起こしながら
膝を伸ばす

b 股屈曲
膝を高くもち上げる.
身体が後ろに傾かないように

c 足底屈
つま先立ちをする.
余裕があれば片足で

d 股外転
膝を伸ばしたまま
足を横に開く.
身体が傾かないように

図16 下肢筋力トレーニングの実際
重錘をもち上げるときはゆっくり反動をつけないように. 下ろすときもゆっくりと. 重錘の重さは「ややきつい」と感じる程度を目安に.

筋の筋活動は41.2%と外転側の2倍以上にもなっていることがわかっている[105](図17). そのため, 座位での膝伸展運動時には軽い負荷に感じても, 立位での股関節外転運動, 特に支持脚の股関節外転筋には, 「ややきつい」と感じる運動となる.

> **メモ** 歩行周期変動性と股関節外転筋力との関連性
> 歩行周期や歩幅の変動性が大きい, つまり一歩一歩の歩幅のバラつきやステップ時間のバラつきが大きいなど, 歩き方が一定ではない高齢者は転倒発生リスクが高いことが知られている. 高齢女性における歩行周期変動性には股関節外転筋力が強く関連していることから[106], 特に高齢女性の転倒予防対策として, 股関節外転筋のトレーニングが推奨される.

c. フレイル予防のための体幹筋力トレーニングの実際

下肢筋だけでなく, 体幹筋の筋力低下もADL制限をきたすリスク因子であることから, 高齢者に対しては体幹筋のトレーニングも重要である.

超音波診断装置を用いて若年者と高齢者の体幹筋厚を比較した筆者らの先行研究によると, 加齢による筋萎縮が最も著しい体幹筋は内腹斜筋や外腹斜筋であることが示されている(図18)[107]. 一方, 多裂筋や腹横筋といった体幹深部筋は若年者と高齢者との間で有意差が認められなかった. 腹横筋や多裂筋のような関節に近い深層筋はタイプⅠ線維で主に構成されているため[108], これら体

表16 高齢者の歩行自立度と下肢筋の筋萎縮との関連

筋厚(mm)	若年群 (n=20)	高齢歩行自立群 (n=14)	高齢歩行困難群 (n=12)
大殿筋	25.0±2.98	14.9±3.56**	8.60±2.42**
中殿筋	22.9±5.80	15.0±4.16**	9.69±2.23**
小殿筋	19.3±6.47	12.8±4.08**	9.54±1.76**
大腰筋	28.7±4.11	13.0±5.58**	10.9±4.07**
大腿直筋	22.9±3.39	16.7±3.50**	4.08±1.36**
外側広筋	22.0±3.25	14.1±3.76**	3.73±1.26**
中間広筋	21.5±3.52	16.9±2.99**	4.69±2.39**
大腿二頭筋	36.5±4.87	17.9±5.01**	11.2±4.40**
腓腹筋	16.3±2.31	10.8±2.63**	7.04±1.67**
ヒラメ筋	34.5±6.11	29.8±8.25	17.6±6.26**

**$p<0.01$. 若年者との有意差を示す.
(文献104より筆者訳, 改変)

幹深部筋は加齢による萎縮が少なかったと考えられる.

また, 高齢者における体幹筋の筋萎縮とADLとの関連について調べた結果, 腹横筋および多裂筋の筋厚においては, 若年者と高齢自立群(起居移動動作が自立している高齢者)との間には有意差がみられなかったのに対して, 高齢長期臥床群(起居移動動作に介助を要し, 自力座位保持も不可能である長期臥床高齢者)では若年者や高齢自立群よりも有意に低い値を示した(表17)[107]. 腹横筋や多裂筋は脊椎の安定性に寄与し, 姿勢保持において非常に重要な役割を担っている. 脊椎中間位で姿勢を保持するのに必要なこれら体幹筋の筋活動量は最大収縮の1~3%で十分とされており[109], 生活が自立している高齢者においては日

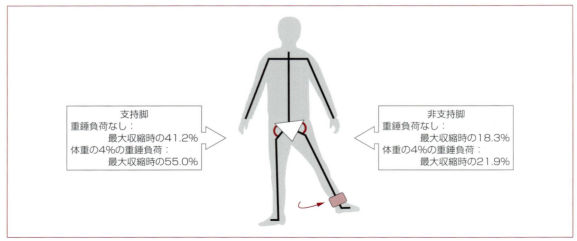

図17　股関節外転運動時の支持脚・非支持脚の中殿筋の筋活動

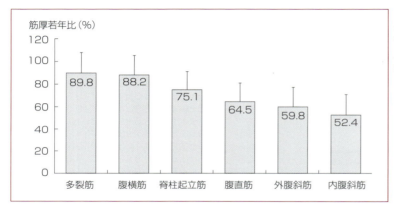

図18　加齢による体幹筋の筋萎縮
若年者の筋厚平均値を100％としたときの高齢者の筋厚若年比（％）を示しており，値が小さいほど加齢による筋量減少が著しいことを示す．体幹筋の中で加齢による筋量減少が最も著しい筋は腹斜筋群であることが示された．
（文献107より筆者訳，改変）

表17　体幹筋の筋萎縮とADL能力との関連

筋厚(mm)	若年者(n=33)	高齢自立群(n=28)	高齢長期臥床群(n=13)
腹直筋	11.4±1.7	7.36±2.4**	5.59±1.5**
外腹斜筋	7.99±2.2	4.79±1.7**	2.76±1.0**††
内腹斜筋	10.8±2.2	5.66±1.5**	4.68±1.6**
腹横筋	4.32±1.4	3.79±1.1	2.08±0.5**††
脊柱起立筋	10.3±3.2	7.73±1.9**	3.81±2.1**††
多裂筋	26.7±7.6	23.2±7.4	22.8±5.4**††

** $p<0.01$．若年者との有意差を示す．†† $p<0.01$．高齢自立群との有意差を示す．
（文献107より筆者訳，改変）

常の姿勢保持におけるわずかな筋収縮の持続により腹横筋や多裂筋の筋量を維持できているが，長期臥床すると，これらの体幹深部筋は萎縮することが示唆された．

このような筆者らの研究結果から考えると，高齢者に対する体幹筋の筋力トレーニングとして，内外腹斜筋や体幹深部筋（多裂筋・腹横筋）をトレーニングすることが有用と考える（図19）．

> **メモ　加齢に伴う筋萎縮と廃用性筋萎縮**
> 一般的に，加齢による筋萎縮ではタイプⅡ線維の選択的筋萎縮がみられるのに対して，長期臥床や関節固定などにより骨格筋を不活動にした場合の筋萎縮はタイプⅠ線維が優位とされている．

d．ロコモティブシンドローム（ロコモ）に対する運動療法

ロコモティブシンドローム（ロコモ）とは，運動器の障害のために移動機能の低下をきたした状態であり，進行すると介護が必要となるリスクが高くなる[110]．

ロコモの予防・改善対策の中心となるのは，運動療法である．日本整形外科学会ではロコモ対策に有効な運動トレーニングとして，ロコモーショントレーニング（ロコトレ）を推奨している（図20）[111]．ロコトレはバランストレーニングである

V. 高齢者に対する運動療法の実際　113

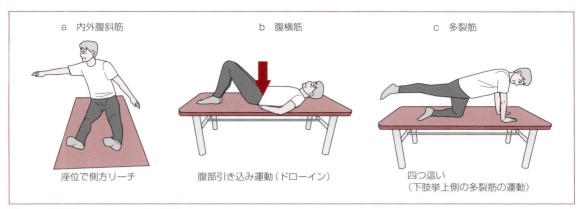

図19　体幹筋力トレーニングの実際

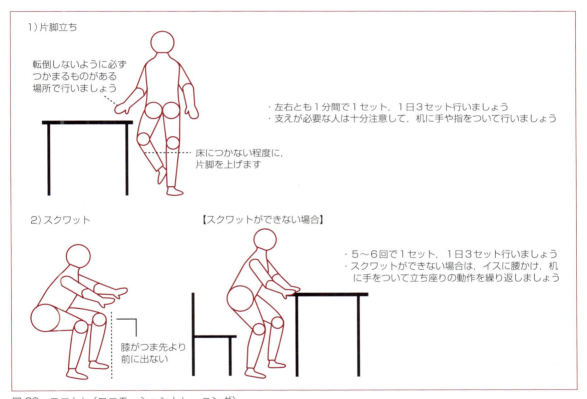

図20　ロコトレ（ロコモーショントレーニング）

（文献111より改変）

片脚立ちと下肢筋力トレーニングであるハーフスクワットの2種類で構成されている．さらに，ロコトレにプラスして行うとよい運動（ロコトレプラス）として，ヒールレイズ（踵上げ）とフロントランジを推奨している（図21）[111]．

地域在住高齢者におけるロコモの悪化と関連する運動機能についての縦断追跡研究[112]によると，運動機能（握力，股関節屈曲・伸展・外転筋力，膝関節伸展筋力，足趾屈曲筋力，片脚立位保持時間，5回立ち上がりテスト，TUG，30秒段差昇降回数，膝関節屈曲・伸展可動域）の中で股関節屈曲筋力がロコモ悪化の関連因子として抽出されていることから，高齢者のロコモ悪化予防のためのトレーニングとして，股関節屈筋トレーニング

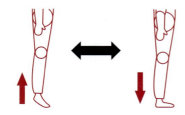
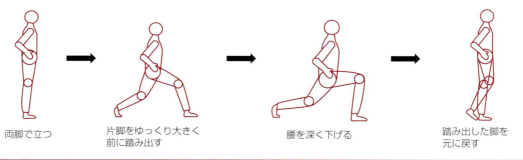

図21　ロコトレプラス

（文献111より改変）

を含めることが推奨される．

　また，ロコモの重症度（ロコモ度）による運動機能の特徴について，地域在住高齢者2,077名（年齢68.3±5.4歳）を対象としたTaniguchiらの報告[113]によると，膝関節伸展筋力や股関節外転筋力といった下肢筋力は，軽症のロコモ度1群と比較してロコモ度2群では有意に低く，一方，重症のロコモ度3群とロコモ度2群の間には下肢筋力の違いがみられないことが示されている．このことから，機能障害が重度化していない段階でのロコモ進行予防対策として，特に膝関節伸展筋力や股関節外転筋力のトレーニングを中心とした介入が重要と考えられる．

> **メモ　ロコモ度**
> ロコモ度とは移動機能低下の程度を示す指標であり，ロコモ度1～3の3段階判定となっている．具体的には，ロコモ度1は「移動機能の低下が始まっている状態」，ロコモ度2は「移動機能の低下が進行している状態」，ロコモ度3は「移動機能の低下が進行し，社会参加に支障をきたしている状態」と定義されている．

文　献

1) Yue, GH et al：Older adults exhibit a reduced ability to fully activate their biceps brachii muscle. J Gerontol A Biol Sci Med Sci 54：M249-253, 1999
2) Izquierdo, M et al：Maximal strength and power characteristics in isometric and dynamic actions of the upper and lower extremities in middle-aged and older men. Acta Physiol Scand 167：57-68, 1999
3) Häkkinen, K et al：Neuromuscular adaptation during prolonged strength training, detraining and re-strength-training in middle-aged and elderly people. Eur J Appl Physiol 83：51-62, 2000
4) Häkkinen, K et al：Changes in electromyographic activity, muscle fibre and force production characteristics during heavy resistance/power strength training in middle-aged and older men and women. Acta Physiol Scand 171：51-62, 2001
5) Welle, S et al：Effect of age on muscle hypertrophy induced by resistance training. J Gerontol A Biol Sci Med Sci 51：M270-275, 1996
6) Lemmer, JT et al：Age and gender responses to strength training and detraining. Med Sci Sports Exerc 32：1505-1512, 2000
7) Welle, S et al：Myofibrillar protein synthesis in young and old human subjects after three months of resistance training. Am J Physiol 268（3 Pt 1）：E422-427, 1995
8) Kraemer, WJ et al：Hormonal responses to consecutive days of heavy-resistance exercise with or without nutritional supplementation. J Appl Physiol 85：1544-1555,

1998

9） Häkkinen, K et al：Acute hormone responses to heavy resistance lower and upper extremity exercise in young versus old men. Eur J Appl Physiol 77：312-319, 1998

10） Schulte, JN et al：Effects of resistance training on the rate of muscle protein synthesis in frail elderly people. Int J Sport Nutr Exerc Metab 11 Suppl：S111-118, 2001

11） Roth, SM et al：Skeletal muscle satellite cell characteristics in young and older men and women after heavy resistance strength training. J Gerontol A Biol Sci Med Sci 56：B240-247, 2001

12） Frontera, WR et al：Strength conditioning in older men：skeletal muscle hypertrophy and improved function. J Appl Physiol (1985) 64：1038-1044, 1988

13） Fiatarone, MA et al：High-intensity strength training in nonagenarians. Effects on skeletal muscle. JAMA 263：3029-3034, 1990

14） Latham, NK et al：Systematic review of progressive resistance strength training in older adults. J Gerontol A Biol Sci Med Sci 59：48-61, 2004

15） Liu, CJ et al：Progressive resistance strength training for improving physical function in older adults. Cochrane Database Syst Rev 2009：CD002759, 2009

16） 日本理学療法士協会監：地域理学療法ガイドライン．理学療法ガイドライン第2版，医学書院，東京，593-612，2021

17） Yasuda, T et al：Muscle size and arterial stiffness after blood flow-restricted low-intensity resistance training in older adults. Scand J Med Sci Sports 24：799-806, 2014

18） Vincent, KR et al：Resistance exercise and physical performance in adults aged 60 to 83. J Am Geriatr Soc 50：1100-1107, 2002

19） Van Roie, E et al：Strength training at high versus low external resistance in older adults：effects on muscle volume, muscle strength, and force-velocity characteristics. Exp Gerontol 48：1351-1361, 2013

20） Buchner, DM et al：Evidence for a non-linear relationship between leg strength and gait speed. Age Ageing 25：386-391, 1996

21） Ferrucci, L et al：Departures from linearity in the relationship between measures of muscular strength and physical performance of the lower extremities：the Women's Health and Aging Study. J Gerontol A Biol Sci Med Sci 52：M275-285, 1997

22） Kwon, IS et al：Relationship between muscle strength and the time taken to complete a standardized walk-turn-walk test. J Gerontol A Biol Sci Med Sci 56：B398-B404, 2001

23） 奥村晃子ほか：診療ガイドライン総論ほか．Minds 診療ガイドライン作成マニュアル 2017，小島原典子ほか編，日本医療機能評価機構，東京，1-236，2017

24） Borde, R et al：Dose-response relationships of resistance training in healthy old adults：a systematic review and meta-analysis. Sports Med 45：1693-1720, 2015

25） Nelson, ME et al：Physical activity and public health in older adults：recommendation from the American College of Sports Medicine and the American Heart Association. Circulation 116：1094-1105, 2007

26） Rhea, MR et al：A meta-analysis to determine the dose response for strength development. Med Sci Sports Exerc 35：456-464, 2003

27） Mazzeo, RS et al：Exercise prescription for the elderly：current recommendations. Sports Med 31：809-818, 2001

28） Miszko, TA et al：Effect of strength and power training on physical function in community-dwelling older adults. J Gerontol A Biol Sci Med Sci 58：171-175, 2003

29） Lopez, P et al：Does high-velocity resistance exercise elicit greater physical function benefits than traditional resistance exercise in older adults? a systematic review and network meta-analysis of 79 trials. J Gerontol A Biol Sci Med Sci 78：1471-1482, 2023

30） Fielding, RA et al：High-velocity resistance training increases skeletal muscle peak power in older women. J Am Geriatr Soc 50：655-662, 2002

31） Bean, JF et al：Increased Velocity Exercise Specific to Task (InVEST) training：a pilot study exploring effects on leg power, balance, and mobility in community-dwelling older women. J Am Geriatr Soc 52：799-804, 2004

32） Ikezoe, T et al：Physical function screening of institutionalized elderly women to predict their risk of falling. J Phys Fit Sport Med 58：489-497, 2009

33） Mukaimoto, T et al：Effects of low-intensity and low-velocity resistance training on lower limb muscular strength and body composition in elderly adults. J Phys Fit Sport Med 55 (Suppl)：S209-212, 2006

34） Watanabe, Y et al：Effect of very low-intensity resistance training with slow movement on muscle size and strength in healthy older adults. Clin Physiol Funct Imaging 34：463-470, 2014

35） Coelho-Júnior, HJ et al：Effects of low-speed and high-speed resistance training programs on frailty status, physical performance, cognitive function, and blood pressure in prefrail and frail older adults. Front Med (Lausanne) 8：702436, 2021

36） Howe, TE et al：Exercise for improving balance in older people. Cochrane Database Syst Rev 9：CD004963, 2011

37） Province, MA et al：The effects of exercise on falls in elderly patients. A preplanned meta-analysis of the FICSIT trials. Frailty and injuries：cooperative studies of intervention techniques. JAMA. 273：1341-1347, 1995

38） Sherrington, C et al：Exercise to prevent falls in older adults：an updated systematic review and meta-analysis. Br J Sports Med 51：1750-1758, 2017

39） Wolf, SL et al：Reducing frailty and falls in older persons：an investigation of Tai Chi and computerized balance training. Atlanta FICSIT group. frailty and injuries：cooperative studies of intervention techniques. J Am Geriatr Soc. 44：489-497, 1996

40） Taggart, HM：Effects of Tai Chi exercise on balance, functional mobility, and fear of falling among older women. Appl Nurs Res 15：235-242, 2002

41） Lesinski, M et al：Effects of balance training on balance performance in healthy older adults：a systematic review and meta-analysis. Sports Med 45：1721-1738, 2015

42） 島田裕之ほか：高齢者に対する3ヵ月間の異なる運動が静的・動的姿勢バランス機能に及ぼす影響．理学療法学 28：38-46，2001

43） Rogers, MW et al：The influence of stimulus cue on initiation of stepping in young and older adults. Arch Phys Med Rehabil 82：619-624, 2001

44） Elble, RJ et al：The initiation of normal walking. Mov Disord 9：139-146, 1994

45） Luchies, CW et al：Effects of age on balance assessment using voluntary and involuntary step tasks. J Gerontol A Biol Sci Med Sci 54：M140-144, 1999

46） Patla, AE et al：Age-related changes in balance control

system：initiation of stepping. Clin Biomech（Bristol, Avon）8：179-184, 1993

47）Luchies, CW et al：Effects of age, step direction, and reaction condition on the ability to step quickly. J Gerontol A Biol Sci Med Sci 57：M246-249, 2002

48）Lord, SR et al：Choice stepping reaction time：a composite measure of falls risk in older people. J Gerontol A Biol Sci Med Sci 56：M627-632, 2001

49）Medell, JL et al：A clinical measure of maximal and rapid stepping in older women. J Gerontol A Biol Sci Med Sci 55：M429-433, 2000

50）Luchies, CW et al：Stepping responses of young and old adults to postural disturbances：kinematics. J Am Geriatr Soc 42：506-512, 1994

51）Maki, BE et al：Control of rapid limb movements for balance recovery：age-related changes and implications for fall prevention. Age Ageing 35 Suppl 2：ii12-18, 2006

52）McIlroy, WE et al：Age-related changes in compensatory stepping in response to unpredictable perturbations. J Gerontol A Biol Sci Med Sci 51：M289-296, 1996

53）Chang, SH et al：Relationship between hip abductor rate of force development and mediolateral stability in older adults. Arch Phys Med Rehabil 86：1843-1850, 2005

54）Izquierdo, M：Maximal and explosive force production capacity and balance performance in men of different ages. Eur J Appl Physiol Occup Physiol 79：260-267, 1999

55）Perry, MC et al：Strength, power output and symmetry of leg muscles：effect of age and history of falling. Eur J Appl Physiol 100：553-561, 2007

56）Pijnappels, M et al：Identification of elderly fallers by muscle strength measures. Eur J Appl Physiol 102：585-592, 2008

57）Bento, PC et al：Peak torque and rate of torque development in elderly with and without fall history. Clin Biomech（Bristol, Avon）25：450-454, 2010

58）小栢進也ほか：若年者と高齢者における姿勢制御能力－不安定板上および安定した支持面上での比較－．理療科 24：81-85，2009

59）Melzer, I et al：Age-related changes of postural control：effect of cognitive tasks. Gerontology 47：189-194, 2001

60）Tang, PF et al：Inefficient postural responses to unexpected slips during walking in older adults. J Gerontol A Biol Sci Med Sci 53：M471-480, 1998

61）Osborne, MD et al：The effect of ankle disk training on muscle reaction time in subjects with a history of ankle sprain. Am J Sports Med 29：627-632, 2001

62）Ogaya, S et al：Effects of balance training using wobble boards in the elderly. J Strength Cond Res 25：2616-2622, 2011

63）Melzer, I et al：Association between ankle muscle strength and limit of stability in older adults. Age Ageing 38：119-123, 2009

64）Thorstensson, A et al：Motor control of voluntary trunk movements in standing. Acta Physiol Scand 125：309-321, 1985

65）Oddsson, L et al：Task specificity in the control of intrinsic trunk muscles in man. Acta Physiol Scand 139：123-131, 1990

66）Shumway-Cook, A et al：Effect of balance training on recovery of stability in children with cerebral palsy. Dev Med Child Neurol 45：591-602, 2003

67）Nemoto, K et al：Effects of high-intensity interval walking training on physical fitness and blood pressure in middle-aged and older people. Mayo Clin Proc 82：803-811, 2007

68）Bai, X et al：Effect of brisk walking on health-related physical fitness balance and life satisfaction among the elderly：a systematic review. Front Public Health 9：829367, 2022

69）池添冬芽ほか：歩行時における速度と重錘負荷条件が下肢筋の筋活動に及ぼす影響．京大医療技短大紀 21：35-39, 2001

70）Morikawa, M et al：Physical fitness and indices of lifestyle-related diseases before and after interval walking training in middle-aged and older males and females. Br J Sports Med 45：216-224, 2011

71）Nose, H et al：Beyond epidemiology：field studies and the physiology laboratory as the whole world. J Physiol 587（Pt 23）：5569-5575, 2009

72）Bull, FC et al：World Health Organization 2020 guidelines on physical activity and sedentary behaviour. Br J Sports Med 54：1451-1462, 2020

73）Fletcher, GF et al：Exercise standards for testing and training：a scientific statement from the American Heart Association. Circulation 128：873-934, 2013

74）Paluch, AE et al：Daily steps and all-cause mortality：a meta-analysis of 15 international cohorts. Lancet Public Health 7：e219-228, 2022

75）Lee, IM et al：Association of step volume and intensity with all-cause mortality in older women. JAMA Intern Med 179：1105-1112, 2019

76）Inoue, K et al：Association of daily step patterns with mortality in US adults. JAMA Netw Open 6：e235174, 2023

77）Del Pozo Cruz, B et al：Association of daily step count and intensity with incident dementia in 78430 adults living in the UK. JAMA Neurol 79：1059-1063, 2022

78）Del Pozo Cruz, B et al：Prospective associations of daily step counts and intensity with cancer and cardiovascular disease incidence and mortality and all-cause mortality. JAMA Intern Med 182：1139-1148, 2022

79）Kraus, WE et al：Daily step counts for measuring physical activity exposure and its relation to health. Med Sci Sports Exerc 51：1206-1212, 2019

80）Voukelatos, A et al：The impact of a home-based walking programme on falls in older people：the Easy Steps randomised controlled trial. Age Ageing 44：377-383, 2015

81）Yoo, EJ et al：The effects of a walking exercise program on fall-related fitness, bone metabolism, and fall-related psychological factors in elderly women. Res Sports Med 18：236-250, 2010

82）Yoshiko, A et al：Effects of 10-week walking and walking with home-based resistance training on muscle quality, muscle size, and physical functional tests in healthy older individuals. Eur Rev Aging Phys Act 15：13, 2018

83）藤田幸司ほか：地域在宅高齢者の外出頻度別にみた身体・心理・社会的特徴．日公衛誌 51：168-180，2004

84）Shimada, H et al：How often and how far do frail elderly people need to go outdoors to maintain functional capacity? Arch Gerontol Geriatr 50：140-146, 2010

85）厚生労働省：健康日本 21（第二次）．https://www.mhlw.go.jp/stf/seisakunitsuite/bunya/kenkou_iryou/kenkou/kenkounippon21.html（2024 年 5 月 29 日閲覧）

86）厚生労働省：令和元年 国民健康・栄養調査報告．https://www.mhlw.go.jp/content/001066903.pdf（2024 年 10 月 10 日閲覧）

87) 永山　寛ほか：地方都市在住高齢者における日常生活での歩数と体力との関係. 体力科学 57：151-162, 2008

88) Park, H et al：Yearlong physical activity and sarcopenia in older adults：the Nakanojo Study. Eur J Appl Physiol 109：953-961, 2010

89) Park, H et al：Relationship of bone health to yearlong physical activity in older Japanese adults：cross-sectional data from the Nakanojo Study. Osteoporos Int 18：285-293, 2007

90) Shephard, RJ et al：Objective longitudinal measures of physical activity and bone health in older Japanese：the Nakanojo Study. J Am Geriatr Soc 65：800-807, 2017

91) 日本老年医学会：フレイルに関する日本老年医学会からのステートメント, 2014. https://jpn-geriat-soc.or.jp/info/topics/pdf/20140513_01_01.pdf（2024 年 10 月 10 日閲覧）

92) 池添冬芽ほか：虚弱高齢者に対する低負荷運動プログラムが運動機能および転倒率に及ぼす影響について. Osteoporo Jap 13：715-719, 2005

93) de Labra, C et al：Effects of physical exercise interventions in frail older adults：a systematic review of randomized controlled trials. BMC Geriatr 15：154, 2015

94) Chou, CH et al：Effect of exercise on physical function, daily living activities, and quality of life in the frail older adults：a meta-analysis. Arch Phys Med Rehabil 93：237-244, 2012

95) Daniels, R et al：Interventions to prevent disability in frail community-dwelling elderly：a systematic review. BMC Health Serv Res 8：278, 2008

96) Giné-Garriga, M et al：Physical exercise interventions for improving performance-based measures of physical function in community-dwelling, frail older adults：a systematic review and meta-analysis. Arch Phys Med Rehabil 95：753-769, 2014

97) Macdonald, SH et al：Primary care interventions to address physical frailty among community-dwelling adults aged 60 years or older：a meta-analysis. PLoS One 15：e0228821, 2020

98) Dent, E et al：Physical frailty：ICFSR International Clinical Practice Guidelines for Identification and Management. J Nutr Health Aging 23：771-787, 2019

99) Cesari, M et al：A physical activity intervention to treat the frailty syndrome in older persons-results from the LIFE-P study. J Gerontol A Biol Sci Med Sci 70：216-222, 2015

100) Ikezoe, T et al：Age-related muscle atrophy in the lower extremities and daily physical activity in elderly women. Arch Gerontol Geriatr 53：e153-157, 2011

101) Andersson, EA et al：Intramuscular EMG from the hip flexor muscles during human locomotion. Acta Physiol Scand 161：361-370, 1997

102) Johnson, MA et al：Data on the distribution of fibre types in thirty-six human muscles. An autopsy study. J Neurol Sci 18：111-129, 1973

103) Ikezoe, T et al：Association between walking ability and trunk and lower-limb muscle atrophy in institutionalized elderly women：a longitudinal pilot study. J Physiol Anthropol 34：31, 2015

104) Ikezoe, T et al：Atrophy of the lower limbs in elderly women：is it related to walking ability? Eur J Appl Physiol 111：989-995, 2011

105) 池添冬芽ほか：片脚立位時における股関節周囲筋の筋活動について. 運動療物理療 9：24-28, 1998

106) Inoue, W et al：Are there different factors affecting walking speed and gait cycle variability between men and women in community- dwelling older adults? Aging Clin Exp Res 29：215-221, 2017

107) Ikezoe, T et al：Effects of age and inactivity due to prolonged bed rest on atrophy of trunk muscles. Eur J Appl Physiol 112：43-48, 2012

108) Rantanen, J et al：Lumbar muscle fiber size and type distribution in normal subjects. Eur Spine J 3：331-335, 1994

109) Cholewicki, J et al：Stabilizing function of trunk flexor-extensor muscles around a neutral spine posture. Spine（Phila Pa 1976）22：2207-2212, 1997

110) Nakamura, K et al：Locomotive syndrome：definition and management. Clin Rev Bone Miner Metab 14：56-67, 2016

111) 日本整形外科学会：ロコモティブシンドローム予防啓発公式サイト ロコモオンライン. https://locomo-joa.jp/（2024 年 10 月 10 日閲覧）

112) Ikezoe, T et al：Weak hip flexor strength predicts progression of functional capacity decline due to locomotor system dysfunction in community-dwelling older adults：a longitudinal cohort study. Arch Gerontol Geriatr 97：104499, 2021

113) Taniguchi, M et al：Prevalence and physical characteristics of locomotive syndrome stages as classified by the new criteria 2020 in older Japanese people：results from the Nagahama Study. BMC Geriatr 21：489, 2021

（池添冬芽）

VI 高齢者の転倒予防に対する運動療法

1. 高齢者の転倒の実態

a. 転倒の概要

転倒・骨折は要介護・支援の原因の上位であり,それによる死亡者数は年々増加している.

2010年に超高齢社会に突入して以来,今後も進行する日本の高齢化に伴い,転倒やそれによる骨折の発生件数はさらに増加すると予想されている.現在,転倒や転落が原因で年間約10,000人が命を落としており,これは交通事故による死亡者数の約2.9倍に相当する(図1)[1].また,転倒・骨折は要介護・支援の原因の第4位(13%)にもなっている(図2)[2].現在の要介護・支援者の人数(約686万人)から換算すると,約89万人が転倒・骨折を原因として何らかの支援や介護が必要な状態になっていると計算される.転倒予防を進めることは,これら多くの人々の健康寿命および生活の質(quality of life:QOL)の向上につながることから,極めて重要な課題である.

b. 転倒の発生率

地域在住高齢者の転倒率はおおむね20〜30%であり,一定割合で外傷や骨折が発生している.

1) 転倒率の定義

転倒率を示す数字にはいくつかの指標が存在する.最もシンプルで広く用いられているのは,一定期間内に転倒を経験した対象者の割合を全体に占める割合で示す方法である.これは「転倒者÷全対象者×100(%)」で表される.直感的に理解しやすく,入院患者,施設入所高齢者,地域在住高齢者など幅広い対象に用いられている.しかし,個々の対象者の転倒頻度は考慮されていない点には注意が必要である.他にも,1,000人・日当たりの転倒から数値を算出する方法があり,地域在住高齢者では0.8〜0.9/1,000人・日,一般病院

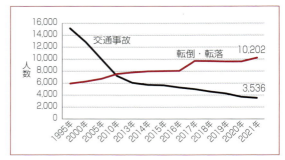

図1 転倒・転落と交通事故による死亡数の年次推移
(文献1を基に作図)

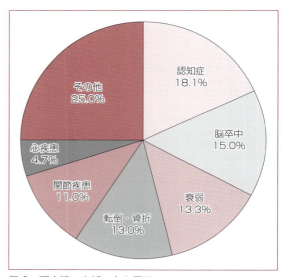

図2 要介護・支援の主な原因
(文献2を基に作図)

では4.1/1,000人・日,リハビリテーション病棟では4.6〜13.9/1,000人・日,施設入所高齢者では2.4〜12.4/1,000人・日と報告されている[3].病院や施設における転倒頻度の指標としては,延べ入院患者当たりの転倒件数(転倒事例率)を表す「入院患者の転倒件数÷延べ入院患者数×1,000(‰:パーミル,1/1,000を1とする単位)」も用いられる[4].厚生労働省の集計では転倒事例率に加えて転落も含めて集計した「入院患者の転倒・転落率」[(入院患者の転倒件数+転落件数)÷入院患者延べ数×1,000](‰)が用いられる[5].

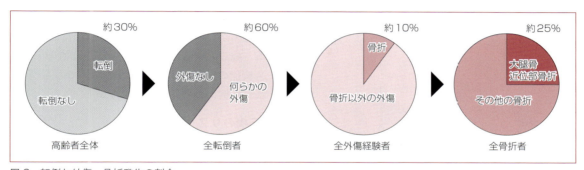

図3 転倒と外傷，骨折発生の割合
全高齢者のうち，転倒，外傷，骨折のおよその発生率を表す．

(文献6~8, 11, 12を基に作図)

> **メモ** 転倒回数を考慮した転倒率の計算方法
>
> ① 転倒回数を考慮した転倒率：
> 特定の集団を対象に，一定期間内で発生した転倒回数をもとに算出する．1,000人・日当たりの転倒を求める．例えば，50人を300日間観察すると50人×300日＝15,000人・日となる．その期間に15回転倒が発生した場合，転倒率は（転倒の総数／合計人・日数）×1,000＝(15/15,000)×1,000＝1.0となる．
>
> ② 延べ入院患者当たりの転倒率（転倒事例率）：
> 全入院患者に対して発生した転倒回数を考慮して算出する．転倒件数÷延べ入院患者数×1,000（パーミル計算にするため1,000で乗じる）で求められる．延べ入院患者数は，1人の患者が10日間入院した場合は10人と数える．例えば，6カ月間の延べ入院患者数が50,000人であり，その期間に発生した転倒が100件であった場合，100÷50,000×1,000＝2.0‰（パーミル）となる
>
> ③ 厚生労働省による入院患者の転倒・転落率：
> ②の転倒率に加えて，転落事故も考慮した計算方法である．（入院患者の転倒件数＋転落件数）÷入院患者延べ数×1,000で求められる．

2) 転倒による外傷，骨折の割合

地域在住高齢者の約30％が1年間に1回以上転倒を経験する[6~8]．転倒率は高齢者を一括りにして述べられることも多いが，実際には高齢者は多様性を有しており，転倒率は高齢者の属性によって大きく異なる．地域在住高齢者の転倒率は，比較的元気な集団では約20％，軽度機能低下群では約30％，虚弱群では約50％程度となり，機能の低下や加齢に伴い転倒の割合は増加する[9,10]．

全転倒のうち，約60％で軽度から重度の外傷が発生し，骨折は約10％，そして全骨折のうち約1/4が大腿骨近位部骨折を受傷する[11,12]（図3）[6~8,11,12]．外傷を免れても，転倒恐怖感を原因とする活動性の低下やうつ症状といった転倒後症候群を発症し，日常生活動作（activities of daily living：ADL）の低下を招くことがある．

> **メモ** 転倒後症候群
>
> 転倒後症候群は，主に高齢者が転倒した後にみられる心理的，身体的な症状のことである．転倒の経験がトラウマとなり，恐怖や不安からさらなる転倒を恐れるようになる．これにより活動量が減少し，筋力やバランス能力の低下を招くことがあり，再び転倒するリスクが高まる．また，社会的な引きこもりや孤立を引き起こすこともある．

c. 転倒の発生状況

地域在住高齢者，施設入所高齢者とも歩行時の転倒が最も多い．施設入所高齢者では，立ち座り動作や立位時の転倒も多い．

転倒発生時の動作は，高齢者の機能レベルや居住環境によって異なる．地域在住高齢者が転倒する際の動作として，最も多いのは歩行中で，これが56％を占めている．次に，階段の昇降が11％，立ち座り動作が10％と続く（図4a）[13~16,18]．

一方，機能低下を有する施設入所者の転倒については，歩行時が31％，立ち座り動作21％，立位保持18％と続く（図4b）[17]．地域在住の高齢者と比べると，施設入所高齢者では歩行時の転倒が減少している．その理由としては，移動動作の機会自体が地域在住高齢者に比べて減少していることが影響している可能性がある．また，施設入所高齢者において立位保持時の転倒が多い理由としては，一般的に施設入所者は地域在住者に比べて身体機能が低下しているケースが多く，立位保持

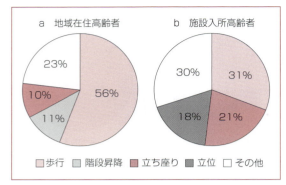

図4 転倒発生時の動作
a：n＝1,704.「その他」には，かがみ動作（4％），方向転換（4％），立位（3％）などが含まれる（5文献で共通して報告されていなかったため「その他」とした）．a，bとも「立ち座り」には起き上がり等も含まれている．
b：n＝227.「その他」には，方向転換（13％），歩き始め（11％）が含まれる．階段昇降はデータに含まれていなかったためゼロカウントとした．
（a：文献13〜16，18を基に作図．b：文献17を基に作図）

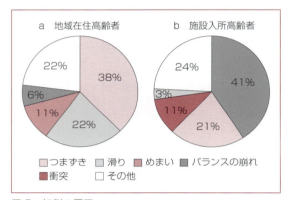

図5 転倒の原因
a：n＝861.「その他」には，踏み外し（5％），膝崩れ（2％），衝突（1％）などが含まれる．
b：n＝227.「その他」には，支持物の欠落（11％），意識消失（10％）などが含まれる．なお，「めまい」は分類に含まれていなかった．
（a：文献13，14，16，18，19を基に作図．b：文献17を基に作図）

時にも転倒が発生しやすいことを示している．

d. 転倒の原因

地域在住高齢者はつまずきや滑り，施設入所高齢者ではバランスの崩れによる転倒が多い．

地域在住高齢者の転倒の原因として最も多いのは「つまずき」であり，「滑り」が続く（図5a）[13, 14, 16, 18, 19]．一方，施設入所の高齢者における転倒の発生状況はやや異なり，「バランスの崩れ」が圧倒的に多い．その後に「つまずき」や「衝突」などが続く（図5b）[17]．地域在住の高齢者に多いつまずきや滑りを原因とする転倒は，外的要因をきっかけとする現象である．これに対し，施設入所の高齢者に多いバランスの崩れは，明らかな外的要因がない内的要因をきっかけとする現象である．施設入所者では，環境の違いに加え，バランス機能の低下により，自身の原因でふらつき，それが転倒につながることが多い．

e. 転倒のリスク因子

転倒のリスク因子は生物学的リスク，行動リスク，環境リスク，社会経済的リスクの4要因に大きく分類される．

1）転倒に関わる4要因

高齢者の転倒のリスク要因は多岐にわたるため，臨床における転倒のスクリーニングや評価も，多因子を含む包括的な視点が必要である．転倒および転倒関連の外傷のリスク要因として，WHOは転倒のリスクを4つの因子（生物学的リスク要因，行動リスク要因，環境リスク要因，社会経済的リスク要因）に分類している（図6）[20]．これらのリスク因子は，単独でもリスクになりうるが，複数の因子が重なることで転倒や転倒による外傷発生の可能性が高まる．

a）生物学的リスク要因

人間の身体に関連した個々の特性を含む生物学的リスク要因には，年齢，性別，人種など，根本的に変えることができない要素が含まれる．また，加齢によって生じる身体的・認知的・感情的能力の減退や慢性疾患もこれに含まれる．身体的要素としては，筋力低下，バランス低下，視覚障害，歩行能力の低下，めまいや尿失禁などがある．認知的要素としては認知機能低下や高次脳機能障害などが該当し，感情的能力の減退としては意欲の低下やうつなどが挙げられる．生物学的リスク要因は，行動リスク要因や環境リスク要因と相互に作用し，転倒のリスクを増加させる可能性がある．

b）行動リスク要因

人間の行動や日常の選択肢等に関連する要素が含まれる．運動習慣の欠如や身体活動量の低下，食生活の偏り，アルコールの過剰摂取等は転倒リスクの増加につながる．また，はしごに上る，不安定な椅子の上に立つ，サイズの合わない靴を履

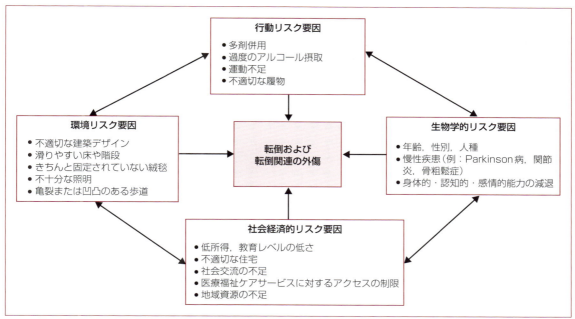

図6 高齢者の転倒に関するリスク因子モデル

(文献20を基に作図)

く, といった生活における危険な行動も転倒の原因となる. これらは適切な介入や行動変容によって改善する可能性がある.

c) 環境リスク要因

個々の身体的状態と自宅や公共の環境に存在する危険との相互作用が環境リスク要因に含まれる. これらの要因はそれ自体が直接的な転倒の原因というよりも, 他の要因との相互作用によってリスクが高まる. 自宅環境における危険としては, 狭いまたは滑りやすい階段, 固定されていない絨毯, 不十分な照明などが挙げられる. さらに, 散らかった床, 不適切な履物, 滑りやすいマット, 滑りやすい床面, 不適切に配置された電気コードなども, 転倒リスクを高める[18,21].

公共の場所におけるリスク要因としては, 不適切な建築デザイン, 滑りやすい床, 亀裂や凹凸のある歩道, 不適切な照明が転倒リスクを増大させる要因となる.

d) 社会経済的リスク要因

社会経済的リスク要因は, 社会情勢と個人の経済状況に関連している. 低所得, 教育レベルの低さ, 不適切な住宅, 社会交流の不足, 遠隔地域での医療福祉ケアサービスへのアクセス制限, 地域資源の不足などがこれに該当する.

2) 高齢者の個人における転倒のリスク要因

システマティックレビューに基づく高齢者の個人における転倒のリスク因子を表1[22]に示す. 最も強く転倒に関連するリスク因子は転倒歴であり, その他にバランス能力の低下, 筋力低下, 薬剤(多剤併用, 向精神薬・降圧薬の服用など), 歩行能力の低下などが続く. バランスや筋力, 歩行といった身体機能に関連する要因は, 転倒リスクとして上位に位置する. しかし, 対象者の属性や医学的情報もまた, 転倒リスクに複合的に関与する. リハビリテーション専門職はこれらのリスク因子のなかで直接介入可能なものと介入が困難なものを見極め, それぞれに対して適切に対処することが求められる(具体的な対応については後述する). また, これらの因子は単独であってもリスクとなりうるが, 複数該当する場合, 転倒リスクはさらに増大することも念頭に置く必要がある.

メモ リスク比とオッズ比

いずれの指標も疾患等の発生に関連する要因の影響を評価する指標である. リスク比は, 特定の要因の有無

表1 地域在住高齢者の転倒に独立して関連するリスク因子

リスク因子	報告文献数（有意な因子と報告した件数）	リスク比	オッズ比
転倒歴	16	1.9-6.6	1.5-6.7
バランス障害	15	1.2-2.4	1.8-3.5
筋力低下（上肢もしくは下肢）	9	2.2-2.6	1.2-1.9
視覚障害	8	1.5-2.3	1.7-2.3
薬剤（>4 もしくは向精神薬利用）	8	1.1-2.4	1.7-2.7
歩行障害・歩行困難	7	1.2-2.2	2.7
うつ	6	1.5-2.8	1.4-2.2
めまい・起立性低血圧	5	2	1.6-2.6
機能制限・ADL障害	5	1.5-6.2	1.3
年齢（80歳以上）	4	1.1-1.3	1.1
性別（女性）	3	2.1-3.9	2.3
低BMI	3	1.5-1.8	3.1
尿失禁	3		1.3-1.8
認知機能障害	3	2.8	1.9-2.1
関節リウマチ	2	1.2-1.9	
糖尿病	2	3.8	2.8
疼痛	2		1.7

（文献22を基に作表）

表2 fall risk index（FRI）

			点数
1	過去一年間に転んだことがありますか	はい	5
2	歩く速度が遅くなってきましたか	はい	2
3	杖を使っていますか	はい	2
4	背中が丸くなってきましたか	はい	2
5	毎日お薬を5種類以上飲んでいますか	はい	2

6点以上：リスクあり

（文献24より）

表3 転倒アセスメントスコアシート（改訂版）

分類		項目	スコア	評価
年齢	☐	70歳以上	1	
転倒経験	☐	転倒・転落したことがある	1	
活動領域	☐	足腰の弱り，筋力の低下がある	2	
	☐	車椅子・杖・歩行器を使用している		
	☐	ふらつきがある（バランスを崩しやすい）		
認識力	☐	不穏行動がある	3	
	☐	自立心が強い		
	☐	理解力・記憶力の低下がある		
	☐	何でもできると自分を過大評価する		
排泄	☐	排泄時見守りが必要	2	
	☐	排泄介助が必要		
	☐	夜間トイレに行く		
薬剤使用	☐	麻薬	5	
	☐	抗うつ剤	4	
	☐	浣腸緩下剤	3	
	☐	睡眠安定剤	1	
	☐	降圧利尿薬	1	
環境	☐	転科・転棟・転室をした	4	
	☐	点滴・酸素吸入をしている	2	
【危険度と評価スコアの合計】			合計	
危険度Ⅰ（0～4点）　転倒を起こす可能性がある			危険度	
危険度Ⅱ（5～15点）転倒を起こしやすい				
危険度Ⅲ（16点以上）転倒をよく起こす				

（文献25より）

によって疾患等の発生率がどれだけ変わるかを表す．例えば，ウォーキング習慣のある人とない人をそれぞれ100名ずつ対象として，転倒の発生を1年間観察する場合を例に挙げる．ウォーキング習慣がある群で20名が転倒した場合，そのリスクは20/100＝0.2となる．一方，ウォーキング習慣がない群で40名が転倒した場合，そのリスクは40/100＝0.4となる．この2つのリスクの比（リスク比）を計算すると，0.2/0.4＝0.5となり，ウォーキング習慣があることで転倒リスクが50％減少するといえる．

オッズ比は，特定の要因の有無によって疾患等の発生のオッズ（確率の比）がどの程度変わるかを表す．例えば，最近転倒した人100名と転倒していない人100名を集めて，10代の頃の運動習慣を聴取する．転倒者では100名中30名が運動習慣＋，70名が運動習慣－，非転倒者では100名中40名が運動習慣＋，60名が運動習慣－であったとする．運動習慣＋群の転倒のオッズは，（運動習慣＋で転倒した人数）/（運動習慣＋で転倒しなかった人数）＝30/40＝0.75，運動習慣－群の転倒のオッズは（運動習慣－で転倒した人数）/（運動習慣－で転倒しなかった人数）＝70/60＝約1.17となる．運動習慣による転倒のオッズの比（オッズ比）は，0.75/1.17＝0.64となる．1を下回っているため，運動習慣を有することが転倒発生の低下に関連しているといえる．

リスク比はもともとの母集団に対するイベント発生リスクの算出が必要であることから，前向き研究で用いられる．一方，オッズ比は前向き研究以外の研究デザイン（症例対照研究等）にも用いることが可能であるが，リスク比とは異なり，リスクが〇％減少した（もしくは増えた），とはいえない点に注意が必要である．

2. 転倒リスクの評価

転倒リスクの評価には，①スクリーニング（転倒や転落のハイリスク者を選別する），②精査（主にハイリスク者を対象に転倒の具体的な要因を詳しく調べる），③対策導出（転倒・転落を予防するための対策を定式化して導き出す）の3段階がある[23]．

すべての高齢者を対象に詳細な評価を実施することは，実現性や効率性の観点から現実的ではない．そのため，スクリーニングによって転倒リスクを有する高齢者を選定し，その後詳細な評価と個別介入につなげていくことが有効である．

VI. 高齢者の転倒予防に対する運動療法　**123**

表4　米国疾病予防管理センター（CDC）による転倒のセルフチェック

	質問	はい（点）	転倒との関連
1	過去一年間に転倒した	2	転倒したことがある人は再び転びやすい傾向にあります
2	安全に歩くために杖や歩行器を使用している（使用を勧められた）	2	杖や歩行器を使う人はすでに転倒しやすい状況です
3	歩行が不安定なときがある	1	歩行中の不安定さはバランスの悪さのサインです
4	屋内を歩くとき家具などにつかまる	1	バランスの悪さのサインです
5	転倒の心配がある	1	転倒を恐れる人は転びやすい傾向にあります
6	椅子から立ち上がるとき，手を使う	1	下肢の筋力が低下したサインです．筋力低下は転倒の主な原因です
7	段差をまたぐことが難しい	1	下肢の筋力が低下したサインです
8	慌ててトイレに行く	1	特に夜間にトイレに駆け込むことは転倒の危険を高めます
9	足の感覚が低下している	1	足の麻痺はつまずきの原因となり，転倒につながります
10	フラフラしたり疲労を感じるような薬を服用している	1	薬の副作用は転倒の危険を高めます
11	睡眠薬や気持ちを安定させる薬を服用している	1	これらの薬剤は転倒の危険を高めます
12	しばしば気分が落ち込む	1	抑うつの症状は転倒につながります

4点以上：リスクあり

（原典：文献26, 27より）

a. 転倒スクリーニングのためのツール

　適切な転倒スクリーニングを実施することで，追加評価や介入の必要性を把握することができる．

　地域在住高齢者を対象としたスクリーニングの手法として，fall risk index（FRI）がある．これは1年間の転倒歴を含む5項目からなる質問の合計点によって転倒リスクを把握するもので，6点以上でリスクありとされる（表2）[24]．

　病院や施設であれば，対象者の様子を観察した結果に基づいて転倒・転落のリスクを評価することも可能である．日本国内ではチェックリスト形式のアセスメントツールが多く使用されており，主に看護師によって評価される．これらのツールは病院独自のものが多く，国内で統一したものが使用されているわけではない．代表的なアセスメントとしては転倒アセスメントスコアシート（改訂版）がある[25]．これは19の質問項目から転倒の危険度を3段階で判定するものである（表3）[25]．

　米国疾病予防管理センター（Centers for Disease Control and Prevention：CDC）は，転倒リスクを簡便に自身で把握するための12項目からなるセルフチェックを作成している．このチェックリストでは，4点以上で転倒リスクがあ

ると判断される（表4）[26, 27]．

> **メモ　スクリーニング**
>
> 目標とする疾患（ここでは転倒）の発症リスクが高い可能性のある個人を特定するための簡易な検査のこと．スクリーニングで陽性と判定された場合，追加の評価を実施し，詳細なリスクを把握する．

b. 転倒予防・対策のためのアルゴリズムと評価

　転倒予防・対策のアルゴリズムを活用することで，対象者のスクリーニング，評価，介入をシームレスに実施することが可能となる．

　転倒・転落のリスクをシステマティックにスクリーニングし，必要に応じて多因子の評価につなげ，その後の予防介入の方針を立てることを目的とするものが，フローチャート式のアルゴリズムである．これまでに複数の機関から様々なアルゴリズムが発表されており，ここでは近年の代表的なものを紹介する．

1) 米国老年医学会と英国老年医学会のガイドラインにおけるアルゴリズム

　米国老年医学会と英国老年医学会，米国整形外科学会は2001年に共同で高齢者の転倒予防と対策に関するガイドラインを発表した[28]．このガイドラインで紹介された転倒リスク因子は，その後多くの研究や書籍で引用されることとなった．

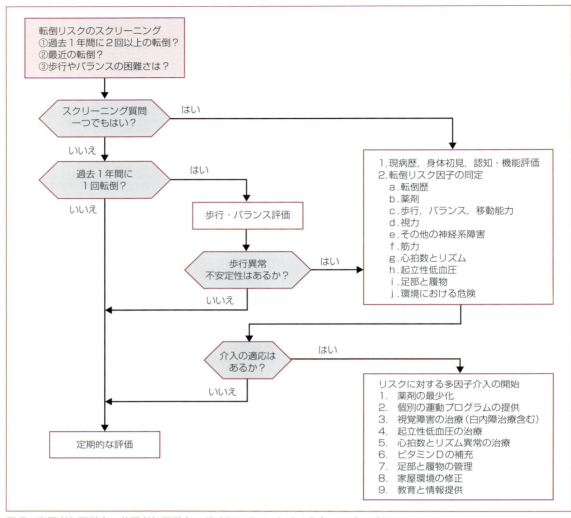

図7 米国老年医学会，英国老年医学会のガイドラインにおける臨床アルゴリズム

(文献29を基に作図)

その10年後の2011年には，米国老年医学会と英国老年医学会がガイドラインを更新し，転倒リスクのスクリーニングからアセスメント，そして介入までの臨床アルゴリズムを発表している（図7）[29]．このアルゴリズムでは，3つの質問によるスクリーニングを実施した後，結果に基づいて適宜アセスメントを行い，必要に応じて多因子介入を行う流れとなっている．

アルゴリズムにおける歩行やバランスの評価としては，timed up & go (TUG) test[30]，Berg balance scale (BBS)[31]などの評価が推奨されている．

メモ　アルゴリズム

医療従事者が患者の診断や治療を決定する際の指針のこと．研究や知見に基づき，症状や評価結果に応じて最適な対応の流れを示す．アルゴリズムを用いることで，評価と介入の標準化を図ることができる．

2) 米国疾病予防管理センター (CDC) のアルゴリズム

CDCは高齢者の事故・外傷・死亡を予防するためのプログラムであるSTEADI (Stopping Elderly Accidents, Deaths & Injuries) において，転倒予防のためのアルゴリズムを2013年に開発している．STEADIのアルゴリズムが開発された背景には，2010年に米国・英国老年医学会が

VI. 高齢者の転倒予防に対する運動療法　125

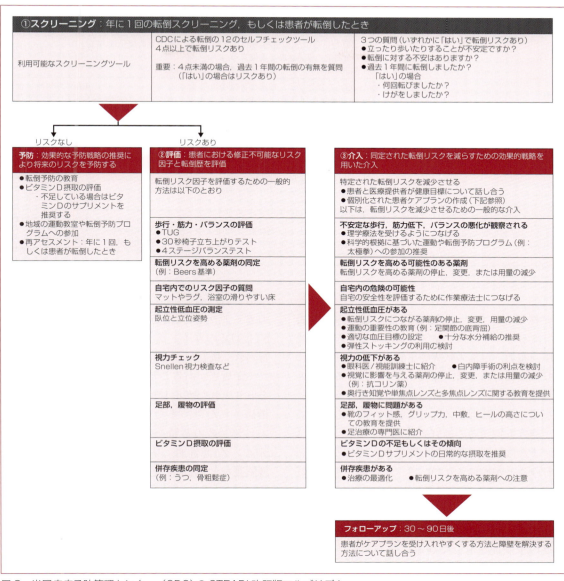

図8　米国疾病予防管理センター（CDC）のSTEADI改訂版アルゴリズム

（文献33を基に作図）

発表したガイドラインの臨床実践が遅れているという課題があった．その理由として，医療スタッフが転倒リスクの評価の実践方法を知らない，または十分な知識を有していないと感じていたことが挙げられていた．これを受けて，医療スタッフが転倒リスクの評価や治療，紹介の一連の流れを臨床に取り入れ，地域ベースでの転倒予防プログラムにつなげやすくすることを目的に，アルゴリズムの第1版が開発された[32]．現在は，第1版のアルゴリズムをよりシンプルにした改訂版が公開されている[33]．

STEADIの改訂版のアルゴリズム（図8）[33]では，前述の12項目のセルフチェック，または転倒リスクに関する3つの質問を用いてリスクの有無をスクリーニングする．スクリーニングにより転倒リスクが認められた場合は，具体的なリスク同定のための評価を行う．歩行・筋力・バランスの評価では，TUGや30秒椅子立ち上がりテスト

表5 STEADIにおける身体機能評価と転倒リスク

項目	推奨度	目的と方法	カットオフ		
TUG	推奨	椅子に座った状態から3m先の目標物まで歩き，ターンして元の椅子に座るまでの時間を測定．普通速度で実施する ＊日本で一般的に実施されている最大速度ではない点に注意	12秒以上で転倒リスクありと判定		
30秒椅子立ち上がりテスト	オプション	腕を組み椅子に座った状態から立ち座りを繰り返す． 30秒間で立ち上がることができた回数を測定	年齢	男性	女性
			60-64	<14	<12
			65-69	<12	<11
			70-74	<12	<10
			75-79	<11	<10
			80-84	<10	<9
			85-89	<8	<8
			90-94	<7	<4
4ステージバランステスト	オプション	目的：静的バランスを評価する 方法：4つのバランステスト（①閉脚立位，②セミタンデム立位，③タンデム立位，④片脚立位）を順次実施する．10秒間維持できた場合は次のテストに移行する	タンデム立位を10秒間行えない場合は，転倒リスクありと判定		

（文献34を基に作表）

等が採用されている．身体機能評価の詳細は表5[34]に示す．その他，薬剤，自宅環境，起立性低血圧，視力，足部の状態等を評価する．同定されたリスクに対しては，適宜介入を実施する．介入実施後は30〜90日を目途に再評価を行う流れとなっている．転倒リスクがない場合の対応としては，適宜転倒予防の教育を行うとともに1年に1回，または転倒が発生した際に再度アセスメントを行うことが推奨されている．本アルゴリズムの転倒予測精度は，ROC［受信者操作特性（receiver operating characteristic）］曲線の曲線下面積（area under the curve：AUC）で0.65程度であり，中等度の予測能を有していることが報告されている[35]．

メモ **ROC曲線における曲線下面積**

テストの診断能力を数値で表す指標である．値が1に近いほど精度が高く，0.5だとランダムな予測と同等の精度を示す．大きい曲線下面積は，テストが真の陽性と真の陰性を区別する能力が優れていることを意味する．

3）高齢者の転倒予防と管理に関する世界ガイドライン

2019年に世界転倒ガイドラインタスクフォース［World Falls Guidelines（WFG）Task Force］が設立され，これまで各国で開発された転倒予防に関するガイドラインのレビューが実施された．15

のガイドライン（前述の米国・英国老年医学会やSTEADIのガイドラインも含む）について精査が行われ，既存のガイドライン間には様々なギャップや矛盾点があることが確認され，国際的な視点を取り入れたガイドラインの作成が必要であると指摘された[36]．また，近年の研究による新たなエビデンスの蓄積を受け，高齢者の異なるセッティング（急性期，リハビリテーション病棟，介護施設など）に応じたリスク因子や対処法を導く準備が整ったことから，WFGタスクフォースは高齢者の転倒予防と管理に関する世界ガイドラインを作成した[37]．2024年時点で，このガイドラインは世界的なコンセンサスを得た最も新しいものであるといえる．

本ガイドラインでは，前述の米国・英国老年医学会のガイドラインを基に，地域在住高齢者向けの転倒の予防と管理のためのアルゴリズムが示されている（図9）[37]．対象者の包含には2ポイントが用意されており（図のグレー部分），通常の場面では過去1年の転倒の有無を聴取する．感度を高める場合は3つの質問（STEADIアルゴリズムと同様の内容）を行い，いずれかに該当した場合は次のアセスメントに進む．なお，中リスク，高リスクのふるい分けにはフレイルの評価が含まれており，5項目（筋力低下，歩行速度低下，体重減少，易疲労感，身体活動低下）で評価する表現

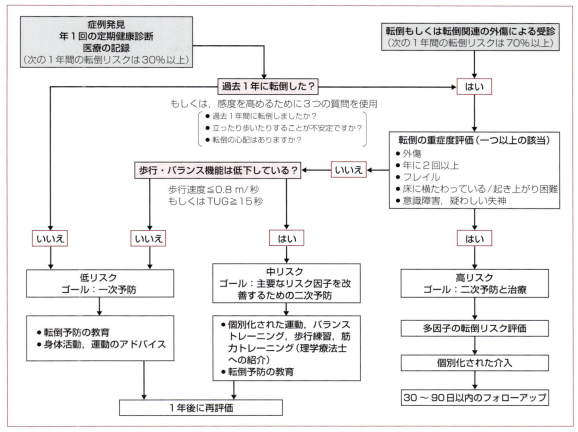

図9 地域在住高齢者の転倒リスクの層別化，アセスメント，管理/介入アルゴリズム　世界ガイドライン
（文献37を基に作図）

型[38]やclinical frailty scale[39]が推奨されている．身体機能の評価としては歩行速度，TUGを測定する．歩行速度は0.8 m/秒，TUGは15秒以上がカットオフ値として設定されている[40]．このアルゴリズムでは，転倒リスクを低，中，高の3段階に分類しており，それぞれに応じて介入を実施する．低リスク者には転倒予防に関する一般的な教育や運動に関するアドバイスを行う．中リスク者には，上記に加えて，バランスや筋力を改善するための運動や理学療法士への紹介を行う．高リスク者には個別介入に向けた多因子リスク評価を行う．

メモ clinical frailty scale
2005年にカナダで開発された，高齢者の虚弱の程度を9段階で評価するスケールである．日本語版も開発されている[41]．

主な段階として，非常に健康な状態を1，軽度の虚弱（杖歩行等）を4，中等度の虚弱（屋外の活動は要介護）を6，非常に重度の虚弱（すべての活動が要介護）を8として判定する．要介護もfrailtyの一部として評価するため，日本における一般的なフレイルの概念とは異なる点に注意が必要である．

c. リハビリテーション専門職のためのアルゴリズムと評価（米国老年理学療法学会の臨床ステートメント）

リハビリテーション専門職は，高齢者の転倒歴や歩行・バランスを確認し，国際生活機能分類（international classification of functioning, disability and health：ICF）の項目に沿って多様な転倒リスクの把握に努める．

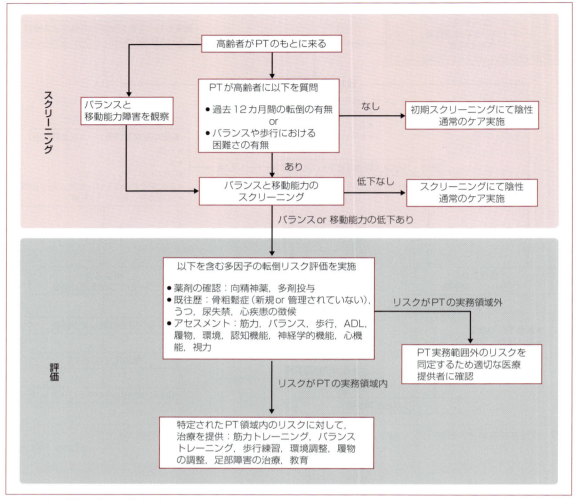

図10 米国老年理学療法学会の臨床ステートメントのフローチャート

(文献42を基に作図)

1) リハビリテーション専門職によるスクリーニング

リハビリテーション専門職が実施すべきスクリーニングの流れについては，米国老年理学療法学会が作成した臨床ステートメントが参考になる（図10）[42]．

スクリーニングとして以下の2点を確認する．
① 過去12カ月の転倒の有無と背景
② 高齢患者のバランス，もしくは歩行に関する困難さの有無

上記のいずれかに該当した対象者については，歩行やバランス障害の観察に関する以下のスクリーニングを追加で実施する．
① バランスや歩行障害にかかわらず，複数回の転倒を経験している．
② 1回の転倒を経験し，バランスもしくは歩行障害が観察される．

これらのスクリーニングで陽性となった者に対して，より詳細な評価を行う．

2) リハビリテーション専門職による国際生活機能分類（ICF）に基づいた多因子評価

スクリーニングにて陽性となった高齢者に対しては，多因子評価を実施する[42]．ICFに沿って，以下に解説する（図11）[42]．

図11 ICFに関連づけた転倒リスクとして評価すべき項目
IADL：手段的日常生活動作
(文献42を基に作図)

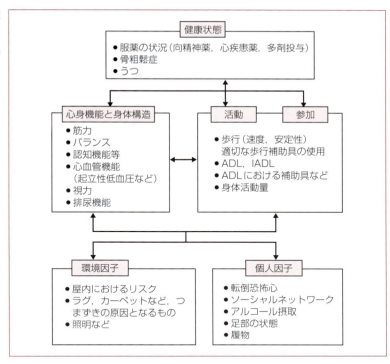

> **メモ** 国際生活機能分類（ICF）
>
> ICFの特徴は，障害者に限定せず，すべての人々に関わる包括的な分類であることである．これにより，様々な健康状態を表現することが可能となる．構成要素として，心身機能・身体機能と活動・参加を含む生活機能と障害部門，そして環境因子と個人因子からなる背景因子部門がある．これらの部門は相互に作用するという考え方が採用されている．

a) 健康状態 (health condition)

健康状態として注目すべきポイントは3点あり，①服薬の状況，②骨粗鬆症，③うつである．薬剤については，様々な臨床ガイドライン等においても重要なリスク因子として挙げられている[29,43,44]．特に，向精神薬（抗うつ薬，抗不安薬，睡眠薬など）や心疾患薬がリスク因子として報告されることが多い．服薬数が5剤以上の場合（多剤投与）も，転倒のリスクになる[22]．

b) 心身機能と身体構造 (body function & structures)

筋力，バランス，認知および神経機能，心血管機能，視力，排尿機能などを評価する．身体機能の評価項目については，前述したTUG, 30秒立ち上がりテスト[45]などが挙げられている．この他，歩行速度やバランスの評価も有用である．

心血管機能については，心拍とリズム，血圧，姿勢変化に伴う血圧変動を評価することが推奨されている[29]．

視力の評価では，単なる視力測定に加えて，コントラスト感度（白黒の明暗差を判別する能力），奥行き知覚，周辺視野も重要な要素であるとされている．

c) 活動と参加 (activities, participation)

歩行，ADL，身体活動量について評価する．歩行は理学療法士の得意とする分野であり，歩行能力（速度，安定性など）および歩行補助具の適切な使用について評価する必要がある．さらに，身体活動量の低下は転倒リスク増大につながるため[46]，その評価が不可欠である．

d) 環境因子 (environmental factors)

環境因子としては，自宅における敷物やマット，カーペットの折り目などに注意を払うことが推奨されている．

e) 個人因子 (personal factors)

個人因子には，転倒恐怖，足部と履物の評価が含まれる．足部の変形や障害は独立した転倒リスクである．また，適切でないサイズの靴や，踵を

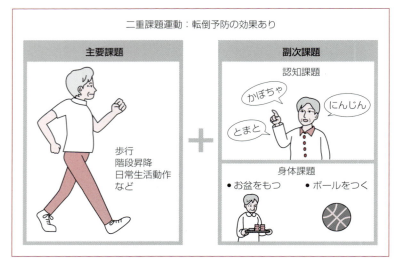

図12　二重課題のイメージ
主要課題と副次課題（認知課題もしくは身体課題）を組み合わせて行う．
（文献48を基に作図）

ホールドできないスリッパ，踵の高い靴は転倒のリスクを高める．転倒恐怖は，それ自体が転倒を誘発するリスク因子となる可能性がある点に留意する必要がある．

d. 転倒リスク評価としての二重課題（デュアルタスク）

二重課題条件下での評価は転倒リスクの把握に有用な可能性があるものの，議論があるのが現状である．

歩行などの身体的課題と第2の身体的課題（例えば，ものを持つこと）または認知的課題（例えば，語想起や計算）を同時に行うことを二重課題と呼ぶ[47]（図12）[48]．二重課題条件下での評価は転倒の予測に有効であることが知られている．しかしながら，二重課題による転倒リスク評価が単一課題の評価よりも優れているかどうかに関しては議論が存在する．二重課題を用いた転倒リスク評価に関するレビューのなかには，転倒予測が不明瞭であるとする研究[49,50]，単一課題条件と差がないとする研究[51]や，転倒予測に対して否定的な研究[52]などがある．歩行やTUGを単一課題として使用することにより，ある程度転倒リスクを予測できるため，臨床で使用する場合には適応を検討する必要がある可能性がある．しかし，二重課題による評価に関して肯定的な報告も存在し[53,54]，これらの差異は，主要課題（歩行やTUG）や第2の課題（身体課題か，認知課題か），対象者の属性によって生じると考えられている．どういった対象者に，どのようなタイプの課題が有効であるかについては，明らかになっていないのが現状である[40]．

e. 様々な転倒リスク評価があるなかで，何を用いるべきか？

単一の評価で転倒リスクを高い精度で予測できるものは存在しないことから，質問や複数の評価を組み合わせる必要がある．

転倒のスクリーニングや評価方法は多様に存在し，どの方法を用いるべきかの判断は容易ではないことが多い．この問題に対処するため，米国老年理学療法学会は各転倒リスク評価の転倒予測能を比較するシステマティックレビューとメタアナリシスを実施している[55]．その結果として，転倒予測に有用であると示唆された項目を表6[55]に示す．

評価項目は病歴質問，自己申告指標，パフォーマンスによる機能評価の3つのカテゴリーに分類される．病歴質問のカテゴリーでは，転倒歴，向精神薬，ADL要介助，転倒恐怖感，歩行補助具の使用の5項目が抽出されている．ただし筆者らは，5項目のうち転倒を予測する強力な単一のツールはない，としており，これらを組み合わせたスクリーニング質問が重要であるとしている．

VI. 高齢者の転倒予防に対する運動療法　　**131**

表6　転倒を予測するための臨床的に有用な指標のまとめ

カテゴリー	測定項目	カットポイント	陽性的中率	陰性的中率	テストで陽性だった場合の事後確率（PoTP）	テストで陰性だった場合の事後確率（PoTP）
病歴質問	転倒歴	はい／いいえ	1.8	0.8	44	26
	向精神薬	はい／いいえ	1.4	0.8	38	26
	ADL 要介助	はい／いいえ	1.4	0.8	38	26
	転倒恐怖感	はい／いいえ	1.4	0.9	38	28
	歩行補助具の使用	はい／いいえ	1.3	0.9	36	26
自己申告指標	Geriatric Depression Scale 15	<6点	1.9	0.9	45	28
	Falls Efficacy Scale International	>24点	1.7	0.6	42	20
パフォーマンスによる機能評価	Berg balance scale	<50点	3.4	0.7	59	23
	timed up & go テスト	≧12秒	2.1	0.8	47	25
	開眼片脚立位	<6.5秒	1.9	0.9	45	28
	5回立ち上がりテスト	≧12秒	1.6	0.7	41	20
	快適歩行速度	<1.0m/秒	1.5	0.6	39	20

本表は，事前の転倒率が30％であるとして各指標が算出されている．
陽性的中率は1よりも数字が大きいほうが転倒の識別に有用であることを意味する．
陰性的中率は1よりも数字が小さいほうが非転倒の識別に有用であることを意味する．
PoTP はテストが陽性，もしくは陰性であった場合に転倒者が含まれる割合を示す．

（文献55を基に作表）

　次に，自己申告指標については，geriatric depression scale 15（GDS-15）と falls efficacy scale international（FES-I）が有益な指標とされている．ここでも転倒を予測する強力な単一のツールは存在せず，他の評価方法との併用により転倒の予測確率が高まる．

　パフォーマンスによる機能評価は，前述した他の評価指標に比べて転倒予測により有用であり，これらに病歴（転倒歴や ADL の状況等）の質問を組み合わせることで，転倒の予測精度はさらに高まる．開眼片脚立位が6.5秒未満の場合，転倒者が含まれる割合を表す posttest probability（PoTP）が45％，そこに快適歩行速度1.0 m/秒未満が加わると累積 PoTP が55％，転倒歴ありが加わると69％，転倒恐怖が加わると76％，歩行補助具を使用していると累積で80％となり，転倒のリスクが著しく高まる．また，BBS も非常に優れた転倒の予測因子であり，50点未満は単独で PoTP 59％，TUG テスト12秒以上が加わると累積 PoTP が75％，5回立ち上がりテスト12秒以上が加わると83％にも上昇する．

　これらの情報から，病歴質問に分類されている5つの質問を行った後に，開眼片脚立位と快適歩行速度の評価を組み合わせることにより，バランスに関するより詳細な検査が必要な対象者を特定可能となる．さらに，BBS，TUG，5回立ち上がりテストを組み合わせることにより，リスク因子の特定や介入の効果判定の指標にも役立つ．

　現状では身体機能の評価単独で転倒の発生を十分に予測できるツールは存在せず[40]，その他の評価を組み合わせて行う必要性がある．前述の最新の世界ガイドラインではパフォーマンスによる機能評価は TUG と歩行速度が選択されている．その背景としては，2022年に実施されたアンブレラレビュー[40]によって TUG は特に機能が低下した高齢者の転倒予測に有用であること[56,57]，歩行速度の評価は多くのレビューで有用性が示されており[49,51,56,58~60]評価指標として臨床で用いる根拠が揃っていることが理由となっている．

メモ geriatric depression scale 15（GDS-15）
老年期のうつのスクリーニング検査である．15項目の短い質問に対して，はい，いいえの2択で回答する．点数が高いほどうつの程度が強いことを表し，5点以上がうつ傾向，10点以上がうつ状態として判定される[61]．

メモ falls efficacy scale international（FES-I）
転倒せずに日々の生活を送ることができる自信（自己効力感）を評価する尺度であり，国際的に広く使用されている[62]．16項目の ADL に関する質問に対して，

転倒に対して気を遣う度合いを4段階で回答することで，転倒に対する自己効力感を定量化する[63]．

> **メモ　アンブレラレビュー**
>
> 複数のメタアナリシスやシステマティックレビューを包括的に評価する研究手法である．異なる研究の結果を統合し，特定分野の全体像を明らかにする．これにより，研究の一貫性や効果の大きさを把握し，今後実施すべき研究の方向性も示すことが可能となる．

3. 高齢者の転倒・骨折予防のための運動療法のエビデンス

a. 運動による介入の効果

運動は転倒リスクを軽減するための重要な介入手段である．運動のタイプによって転倒予防の効果が異なるため，エビデンスに基づいて適切な介入を行う必要がある．

1) 地域在住高齢者に対する運動介入のエビデンス

転倒予防対策を進めるうえで中核となるのが，運動介入（運動療法）である．転倒予防を目的とした運動介入に関する研究が多数実施され，その効果が報告されている．特に，これらの成果を統合した報告が，2019年に発表されたコクランレビューに掲載されている[64]．臨床での転倒予防介入には，運動介入だけでなく，内的要因や環境要因へのアプローチも含まれることが一般的だが，本項では運動介入に焦点を当てた結果について紹介する．このレビューには，108件のランダム化比較試験が含まれ，合計23,407名の参加者の結果が統合されている．対象は地域在住の高齢者であり，特定の疾患を有する集団などは含まれていない．ここでは，運動およびそのタイプ別の転倒予防効果について以下に解説する．

> **メモ　コクランレビュー**
>
> 世界中の臨床研究に対するシステマティックレビューを行い，その結果を医療関係者，医療政策者，消費者などに提供し，合理的な意思決定を支援することを目的として，1992年にイギリスの国民保健サービスの一環として開始された．この内容は定期的に改定され，医学に関する最新のエビデンスがまとめられている．

a) 運動（あらゆる種類）による効果

運動介入にはレジスタンストレーニング，バランストレーニング，ウォーキング，機能的トレーニングなどの多様なタイプが存在する．あらゆる運動介入タイプを統合した場合の転倒予防効果としては，転倒率（人・年当たり）は23％減少し，転倒経験者は15％減少，転倒関連の骨折は27％減少することが示されている．転倒に対するエビデンスのレベルは「高」，骨折に対しては「低」と評価されている．運動介入には確かな転倒予防効果があるといえる．

b) バランストレーニング，歩行練習，機能的トレーニングによる効果

運動介入の種類として，バランストレーニング，歩行練習（歩き方の指導，ペースや方向の変更など），機能的トレーニング（立ち上がり運動など）を行った場合，転倒率は24％減少し，転倒経験者は13％減少，転倒関連の骨折が56％減少することがわかっている．これらのうち，転倒率への影響を調査した研究のフォレストプロットを図13[64]に示す．最下部の黒い菱形が1のラインをまたがず左に位置している場合に転倒予防の効果があることを表す．レート比が0.76であることより，バランス等のトレーニングにより転倒率が24％減少するといえる．転倒に対するエビデンスのレベルは「高」，骨折に関しては「低」とされている．

c) 筋力トレーニングによる効果

筋力トレーニングによる介入効果に関しては，転倒率（図14）[64]，転倒経験者数，転倒関連の骨折に有意な減少は認められていない．筋力トレーニング単独での転倒予防効果は限定的であるが，他の多因子介入と組み合わせて実施することは，高齢者において重要である．

d) 太極拳による効果

太極拳は有酸素運動，バランストレーニング，筋力トレーニングの要素を複合的に含む運動形式である．太極拳を行うことで，転倒率が19％減少［転倒率のレート比は0.81（図15）[64]］（エビデンスレベル「低」），転倒経験者の減少率は20％（エビデンスレベル「高」）と報告されている．ただし，転倒関連の骨折数への影響に関しては，質の

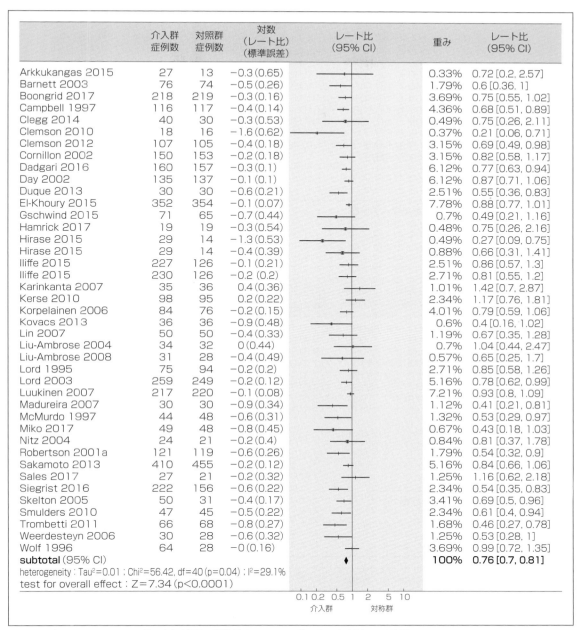

図13 バランストレーニング，歩行練習，機能的トレーニングによる転倒率への影響

(文献64を基に作図)

高い研究が不足しており，エビデンスが足りない状況である．

e) 身体活動（ウォーキング等）による効果

ウォーキングなどによる身体活動の増加を目的とした介入では，転倒率（図16）[64]，転倒経験者数，転倒関連の骨折に有意な減少は認められていない．この点に関するエビデンスのレベルは「非常に低い」と評価されている．

f) 柔軟性トレーニングや持久力トレーニングによる効果

残念ながら，柔軟性トレーニングや持久力トレーニングを主要な介入として，対照群と比較した質の高い研究は存在していない．そのため，これらの介入による転倒予防効果については不明で

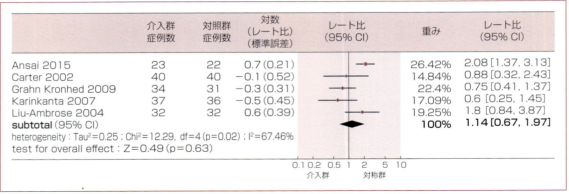

図14　筋力トレーニングによる転倒率への影響

（文献64を基に作図）

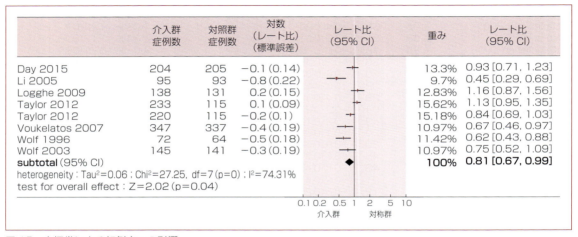

図15　太極拳による転倒率への影響

（文献64を基に作図）

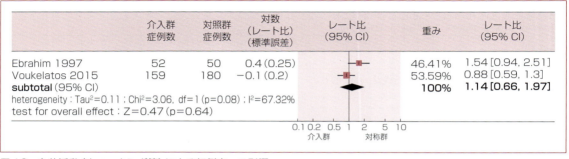

図16　身体活動（ウォーキング等）による転倒率への影響

（文献64を基に作図）

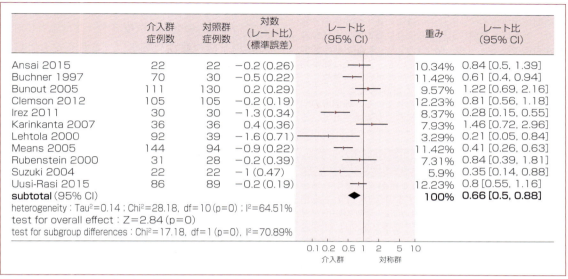

図17 マルチコンポーネントの運動介入による転倒率への影響

(文献64を基に作図)

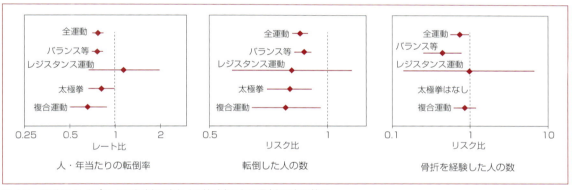

図18 運動のタイプによる転倒予防および転倒による骨折予防の効果
95％信頼区間（95％CI）を示す水平線が1をまたがない場合，転倒リスクの有意な減少があると解釈できる．

(文献64を基に作図)

ある．

g) 複数種類の運動（マルチコンポーネント）による効果

複数の要素（マルチコンポーネント）を含む運動介入，例えば歩行，バランストレーニング，機能的トレーニング，レジスタンストレーニングなどの組み合わせによる効果としては，転倒率が34％減少し［転倒率のレート比は0.66（図17）[64]］，転倒経験者は22％減少すると報告されている（エビデンスレベル「中」）．しかし，転倒関連の骨折については，有意な減少が確認されておらず，エビデンスレベルは「低」である．転倒発生に対する運動の効果を考慮すると，単一種類の運動よりもマルチコンポーネント運動のほうが効果が大きいことが示唆されている．したがって，可能な限り多種多様な運動を取り入れたアプローチが必要であるといえる．

これらの結果を統合すると，バランストレーニングが転倒および骨折予防において効果が高いことがわかる．一方，レジスタンス運動のみでは，転倒予防効果が十分でない点に留意が必要である．転倒予防を目的とする場合，複合的なタイプの運動を組み合わせることで，より高い予防効果を期待できるといえる（図18）[64]．

メモ　リスク比とレート比

リスク比は，あるグループにおける特定のイベント発生（ここでは転倒や骨折の発生）と別のグループにおけ

るイベント発生のリスクの比較に用いられる．特定の時間枠内でのイベント発生の確率の比を表すものであり，例えば1年間における転倒経験者の割合の比較等が可能である．一方，図13の「人・年当たりの転倒率」にはレート比が用いられている．ここでは観察期間内における総人・年（研究参加者が研究に参加した合計年数）に着目し，発生した転倒の総数が介入によってどの程度減少するかを表している．転倒者の割合ではなく，時間の要素と全転倒数が考慮されている点が特徴である．

> **メモ　転倒予防のための運動介入はリハビリテーション専門職が行うべきか？**
>
> 理学療法士などの医療専門職が運動を指導する場合と，それ以外の指導者が指導する場合のいずれも転倒予防効果は認められている．しかし，理学療法士などの医療職が介入を行った場合，転倒リスクは31％減少するのに対し，その他のインストラクターが指導した場合は18％の減少にとどまっており，専門職による指導のほうが効果が高いとされている[65]．よって，リハビリテーション専門職による運動介入が重要といえる．

2) 施設入所高齢者に対する運動介入のエビデンス

数年前までは，施設における高齢者の運動による転倒予防効果は十分に確認されていなかった[66]．しかし，新しい研究結果を含む2023年のDyerらによるレビューを含む複数の報告において，運動が施設入所高齢者の転倒予防に有効であると結論づけられている[67〜69]．なお，運動介入の期間が6カ月を超えることで効果は確かなものとなるため[68〜70]，長期的な視点での介入が必要である．一方で，運動介入が終了すると，その転倒予防効果はほとんど，または全く持続しないことが高い確実性をもつエビデンスによって示されている[67]．したがって，施設に入所する高齢者に対しては，運動を継続的に行うための工夫や仕組みが求められるといえる．前述の地域在住高齢者でみられたような種目別の結果については，施設入所高齢者を対象とした研究が不足しており十分な結果が得られていない．

3) 病院に入院中の患者に対する運動介入のエビデンス

入院患者の転倒リスクは比較的高く，転倒予防の対策が極めて重要である．入院患者への転倒予防介入のレビューでは，リハビリテーションによる運動療法単独では転倒減少が認められないことが報告されている[71]．Cameronらもコクランに

おいて同様の報告をしている[66]．効果が認められている唯一の介入は医療スタッフや患者に対する転倒予防の教育であり[71]，これらをもとにした多因子介入が重要である．

4) 転倒による外傷予防における運動介入のエビデンス

転倒による外傷を予防することは，高齢者の生活機能やQOLの低下を防ぐうえで重要である．運動は転倒だけでなく，転倒による外傷や骨折の減少にも寄与する．運動介入に関するランダム化比較試験を集めたシステマティックレビューでは，運動は外傷性を伴う転倒を37％減少させ，骨折を伴う転倒に至っては61％も低下できることが示されている[72]．このメカニズムとしては，転倒リスクの軽減に加えて，転倒時の保護反応（受け身など）の改善が関与していると考えられている．後に発表されたいくつかのレビューにおいても，運動が転倒関連骨折の予防に有効であることが確認されている[73,74]．

b. 運動以外の介入を加えた場合の効果（多因子介入）

転倒予防の効果を高めるためには，運動だけでなく，他のリスク因子に対しても多面的にアプローチする必要がある．

評価により抽出された転倒リスク因子に対して，一つずつ対策を立てることで，将来の転倒発生のリスクを減らすことができる．運動は一つの介入手段であるにすぎない．そのため，転倒予防対策は，対象者のリスクに応じて運動以外の介入も組み合わせるべきである．運動と他の介入の組み合わせ効果について検証したTriccoらの報告をもとに解説する[75]．運動単独の場合，コントロール群に対する転倒発生のオッズ比が0.83であり，前述同様に転倒を減少させることができる．さらに，患者教育や組織の質改善を追加するとオッズ比は0.68，環境の評価や調整を組み合わせると0.53，ビタミンDなどのサプリメントを加えると0.36にまで低下する（図19）[75]．運動に多面的な介入を組み合わせることで，転倒予防の効果を高められることがわかる．なお，外傷を伴う転倒もおおむね同様の結果となっている．

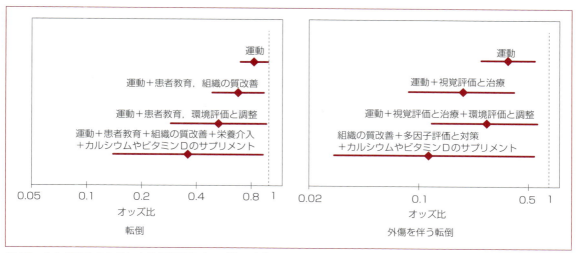

図19 介入の組み合わせによる転倒発生オッズ比の変化
通常のケアに対する介入効果をオッズ比で算出．水平方向に延びる線（95% CI）が1をまたがない場合，転倒リスクの有意な減少があったことを示す．

（文献75を基に作図）

上述したTriccoらの報告では多因子介入による転倒予防効果が明らかになったが，転倒・骨折の減少については不明であった．それを明らかにするため，Dautzenbergらは2021年に192のランダム化比較試験を対象にメタアナリシスを実施している．その結果，運動に加えて環境の評価と修正，転倒予防戦略の改善，支援技術の活用，基本的な転倒リスク評価の組み合わせが重要な構成要素であり，これらが転倒関連骨折の予防につながることが示されている[74]．

メモ　実生活における転倒リスクの把握

対象者の自宅での転倒リスクを把握するには，可能な限り実際に自宅での動作を観察するのが望ましい．リハビリ室などの整った環境とは異なり，実生活環境では動作の戦略が変わる場合も多いためである．また，転倒リスクの把握には過去の転倒歴の聴取が有効ではあるが，より詳細な情報を得るためには「普段転びそうになることはあるか？（場所，時間帯などの情報含む）」を聴取することも有効である．転倒には至らないものの転びそうになる経験（転倒ヒヤリハット）がある場合，将来の転倒発生リスクが高まる[76]．

c. 理学療法士が優先的に介入すべき項目

転倒リスクを有する対象者に対して，評価に基づいて個別化された運動介入（筋力トレーニング，バランストレーニング，歩行練習等）や環境調整を積極的に実施する．

表7　米国老年理学療法学会の転倒に関する臨床ステートメントで推奨されている介入

内容	推奨グレード	エビデンスレベル
筋力トレーニング：個別に調整，処方され，監視されたもの	A	I
バランストレーニング：個別に調整，処方され，監視されたもの	A	I
歩行練習	A	I
危険環境の修正	A	I
履物や足の構造障害の修正	B	II

推奨グレードは以下のとおり．A：レベルIもしくはIIのエビデンスと有害事象を上回る十分な利益に基づいた強い推奨，B：レベルIもしくはIIのエビデンスと有害事象を上回る利益に基づいた推奨

（文献42を基に作表）

転倒リスクの評価に基づき，問題が検出された部分に対しては，介入を実施する必要がある．米国老年理学療法学会の臨床ステートメントでは次のように述べられている[42]．「理学療法士は，理学療法の実務範囲において陽性となったすべてのリスク因子に対して，個別化された介入を提供すべきである（推奨グレードA，エビデンスレベルI）」．推奨されている項目を表7[42]に示す．

筋力トレーニングとバランストレーニングは理学療法における主要な介入手段である．重要なポイントは，個別の評価に基づいた運動処方を行うことである．すべての高齢者に同一のプログラムを提供するのではなく，個々の身体機能に応じた

表8 運動プログラムの違いによる転倒予防効果（地域在住高齢者対象）

プログラムの種類（包含文献数）	メタ回帰係数 * （95 % CI）	p 値
プログラムの特性		
中強度もしくは高強度の筋力トレーニング（28）	0.97 [0.82, 1.15]	0.73
高強度の筋力トレーニング（10）	1.23 [0.96, 1.57]	0.11
中等度もしくは高度に困難なバランストレーニング（47）	0.85 [0.71, 1.00]	0.06
高度に困難なバランストレーニング（31）	**0.85 [0.73, 1.00]**	**0.04**
歩行練習（29）	1.01 [0.86, 1.20]	0.87
2 時間以上 / 週	0.98 [0.83, 1.16]	0.83
3 時間以上 / 週	**0.77 [0.65, 0.91]**	**0.003**
組み合わせによる効果		
高度に困難なバランストレーニング ＆ 3 時間以上 / 週	**0.61 [0.53, 0.72]** [†]	**<0.001**

* メタ回帰係数：係数が 1 を下回り，かつ 95 % CI が 1 をまたがない場合に転倒リスクの有意な軽減を示唆する．
[†] 罹患率比．

（文献 80 を基に作表）

負荷量と難易度の設定が求められる．筋力トレーニング単独の介入ではなく，バランスや歩行練習を組み合わせることで，介入の効果は高まる[65]．

環境調整はリハビリテーション専門職による積極的な評価と介入が求められる領域である．近年のコクランレビューによると，自宅内環境への介入が転倒リスクを 26 ％削減する効果があることが報告されている[77]．また環境への介入は，特に転倒リスクが高い対象者において効果的（38 ％のリスク減）である．ただし，骨折減少に対する効果のエビデンスは十分明らかでない．

4. 転倒予防に対する運動療法の実際

a. 効果的な運動介入の方法は？

難易度を調整したバランストレーニングを中心として，筋力トレーニングや歩行練習等を組み合わせた複合的な運動介入を週 3 時間以上，12 週間以上を目指して実施する．

1）運動介入は何をどれくらい実施すべきか

転倒予防の介入は，運動以外の要因も含めて多面的に実施することで，より高い効果が期待できる[74,75,78]．一方，理学療法士等が得意とする運動介入は，それ単独でも転倒予防や転倒関連外傷の予防効果があることが多くの研究で明らかにされている[64,65,72,73,75,79〜81]．また，費用対効果の観点からも最も優れているとされている[82]．ここ

では具体的な運動介入のポイントについて解説をする．Sherrington らによる運動介入に関する転倒予防のメタアナリシスでは，臨床での実施に際し参考になる具体的な知見が提供されている[80]．その結果のまとめを**表8**[80]に示す．

表8からは，以下の4点が読み取れる．①筋力トレーニングや歩行練習のみでは転倒予防効果は期待できない，②バランストレーニングは高い難易度が望ましい，③運動介入は週に 3 時間以上確保することが好ましい，④高度なバランストレーニングと十分な運動時間の確保により，転倒予防効果は増加する（リスクが 39 ％軽減）．前述のコクランレビューや，米国老年理学療法学会のステートメントも考慮に入れると，地域在住の高齢者に対しては「難易度を調整したバランストレーニングを中心に，筋力トレーニングや歩行練習を組み合わせた複合的な運動介入を，週 3 時間以上を目指し実施する」というアプローチが効果的であると考えられる．ここでの運動介入には個別介入とグループ介入の区別はなく，現場の状況に応じて適切な方法を選択すればよい．ただし含まれている試験の大半は，専門家による評価を基にした個別調整されたトレーニングが処方されており，理学療法士による適切な処方が重要である．運動の総時間に関しては，筆者らのグループによるメタアナリシスで，バランス向上のためには 13 時間以上のトレーニングが必要であるという結果が得られている[83]．また，転倒予防には 12 週間以上の期間が推奨されている[37]．これらの情

VI. 高齢者の転倒予防に対する運動療法

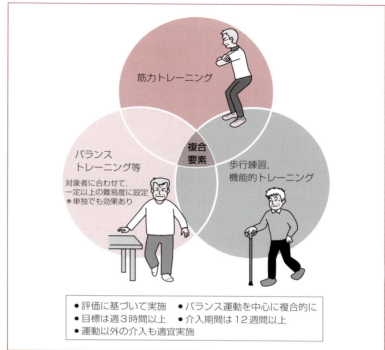

図20 転倒予防のための運動介入の種目とポイント
単一の種目だけでなく、複合的に介入することで転倒予防効果が高まる。バランストレーニングを中心に、トレーニング時間を十分確保する。
（文献37, 80を基に作図）

表9 米国スポーツ医学会の推奨する高齢者のバランストレーニング

頻度(frequency)	週2〜3回程度。ただし、個人が望めば、より頻回に実施してよい
強度(intensity)	特に推奨はない。適切な難易度のバランス課題であれば、バランス能力の向上につながる。もし参加者が簡単にバランスを保てる場合は、課題として不十分である。片脚立ちの強度別の具体例としては、①壁に手を触れた状態で、短時間片脚を挙上、②両上肢を胸の前で組む、③片脚で立った状態で、メディシンボールを身体の左右に動かす、などがある
種類(type)	以下の要素を含む多様な課題：①徐々に支持基底面を減らすような、漸増的な課題。②身体重心を動かすようなダイナミックな運動。③姿勢保持筋に負荷を与える。④感覚情報を減らす
注意(caution)	経験のあるリーダーによる1対1のサポートではなく、グループで課題を行う場合は、参加者が自己管理し、安全を確保できるように配慮が必要である。グループトレーニングの安全性のために、参加者それぞれが適切な難易度の課題を理解すべきであり、低いレベルをマスターするまで高いレベルに移行すべきではない。必要に応じて、椅子やテーブルなどの頑丈なサポートを利用する

（文献84を基に作表）

報を基にした介入のポイントを図20[37,80]に示す。

> **メモ　個別介入とグループ介入で効果に差はあるか？**
> 個別に介入した場合とグループで介入した場合では、それぞれ24%, 21%, 転倒数が減少しており、両者に有意な差はない結果となっている[65]。病院での理学療法は基本的に1対1であるが、地域の介護予防事業等はグループで実施されることが多い。グループ介入であっても確かな転倒予防効果が期待できる。

2) 転倒予防のためのバランストレーニングの実際

バランストレーニングを実施するうえで踏まえておきたいポイントを表9[84]に示す。週2〜3回の頻度を確保するため、対象者のレベルに応じて自宅で実施できるようなトレーニングも適宜指導することが望ましい。また、強度（難易度）としては対象者にとって「やや難しい」程度のレベルを設定する。簡単すぎる課題では効果が乏しく、難しすぎると課題への順応が困難となるだけでなく、モチベーションの低下につながる。

バランストレーニングは、実施するうえで常に転倒リスクを伴う。対象者が安全を自己管理できるかどうかを判断し、支持物を設定するなど適切な環境で実施するように配慮する。

近年ではバランスにおけるステップの重要性が注目されている。転倒におけるステップは、突発

的な外乱が発生した際の重要な保護反応であり，ステップ反応の低下は転倒リスクの増加につながる[85]．ステップ練習は転倒予防に高い効果をもたらすことが明らかとなっている[86,87]．ステップには自ら意図的にステップする自発的ステップと，外乱などに対応する反応的ステップの2種類がある．ステップトレーニングに関するメタアナリシスによると，自発的ステップと反応的ステップのいずれもが転倒予防に有効であることが示されている[86]．特に反応的ステップは，転倒場面を想定した課題指向型トレーニングであるため，高い効果が期待できる[87]．バランストレーニングの際には，セルフエクササイズを想定した自発的ステップに加えて，リハビリテーション専門職が外乱を加えた際の反応的ステップを促すトレーニングを組み合わせるとよい．

図21に，バランストレーニングの具体例を紹介する．ここに示しているのはあくまで一例であり，対象者によって取り入れやすい方法にアレンジして，継続的に実施できるように促すようにする．なお，バランス課題の難易度は，支持基底面の広さ，手支持の有無，バランスマットの有無などによって適宜調整する．

メモ　太極拳

太極拳は，中国の長い歴史のなかで生まれた中国武術の一つである（図22）．緩やかで流れるようにゆっくりした動きが特徴であり，健康長寿にもよいとされている．転倒予防としては，一人で型の練習をするタイプが用いられるが，他には相手と組手を競うものなどもある．太極拳は転倒予防に有効であることが多くの研究で示されている[37,64,65,88]．

3）理学療法場面におけるプログラム提供時のコツ

運動介入においては，理学療法の現場だけでは，対象者の転倒リスクを軽減するためのトレーニング時間（量）を十分に確保することが難しい場合がある．このため，対象者のレベルに応じて，一人でも実施できるセルフトレーニングのプログラムを提供することが重要である．しかし，セルフトレーニングを継続的に実施することは容易ではない．このため，運動の効果や必要性を十分に説明するとともに，対象者が自分で実施したいと感じる内容や実際に可能かどうかをともに議論し意思決定することで，遵守率の向上につなげる[89]．

4）転倒発生時の想定

体調不良時や夜間にトイレに行く際などは，転倒発生のリスクが高まる．24時間の日常生活における転倒を予防するためには，通常よりもコンディションが悪い状態を想定し，そのような条件下でも転倒を回避できるような状態と環境を目指してプログラムを提供する必要がある．

実際転倒した高齢者の8人に1人は，1時間以上横たわった状況となり[90]，90歳以上の高齢者では80％が転倒後に床から立ち上がれないとされている[91]．そのため，転倒した後に立ち上がるための練習も取り入れておく必要がある[92]．また，近年ではウェアラブルデバイス等を用いて転倒発生を検出するテクノロジーが進歩しており，転倒リスクが高い場合はこれらのデバイスを活用することも検討するとよい[93,94]．

b．二重課題による介入

二重課題条件下でのトレーニングは転倒予防に有効であることから，介入に取り入れることが望ましい．対象者の状態に応じて，主要課題，副次課題を選択し難易度を調整する．

転倒リスク評価の項では，二重課題（デュアルタスク）による転倒発生の予測能が限定的である可能性について言及した．しかし，介入手段としての二重課題トレーニングは転倒予防に効果的であることが確認されている[48]．このため，二重課題環境下でパフォーマンスの低下が顕著な対象者に対しては，二重課題トレーニングを積極的に導入するとよい．転倒予防を目的とした二重課題トレーニングでは，主要な運動課題（例：歩行や段差昇降等）を設定し，それに伴う副次課題を追加する．副次課題が過度に難しいと，主要課題および副次課題の遂行が困難になるため，対象者の能力に合わせて難易度を設定する．課題に慣れたら，副次課題の難易度を段階的に上げていくとよい．具体的な二重課題の介入の例を以下に紹介する（図23）．

図21 バランストレーニングの例

対象者の状態に応じて難易度を適宜調整する．トレーニング時間の確保のため，安全性を確認したうえでセルフトレーニングを併せて指導する．自発的ステップは，前後左右の様々な方向に実施する．ゆっくりしたステップから，素早く行うステップなど，バリエーションを設ける．反応的ステップでは，リハビリテーション専門職者が外乱を加えた際のステップ反応を練習する．外乱の方向をランダムにすることで，とっさのステップを想定した練習となる．二重課題条件下でこれらを行うのも有効である．

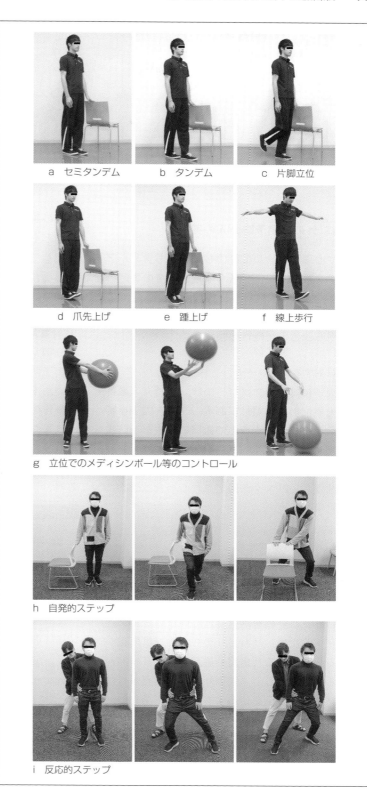

a　セミタンデム　　b　タンデム　　c　片脚立位
d　爪先上げ　　e　踵上げ　　f　線上歩行
g　立位でのメディシンボール等のコントロール
h　自発的ステップ
i　反応的ステップ

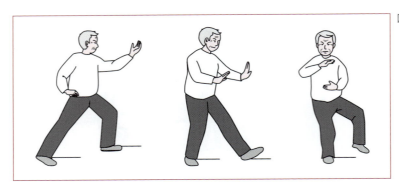

図22 太極拳の様子

c. 運動以外の転倒予防介入の実際

環境や心理面も含めて評価し，教育も含めたアプローチを行う．転倒リスク項目が自身の専門外である場合（例：多剤投与，視力障害，排尿障害など），他の専門職にコンタクトし，転倒リスクの観点から改善の可能性を相談する．

1）環境に対するアプローチ

環境因子に対するアプローチは，運動介入と併せて優先順位が高い項目である．リスク因子を特定し，それを取り除くことで転倒の発生を予防する．自宅の環境における転倒のリスク因子を表10[95]に示す．これらのリスクが潜んでいないかを適宜評価し，リスクが同定される場合は改善に向けた対策を行う．

2）履物に対するアプローチ

サイズが合っていない靴や，踵がホールドできないスリッパ，踵が高い靴，紐や面ファスナーが緩んでいる履物などは転倒のリスクとなる[29]．自分に合う正しい靴を選択できていないケースが多々存在するため，リハビリテーション専門職が確認する必要がある．病院や施設ではスリッパが好まれる場合もあるが，転倒リスクの観点からはスリッパは避け，靴を使用することが望ましい．

3）転倒恐怖感に対するアプローチ

転倒後症候群として，転倒に対する恐怖と自信の低下（自己効力感の低下）を有している症例は少なくない．転倒に対する過剰な恐怖により，生活範囲が狭小化している場合は，安全にできる動作方法の確認，環境の整備，監視下での身体活動増大などを軸として，自信をもってできる動作を再確認していく必要がある．ただし，過剰に自信がある場合も転倒を誘発する可能性があり，注意が必要である．

4）対象者に対する教育

転倒リスクを有するすべての対象者について，転倒予防について教育することは極めて優先度が高い．本人に対する補助具の正しい使い方や安全な動作の指導，家庭内の環境におけるリスクの説明はもちろん，家族や介護者に対して，対象者の転倒リスクや介助の方法などについて情報を共有することで，自宅での転倒発生の抑制につながる[29]．

メモ　転倒恐怖感の評価の重要性

転倒を経験した高齢者のなかには，その後の生活で転倒の再発に対する過度な恐怖を抱くことがある．この転倒恐怖感は，活動性の低下を招き，対象者の機能低下につながる負のスパイラルを生じさせる可能性がある．また，転倒恐怖感自体が姿勢制御に悪影響を及ぼし，転倒リスクを増加させることも報告されている[96〜98]．したがって，転倒恐怖感の評価は重要である[37]．転倒恐怖の聴取には，「転倒に対する不安は大きいですか？」や「転倒に対して恐怖を感じますか？」といった質問が用いられる．質問紙としては，16個の動作における転倒に対する自己効力感を評価するfalls efficacy scale-international（FES-I）が国際的に広く用いられている[62,63]．転倒恐怖が認められた場合は，その原因や状況を精査し対策を講じる．

メモ　骨折しない床

たとえ転倒しても骨折が生じなければ，その後の著しい機能低下を防ぐことが可能である．近年，転倒時の衝撃を吸収する床やマットが開発されており，転倒・骨折の予防に有効な手段の一つとなっている．

Ⅵ. 高齢者の転倒予防に対する運動療法

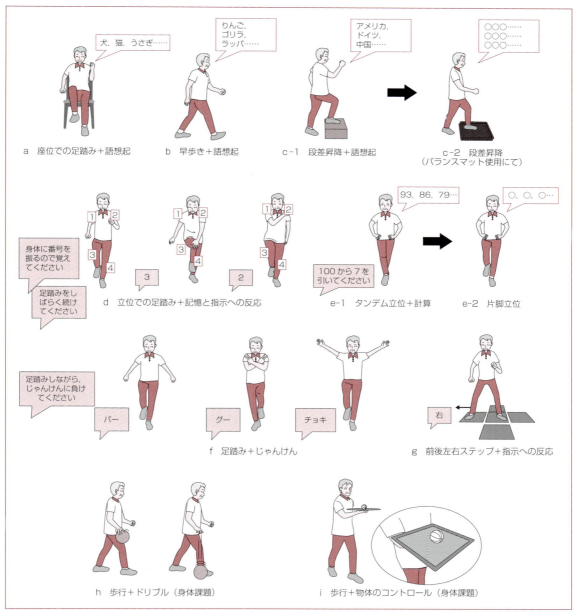

図23 二重課題トレーニングの例
対象者の身体機能や副次課題への反応を踏まえて適切な課題を設定する．
a：座位で足踏みをしながら認知課題に応じた語想起を実施する．
b：aが問題なくできる場合は早歩き中に語想起を実施する．
c：bが問題なくできる場合は段差昇降動作中に語想起を実施する．バランスマット等を用いて主要課題の難易度を変化させる．
d：身体の部位に1〜4の番号をあらかじめ設定する．対象者には足踏みを行うように指示する．対象者は足踏みを行いながらランダムに指示される番号の部位をタッチする．
e：タンデム立位の状態で計算課題や語想起を行う．片脚立位にすることで主要課題の難易度を上げる．
f：立位で足踏みを行いながらじゃんけんを実施する．じゃんけんは手部だけでなく上肢全体で行うように指示する．じゃんけんに負けるように指示することで難易度を上げる．
g：足踏みを行っている状態で，指示された方向にステップし再度中央に戻るようにする．指示とは逆方向に移動するような課題とすることで難易度を変化させる．
h：ボールを地面につきながら歩くことで身体課題による二重課題トレーニングを行う．
i：ボールをお盆（もしくはお皿）の中央から動かさないようにしながら歩行を実施する．

表10 リスクを把握し適宜調整を検討すべき自宅環境の因子

| 散らかった部屋 |
| 滑りやすい床／濡れた床 |
| 上るために使用するはしご，脚立，椅子 |
| フロアマットやカーペット |
| 床の配線コード |
| 暗い照明 |
| 手すりのない階段 |
| ペット（犬や猫につまずく） |
| 雪や氷 |

（文献 95 を基に作表）

文　献

1) e-stat（政府統計の総合窓口）：不慮の事故による死因（三桁基本分類）別にみた年次別死亡数及び死亡率（人口 10 万対）．https://www.e-stat.go.jp（2024 年 6 月 21 日閲覧）

2) 厚生労働省：平成 28 年国民生活基礎調査の該況．https://www.mhlw.go.jp/toukei/saikin/hw/k-tyosa/k-tyosa16/dl/16.pdf（2024 年 5 月 31 日閲覧）

3) 大高　洋：転倒予防のエビデンス．J Clin Rehabil 24：1074-1081，2015

4) 饗庭郁子：「転倒患者率」と「転倒事例率」．医療 73：566，2011

5) 全日本民医連：令和 4 年 厚生労働省「医療の質の評価・公表等推進事業」．https://www.min-iren.gr.jp/hokoku/hokoku_r04.html（2024 年 5 月 31 日閲覧）

6) Blake, AJ et al：Falls by elderly people at home：prevalence and associated factors. Age Ageing 17：365-372, 1988

7) Prudham, D et al：Factors associated with falls in the elderly：a community study. Age Ageing 10：141-146, 1981

8) Campbell, AJ et al：Falls in old age：a study of frequency and related clinical factors. Age Ageing 10：264-270, 1981

9) Speechley, M et al：Falls and injuries in frail and vigorous community elderly persons. J Am Geriatr Soc 39：46-52, 1991

10) Stalenhoef, PA et al：A risk model for the prediction of recurrent falls in community-dwelling elderly：a prospective cohort study. J Clin Epidemiol 55：1088-1094, 2002

11) 安村　誠：高齢者の転倒と骨折．高齢者の転倒とその対策，眞野行生編著，医歯薬出版，東京，40-45，1999

12) 上岡洋晴：中高年の転倒の実態．転倒予防教室，第 2 版，日本医事新報社，東京，11-18，2002

13) Cumming, RG et al：Fall frequency and characteristics and the risk of hip fractures. J Am Geriatr Soc 42：774-778, 1994

14) Niino, N et al：[Falls among the elderly living in a rural community--prevalence and circumstances of falls by season]. Nihon koshu eisei zasshi 42：975-981, 1995

15) Nevitt, MC et al：Risk factors for recurrent nonsyncopal falls. A prospective study. JAMA 261：2663-2668, 1989

16) Yasumura, S et al：Circumstances of injurious falls leading to medical care among elderly people living in a rural community. Arch Gerontol Geriatr 23：95-109, 1996

17) Robinovitch, SN et al：Video capture of the circumstances of falls in elderly people residing in long-term care：an observational study. Lancet 381：47-54, 2013

18) Cumming, RG et al：Home visits by an occupational therapist for assessment and modification of environmental haz-

ards：a randomized trial of falls prevention. J Am Geriatr Soc 47：1397-1402, 1999

19) Berg, WP et al：Circumstances and consequences of falls in independent community-dwelling older adults. Age Ageing 26：261-268, 1997

20) World Health Organization：WHO global report on falls prevention in older age. https://www.who.int/publications/i/item/9789241563536（2024 年 5 月 31 日閲覧）

21) Stevens, M et al：Preventing falls in older people：impact of an intervention to reduce environmental hazards in the home. J Am Geriatr Soc 49：1442-1447, 2001

22) Tinetti, ME et al：The patient who falls："It's always a trade-off". JAMA 303：258-266, 2010

23) 横田慎一郎ほか：転倒・転落リスクアセスメントのあり方をツール開発評価の観点から検討する．日転倒予会誌 5：51-55，2018

24) Okochi, J et al：Simple screening test for risk of falls in the elderly. Geriatrics & Gerontology International 6：223-227, 2006

25) 森田恵美子ほか：転倒アセスメントスコアシートの改訂と看護師の評定者間一致性の検討．日看管理会誌 14：51-58，2010

26) Centers for Disease Control and Prevention：Check Your Risk for Falling. https://www.cdc.gov/steadi/pdf/STEADI-Brochure-StayIndependent-508.pdf（2024 年 5 月 31 日閲覧）

27) 安延由紀子ほか：各種アセスメントツール・アルゴリズムの紹介．転倒予防白書 2023，武藤芳照ほか編著，日本医事新報社，東京，280-286，2022

28) Guideline for the prevention of falls in older persons. American Geriatrics Society, British Geriatrics Society, and American Academy of Orthopaedic Surgeons Panel on Falls Prevention. J Am Geriatr Soc 49：664-672, 2001

29) Panel on Prevention of Falls in Older Persons et al：Summary of the Updated American Geriatrics Society/British Geriatrics Society clinical practice guideline for prevention of falls in older persons. J Am Geriatr Soc 59：148-157, 2011

30) Podsiadlo, D et al：The timed "Up & Go"：a test of basic functional mobility for frail elderly persons. J Am Geriatr Soc 39：142-148, 1991

31) Berg, K：Measuring balance in the elderly：preliminary development of an instrument. Physiotherapy Canada 41：304-311, 1989

32) Stevens, JA et al：Development of STEADI：a fall prevention resource for health care providers. Health Promot Pract 14：706-714, 2013

33) Centers for Disease Control and Prevention：Stopping Elderly Accidents, Deaths, and Injuries（STEADI）, STEADI Algorithm for Fall Risk Screening, Assessment, and Intervention among Community-Dwelling Adults 65 years and older. https://www.cdc.gov/steadi/media/pdfs/STEADI-Algorithm-508.pdf（2024 年 5 月 31 日閲覧）

34) Centers for Disease Control and Prevention：STEADI-Older Adult Fall Prevention. https://www.cdc.gov/steadi/index.html（2024 年 5 月 31 日閲覧）

35) Mielenz, TJ et al：Evaluating a two-level vs. three-level fall risk screening algorithm for predicting falls among older adults. Front Public Health 8：373, 2020

36) Montero-Odasso, MM et al：Evaluation of clinical practice guidelines on fall prevention and management for older adults. JAMA Netw Open 4：e2138911, 2021

37) Montero-Odasso, M et al：World guidelines for falls prevention and management for older adults：a global initiative. Age Ageing 51：afac 205, 2022

38) Fried, LP et al：Frailty in older adults：evidence for a phenotype. J Gerontol A Biol Sci Med Sci 56：M 146-156, 2001

39) Rockwood, K et al：A global clinical measure of fitness and frailty in elderly people. CMAJ 173：489-495, 2005

40) Beck Jepsen, D et al：Predicting falls in older adults：an umbrella review of instruments assessing gait, balance, and functional mobility. BMC Geriatrics 22：615, 2022

41) 日本老年医学会：臨床虚弱尺度（Clinical Frailty Scale）. https://jpn-geriat-soc.or.jp/tool/pdf/tool_14.pdf（2024 年 5 月 31 日閲覧）

42) Avin, KG et al：Management of falls in community-dwelling older adults：clinical guidance statement from the Academy of Geriatric Physical Therapy of the American Physical Therapy Association. Phys Ther 95：815-834, 2015

43) National Institute for Health and Care Excellence：Clinical guidelines, Falls in older people：assessing risk and prevention, clinical guideline（CG 161）. https://www.nice.org.uk/guidance/CG 161（2024 年 5 月 31 日閲覧）

44) Moreland, JD et al：Muscle weakness and falls in older adults：a systematic review and meta-analysis. J Am Geriatr Soc 52：1121-1129, 2004

45) Macfarlane, DJ et al：Validity and normative data for thirty-second chair stand test in elderly community-dwelling Hong Kong Chinese. Am J Hum Biol 18：418-421, 2006

46) Lee, J：The association between physical activity and risk of falling in older adults：a systematic review and meta-analysis of prospective cohort studies. Geriatr Nurs 41：747-753, 2020

47) Bandinelli, S et al：Adding challenge to performance-based tests of walking：the walking InCHIANTI toolkit（WIT）. Am J of Phys Med Rehabil 85：986-991, 2006

48) Wang, X et al：Cognitive motor interference for preventing falls in older adults：a systematic review and meta-analysis of randomised controlled trials. Age Ageing 44：205-212, 2015

49) Bayot, M et al：Can dual-task paradigms predict Falls better than single task? - A systematic literature review. Neurophysiol Clin 50：401-440, 2020

50) Zijlstra, A et al：Do dual tasks have an added value over single tasks for balance assessment in fall prevention programs? A Mini-Review. Gerontology 54：40-49, 2008

51) Menant, JC et al：Single and dual task tests of gait speed are equivalent in the prediction of falls in older people：a systematic review and meta-analysis. Ageing Res Rev 16：83-104, 2014

52) Yang, L et al：Psychometric properties of dual-task balance assessments for older adults：a systematic review. Maturitas 80：359-369, 2015

53) Muir-Hunter, SW et al：Dual-task testing to predict falls in community-dwelling older adults：a systematic review. Physiotherapy 102：29-40, 2016

54) Beauchet, O et al：Timed up and go test and risk of falls in older adults：a systematic review. J Nutr Health Aging 15：933-938, 2011

55) Lusardi, MM et al：Determining risk of falls in community dwelling older adults：a systematic review and meta-analysis using posttest probability. J Geriatr Phys Ther 40：1-36, 2017

56) Chantanachai, T et al：Risk factors for falls in older people with cognitive impairment living in the community：systematic review and meta-analysis. Ageing Res Rev 71：101452, 2021

57) Schoene, D et al：Discriminative ability and predictive validity of the timed up and go test in identifying older people who fall：systematic review and meta-analysis. J Am Geriatr Soc 61：202-208, 2013

58) Lee, J et al：Analytical review：focus on fall screening assessments. PM R 5：609-621, 2013

59) Pamoukdjian, F et al：Measurement of gait speed in older adults to identify complications associated with frailty：a systematic review. J Geriatr Oncol 6：484-496, 2015

60) Scott, V et al：Multifactorial and functional mobility assessment tools for fall risk among older adults in community, home-support, long-term and acute care settings. Age Ageing 36：130-139, 2007

61) 松林公蔵ほか：総合的日常生活機能評価法−Ⅰ評価の方法 d. 老年者の情緒に関する評価. Geriatr Med 32：541-546, 1994

62) Yardley, L et al：Development and initial validation of the Falls Efficacy Scale-International（FES-I）. Age Ageing 34：614-619, 2005

63) 上出直人ほか：日本の地域在住高齢女性における国際版転倒関連自己効力感尺度（the Falls Efficacy Scale-International）の信頼性と妥当性. 総合リハ 38：1063-1069, 2010

64) Sherrington, C et al：Exercise for preventing falls in older people living in the community. Cochrane Database Syst Rev 1：CD 012424, 2019

65) Sherrington, C et al：Exercise for preventing falls in older people living in the community：an abridged Cochrane systematic review. Br J Sports Med 54：885-891, 2020

66) Cameron, ID et al：Interventions for preventing falls in older people in care facilities and hospitals. Cochrane Database of Syst Rev 7：CD 005465, 2018

67) Dyer, SM et al：Exercise for falls prevention in aged care：systematic review and trial endpoint meta-analyses. Age Ageing 52, afad 217, 2023

68) Gulka, HJ et al：Efficacy and generalizability of falls prevention interventions in nursing homes：a systematic review and meta-analysis. J Am Med Dir Assoc 21：1024-1035. e4, 2020

69) Schoberer, D et al：Meta-analysis and GRADE profiles of exercise interventions for falls prevention in long-term care facilities. J Adv Nurs 76：121-134, 2020

70) Hewitt, J et al：Progressive resistance and balance training for falls prevention in long-term residential aged care：a cluster randomized trial of the sunbeam program. J Am Med Dir Assoc 19：361-369, 2018

71) Morris, ME et al：Interventions to reduce falls in hospitals：a systematic review and meta-analysis. Age Ageing 51：afac 077, 2022

72) El-Khoury, F et al：The effect of fall prevention exercise programmes on fall induced injuries in community dwelling older adults：systematic review and meta-analysis of randomised controlled trials. BMJ 347：f6234, 2013

73) Zhao, R et al：Exercise interventions and prevention of fall-related fractures in older people：a meta-analysis of randomized controlled trials. Int J Epidemiol：46：149-161, 2017

74) Dautzenberg, L et al：Interventions for preventing falls and fall-related fractures in community-dwelling older adults：a systematic review and network meta-analysis. J Am Geriatr Soc 69：2973-2984, 2021

75) Tricco, AC et al：Comparisons of interventions for preventing falls in older adults：a systematic review and meta-analysis. JAMA 318：1687-1699, 2017

76) Nagai, K et al：Near falls predict substantial falls in older adults：a prospective cohort study. Geriatr Gerontol Int 17：1477-1480, 2017

77) Clemson, L et al：Environmental interventions for preventing falls in older people living in the community. Cochrane Database Syst Rev 3：CD013258, 2023

78) Hopewell, S et al：Multifactorial interventions for preventing falls in older people living in the community：a systematic review and meta-analysis of 41 trials and almost 20000 participants. Br J Sports Med 54：1340-1350, 2020

79) Gillespie, LD et al：Interventions for preventing falls in older people living in the community. Cochrane Database Syst Rev 2012：CD007146, 2012

80) Sherrington, C et al：Exercise to prevent falls in older adults：an updated systematic review and meta-analysis. Br J Sports Med 51：1750-1758, 2017

81) Sherrington, C et al：Evidence on physical activity and falls prevention for people aged 65+ years：systematic review to inform the WHO guidelines on physical activity and sedentary behaviour. Int J Behav Nutr Phys Act 17：144, 2020

82) Davis, JC et al：Does a home-based strength and balance programme in people aged ＞ or ＝80 years provide the best value for money to prevent falls? A systematic review of economic evaluations of falls prevention interventions. Br J Sports Med 44：80-89, 2010

83) 荒井秀典：運動プログラムのシステマティックレビュー．平成30年度老人保健事業推進費等補助金（老人保健健康増進等事業）：介護予防ガイド，国立長寿医療研究センター，愛知県，90-116，2019

84) Chodzko-Zajko, WJ：ACSM'S exercise for older adults, Lippincott Williams & Wilkins, 2013

85) Okubo, Y et al：Stepping impairment and falls in older adults：a systematic review and meta-analysis of volitional and reactive step tests. Ageing Res Rev 66：101238, 2021

86) Okubo, Y et al：Step training improves reaction time, gait and balance and reduces falls in older people：a systematic review and meta-analysis. Br J Sports Med 51：586-593, 2017

87) Okubo, Y et al：Effect of reactive balance training involving repeated slips and trips on balance recovery among older adults：a blinded randomized controlled trial. J Gerontol A Biol Sci Med Sci 74：1489-1496, 2019

88) Rikkonen, T et al：Effectiveness of exercise on fall prevention in community-dwelling older adults：a 2-year randomized controlled study of 914 women. Age Ageing 52：afad059, 2023

89) Kim, C et al：How to identify, incorporate and report patient preferences in clinical guidelines：a scoping review. Health Expect 23：1028-1036, 2020

90) Simpson, PM et al：Epidemiology of emergency medical service responses to older people who have fallen：a prospective cohort study. Prehosp Emerg Care 18：185-194, 2014

91) Fleming, J et al：Inability to get up after falling, subsequent time on floor, and summoning help：prospective cohort study in people over 90. BMJ 337：a2227, 2008

92) Skelton, D et al：Tailored group exercise（falls management exercise -- FaME）reduces falls in community-dwelling older frequent fallers（an RCT）. Age Ageing 34：636-639, 2005

93) Saadeh, W et al：A patient-specific single sensor IoT-based wearable fall prediction and detection system. IEEE Trans Neural Syst Rehabil Eng 27：995-1003, 2019

94) Chaudhuri, S et al：Real-World accuracy and use of a wearable fall detection device by older adults. J Am Geriatr Soc 63：2415-2416, 2015

95) Keglovits, M et al：A scoping review of fall hazards in the homes of older adults and development of a framework for assessment and intervention. Aust Occup Ther J 67：470-478, 2020

96) Young, WR et al：How fear of falling can increase fall-risk in older adults：applying psychological theory to practical observations. Gait Posture 41：7-12, 2015

97) Schoene, D et al：a systematic review on the influence of fear of falling on quality of life in older people：is there a role for falls? Clin Interv Aging 14：701-719, 2019

98) Ellmers, TJ et al：The perceived control model of falling：developing a unified framework to understand and assess maladaptive fear of falling. Age Ageing 52：afad093, 2023

（永井宏達）

VII 高齢者の認知機能低下に対する運動療法

1. 加齢に伴う認知機能・心理機能の変化

a. 加齢に伴う認知機能の変化

 個人差はあるにせよ認知機能は加齢の影響を受けて徐々に低下するが,加齢による年相応を超えた認知機能の低下は将来の認知症の発症リスクを増大させる.

 認知機能の低下による弊害の一つには,認知症の発症が挙げられる.国際 Alzheimer 病協会のレポート(2015 年)によると,世界の認知症患者は 4,680 万人と推計され,2030 年には 7,470 万人,2050 年には 1 億 3,250 万人まで増加すると予測されている.とりわけ,わが国においては 2012 年時点での 65 歳以上の高齢者における認知症有病率が 15%(462 万人)と推計されており,その割合は 2025 年には 18.5%(675 万人),2040 年には 20.7%(802 万人)に達すると推定されている[1].一方,世界の先進国では,認知症の発症率は減少傾向であることが示されている[2].確かな根拠は不十分な部分が多いが,認知症のリスク因子を抑制された高齢者が増えることで,発症率の抑制につながることが期待される.そのため,とりわけ中年期以降における生活習慣病の管理や予防をはじめとして,認知症のリスク因子をいかに抑制していくかが重要であろう.

 認知機能は「実用性知能[結晶性知能(crystallized intelligence)]」と「機能性知能[流動性知能(fluid intelligence)]」の 2 つに大別される能力が存在する[3,4].これらを明確に区別することが困難な部分もあるが,結晶性知能は加齢の影響を受けにくく,一方で流動性知能は加齢に伴って低下しやすいとされる(図 1)[5].結晶性知能は,一般的な知識や過去の学習・経験によって蓄積された知識,それらに基づく判断力などを含む能力とされる.これらは過去の経験が土台となり,修得した思考能力や習慣,経験の結果が結晶化されたものであり,一般的な常識や判断力,言葉の意味理

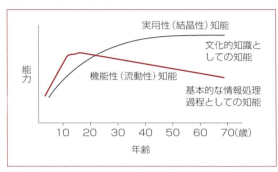

図 1 結晶性知能と流動性知能の加齢変化モデル
(文献 5 より筆者訳)

解もこれらの知能に含まれる.なお,結晶性知能は過去の経験や機会を得るための環境要因や社会・文化的な要因が強く影響するとされている.一方,流動性知能は,新しいものを学習したり,情報を獲得・処理したり,覚えたりするような能力であり,経験値や教育歴などの環境の影響を受けにくいものとされ,生得的な要因が強く影響される.

 さらには,認知機能には様々な領域が含まれ,それぞれの領域における能力は,加齢によって変化しやすいものと変化しにくいものがあるとされる.米国シアトルでの青年期から高齢期までを縦断的に長期観察した研究の結果では,推理,視空間認知,知覚速度,数的処理,言語機能,記憶といった機能は,50 歳台の半ばまで各機能の差異も少なく,加齢による顕著な変化も認められていないが,60 歳を超えた頃から各機能における低下が認められ,各機能間での差異も生じている(図 2)[6].特に,数的処理や言語記憶では加齢の影響を受けやすい.

 個人差はあるにせよ認知機能は加齢の影響を受けて徐々に低下する.しかし,加齢に伴う認知機能の低下がいわゆる「年相応」であり,自立した日常生活や社会生活に影響が少なければ,それほど問題とならないであろう.一方,年相応を超えた加齢による認知機能の低下は,将来の認知症の発症リスクを増大させることが報告されている[7].

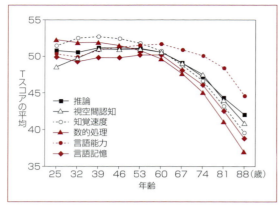

図2 Seattle longitudinal study における認知機能の加齢変化

(文献6より筆者訳)

表1 加齢によるもの忘れと認知症の記憶障害との違い

加齢によるもの忘れ		認知症による記憶障害
体験の一部分を忘れる（部分的に思い出せない）	↔	体験の全体を忘れる
目の前の人の名前が思い出せない	↔	目の前の人が誰なのかわからない
物の置き場所を思い出せないことがある	↔	置き忘れ・紛失が頻繁になる
何を食べたか思い出せない	↔	食べたこと自体を忘れている
約束をうっかり忘れてしまった	↔	約束したこと自体を忘れている
物覚えが悪くなったように感じる	↔	数分前の記憶が残らない
曜日や日付を間違えることがある	↔	月や季節を間違えることがある
もの忘れを自覚している	↔	自覚することが難しい
進行しない	↔	進行する

そのため，特殊な疾患を有さない高齢者の認知機能を評価する目的は，加齢による認知機能の低下の程度を把握することが第一となるであろう．

> **メモ　認知症ともの忘れ**
>
> 認知症を背景とする認知機能障害と加齢に伴う認知機能低下を整理しておくことも重要である．加齢によるもの忘れと認知症の記憶障害との違いの例を表1に示す．加齢に伴って，記憶や処理できる情報量は減少して，経験したことを部分的に思い出すことが苦手になったり，約束を忘れたりしてしまうことはある．しかし，経験したこと自体を忘れたり，約束したこと自体を忘れたりすることはごく稀である．

> **メモ　認知症のサイン**
>
> 認知機能の低下は徐々に異常を感じることが多いため，早期に気づくことが容易ではない．家族が最初に気づいた認知症のエピソードは，同じことを何度も尋ねる（43%），物の名前が出てこない（36%），以前あった興味や関心の低下（32%），物のしまい忘れ（32%）が他のエピソードより顕著に多いとされている（図3）[8]．

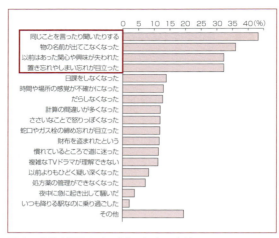

図3 家族が最初に気づく認知症の症状

(文献8より)

表2 認知症の予防可能な12の要因

若年期	中等教育の未修了
中年期	中年期の聴力低下 外傷性脳損傷 高血圧 アルコール過剰摂取 肥満
高齢期	喫煙 うつ 社会的孤立 身体的不活動 大気汚染 2型糖尿病

(文献9を基に作表)

> **メモ　認知症のリスク因子**
>
> ライフステージにおける認知症のリスク因子が報告されており，若年期〜高齢期にかけて認知症の予防可能な12の要因が挙げられている（表2）[9]．これらのリスク因子を低減させ，適切に管理することで，認知症の予防が促進されることが望まれる．

b．加齢に伴う心理機能の変化

高齢者の理学療法を展開するにあたり加齢に伴う変化を把握するうえで重要度が高いと思われる心理機能の要素には，意欲・気分，うつ，自己効力感，生活の質（quality of life：QOL），主観的な健康感などが挙げられる．

非常に多様な要素によって心理機能は構成される．なかでも，高齢者の理学療法を展開するうえで重要度が高いと思われる要素には，意欲・気分，うつ，自己効力感，QOL，主観的な健康感などが挙げられる．運動を中心とした身体活動を

促進することによって，高齢期での心理機能の低下が抑制されることが期待されており，加齢に伴う心理機能の変化を把握することは理学療法を展開するうえでも重要な情報となる．

1）意欲・気分

患者や対象者の意欲や気分は，理学療法介入を円滑に進めるうえで非常に重要な要因の一つであり，意欲や気分によって理学療法介入の効果が大きく左右されることにもつながる．

意欲とは，行動・行為の原動力になる積極的に行動を起こそうとする気持ちを指し，高齢期における意欲の低下は介入が望ましい症状や徴候の一つとされている[10]．意欲の低下は，日常生活活動（activity of daily living：ADL）能力の自立に影響を与えるため，意欲や気分に対する評価と対策も重要な視点となる．

2）うつ

うつは，抑うつ気分（落ち込む），精神運動の制止（何にもやる気がしない），不安焦燥感（落ち着かない）などの症状が特徴とされ，高齢者の約15％で何かしらのうつ症状を有すると報告されている[11]．積極的な身体運動の促進によって，うつ症状の軽減や予防に効果がもたらされ[12]，理学療法の介入を通じて精神的な健康の向上にも寄与が期待される．

> **メモ　うつ徴候と認知症**
> うつ徴候を有する高齢者では，脳内での内分泌系（神経栄養因子の発現低下など）の変化や炎症性変化（IL-6の増加など）を介して，認知症の危険が増大することが懸念されている[13]．

3）自己効力感（セルフ・エフィカシー）

ある結果を生み出すために必要な行動をどのくらいうまく行うことができるかという確信の程度を自己効力感という．行動に対する自信の程度と捉えることができ，運動行動を規定する要因の一つである．自己効力感が高まることは，望ましい水準での運動行動を定着するうえでも重要となり，自己効力感を高めることは，高齢者における理学療法の効果を左右する一つの要因となる．

自己効力感を強化するうえでは，次のような情報源が重要であるとされている．

①遂行行動の達成：必要とする行動や動作の成功体験を得ることは，自己効力感の向上につながる．到達可能な目標を設定して，スモールステップで成功体験を感じてもらうことも有効となる．

②代理的体験：同じような境遇である他者が目的とする動作や行動を成功する様子を観察し，代理的に体験することは自己効力感の向上につながることがある．

③言語的説得：信頼している専門家からの称賛や客観的な説明による動作や行動の高評価を受けることで，自己効力感は高まる．

④生理的・情動的体験：目的とする動作や行動を通して，肯定的な感情を感じることができれば，自己効力感は高まる．感情的な変化だけでなく，客観的な指標（筋力の向上や体重の適正化など）から効果を感じることができると，さらなる自己効力感の向上や行動の強化につながる．

4）生活の質（QOL）

QOLは，患者および対象者の主眼に立った重要なアウトカムであり，QOLの向上が理学療法の最終的なゴールとなるといっても過言ではない．生きがいや幸福感と表現されることもあり，QOLを左右する要因は患者および対象者本人の心身機能のみならず，環境や身近な人の健康状態なども含めて無限に存在するため，QOLを正確に把握することは容易ではない．そのため，主として本人の健康状態に由来し，医療的な介入によって改善が可能な領域に限局したQOLは健康関連QOLとして分類される．

5）主観的健康感，主観的幸福感

理学療法による心身機能の改善を通じて，主観的健康感や主観的幸福感を高めることが最終的な目標となることも少なくない．理学療法を通じて筋力の増強や歩行速度の改善などの身体機能が向上することにより，自身の健康感や幸福感，言い換えるとQOLの向上へ寄与されなくてはいけない．

高齢期においては，年齢層が高くなるほど主観

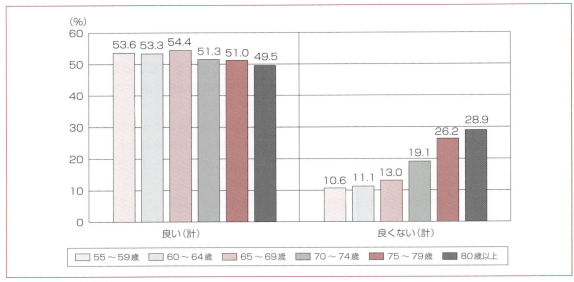

図4 主観的な健康状態
「良い(計)」は「良い」と「まあ良い」と回答した者の計.「良くない(計)」は「あまり良くない」と「良くない」と回答した者の計

(文献14より)

的な健康状態が「良くない」と感じる人の割合が多いとされる(図4)[14]. 一方, わが国の地域在住高齢者を対象として, 前期高齢者, 後期高齢者, 超高齢者で比較したところ, 握力や日常生活機能は加齢に伴って低下し, 身体的資源の喪失が認められたものの, 主観的な健康感や幸福感においては年齢層での差異がほとんど観察されなかったという報告もある[15]. 高齢期においては, 加齢に伴ってネガティブな状況が増えてくるにもかかわらず, 幸福感は低下しにくいというエイジングパラドックス (aging paradox) の存在が指摘されている. つまり, 加齢に伴う資源の喪失への対処方略がうまく機能することが考えられ, いわゆる「老いを受け入れる」ということができる状態で, 加齢に伴う心理的な変化は必ずしも加齢による負の影響ばかりでもないと考えられる.

2. 高齢者の認知機能・心理機能の評価

a. 全般的な認知機能評価

多面的な認知機能の領域を含んだ包括的な認知機能の評価が報告されており, それぞれの目的に応じて活用される.

国内での使用頻度が高い全般的な認知機能を評価する指標として, mini-mental state examination (MMSE) や改訂長谷川式簡易知能評価スケール (revised Hasegawa dementia scale：HDS-R) がある. その他に, 軽度認知障害 (mild cognitive impairment：MCI) の疑いを把握することを目的とした Montreal cognitive assessment (MoCA), 日常生活の状態から認知機能を評価する臨床認知症評価尺度 (clinical dementia rating：CDR) や地域包括ケアシステムにおける認知症アセスメントシート (dimentia assessment sheet for community-based integrated care system-21 items：DACS-21) など, 目的に応じた認知機能の評価ツールが活用される.

> **メモ　軽度認知障害(MCI)とは**
> MCIは, 認知症の診断には至らないが, 正常(年齢相応)とは判断し難い, 正常と認知症の中間(グレーゾーン)を意味する. 中核的な臨床定義として, ①認知機能の変化に対する訴えがある, ②1つ以上の領域で認知機能の低下がある, ③日常生活が自立している, ④認知症ではない, の4つが定められている[16].

1) 改訂長谷川式簡易知能評価スケール (HDS-R)

1974年に長谷川和夫らによって長谷川式簡易知能評価スケール(HDS)が作成され, 1991年に質問項目の再構成と採点基準が見直された

1	お歳はいくつですか？（2年までの誤差は正解）		0 1
2	今日は何年の何月何日ですか？　何曜日ですか？ （年月日，曜日が正解でそれぞれ1点ずつ）	年 月 日 曜日	0 1 0 1 0 1 0 1
3	私たちがいまいるところはどこですか？（自発的にでれば2点，5秒おいて家ですか？ 病院ですか？　施設ですか？　のなかから正しい選択をすれば1点）		0 1 2
4	これから言う3つの言葉を言ってみてください．あとでまた聞きますのでよく覚えておいてください． （以下の系列のいずれか1つで，採用した系列に○印をつけておく） 1：a）桜　b）猫　c）電車　　2：a）梅　b）犬　c）自動車		0 1 0 1 0 1
5	100から7を順番に引いてください．（100−7は？，それからまた7を引くと？　と質問 する．最初の答が不正解の場合，打ち切る）	(93) (86)	0 1 0 1
6	私がこれから言う数字を逆から言ってください． （6-8-2，3-5-2-9を逆に言ってもらう，3桁逆唱に失敗したら打ち切る）	2-8-6 9-2-5-3	0 1 0 1
7	先ほど覚えてもらった言葉をもう一度言ってみてください． （自発的に回答があれば各2点，もし回答がない場合以下のヒントを与え正解であれば1点） a）植物　b）動物　c）乗り物		a：0 1 2 b：0 1 2 c：0 1 2
8	これから5つの品物を見せます．それを隠しますのでなにがあったか言ってください． （時計，鍵，タバコ，ペン，硬貨など必ず相互に無関係なもの）		0 1 2 3 4 5
9	知っている野菜の名前をできるだけ多く言ってください． （答えた野菜の名前を右欄に記入する．途中で詰まり，約10秒間待っても答えな い場合にはそこで打ち切る）0〜5＝0点，6＝1点，7＝2点，8＝3点，9＝4 点，10＝5点		0 1 2 3 4 5
		合計得点：	

図5　改訂長谷川式簡易知能評価スケール（HDS-R）

（文献17より）

HDS-R が作成された[17]．HDS-R は全般的な認知機能の評価指標であり，見当識（日時，場所），3単語の記銘と遅延再生，計算，数字の逆唱，物品の記銘と即時再生，語想起に関する全9項目で構成される（図5）[17]．各項目の回答内容から採点し，総得点を30点満点で算出する．得点が高いほど認知機能が良好であり，総得点が20点以下である場合は認知症が疑われる[17]．国内での利用頻度が高い．

2) mini-mental state examination (MMSE)

MMSE は，1975年に Folstein らによって開発され[18]，2006年には原版に忠実な翻訳と適切な文化適応を目指した MMSE 日本語版（MMSE-J）が作成された[19]．MMSE-J は見当識（日時，場所），物品名の復唱，計算，想起，呼称，文章の復唱，3段階の口頭命令，読解，書字，図形模写に関する全11項目で構成される全般的な認知機能の評価指標である．各項目について，指示された課題の遂行や質問への応答を基に評価し，30

点満点で総得点を算出する[18,20]．得点が高いほど認知機能が良好であること示し，総得点が23点以下である場合は認知機能低下または認知症が疑われる[21,22]．20点以下を Alzheimer 病の疑いが最も高い基準値とする報告[23]や27点以下で軽度の認知機能の低下を疑うとする報告がある[24]．国際的に活用頻度が高い．

3) 臨床認知症評価尺度（CDR）

CDR は，1982年に Hughes ら[25]によって報告された認知症の重症度を判定するための評価指標であり[26]，国際的にも広く使用されている．CDR では検査により認知機能を評価するのではなく，趣味や社会活動，家事などの日常生活の状態から評価することが特徴である．本人への問診のほか，家族を中心とした身近な周囲の人からの情報を基に記憶，見当識，判断力と問題解決，地域社会活動，家庭生活および趣味・関心，介護状況の6項目について評価する．各項目を，障害なし（＝0），認知症の疑い（＝0.5），軽度（＝1），中

CDR	0	0.5	1	2	3
	障害				
	なし 0	疑い 0.5	軽度 1	中等度 2	重度 3
記憶 (M)	記憶障害なし 軽度の一貫しない物忘れ	一貫した軽い物忘れ 出来事を部分的に思い出す良性健忘	中程度記憶障害 特に最近の出来事に対するもの 日常生活に支障	重度記憶障害 高度に学習したもののみ保持，新しいものはすぐに忘れる	重度記憶障害 断片的記憶のみ残存する程度
見当識 (O)	見当識障害なし	時間的関連の軽度の困難さ以外は障害なし	時間的関連の障害中程度あり．検査では場所の見当識良好．他の場所で時に地誌的失見当	時間的関連の障害重度．通常時間の失見当．しばしば場所の失見当	人物への見当識のみ
判断力と問題解決 (JPS)	日常の問題を解決 仕事をこなす 金銭管理良好 過去の行動と関連した良好な判断	問題解決，類似性差異の指摘における軽度障害	問題解決，類似性差異の指摘における中程度障害 社会的判断は通常，保持される	問題解決，類似性差異の指摘における重度障害 社会的判断は通常，障害される	問題解決不能 判断不能
地域社会活動 (CA)	通常の仕事，買物，ボランティア，社会的グループで通常の自立した機能	左記の活動の軽度の障害	左記の活動のいくつかにかかわっていても，自立できない 一見正常	家庭外では自立不可能	
				家族のいる家の外に連れ出しても他人の目には一見活動可能に見える	家族のいる家の外に連れ出した場合生活不可能
家庭生活および趣味・関心 (HH)	家での生活，趣味，知的関心が十分保持されている	家での生活，趣味，知的関心が軽度障害されている	軽度しかし確実な家庭生活の障害 複雑な家事の障害．複雑な趣味や関心の喪失	単純な家事手伝いのみ可能 限定された関心	家庭内における意味のある生活活動困難
介護状況 (PC)	セルフケア完全		奨励が必要	着衣，衛生管理など身の回りのことに介助が必要	日常生活に十分な介護を要する 頻回な失禁

図 6　臨床認知症評価尺度（CDR）の判定表

[目黒謙一：認知症早期発見のための CDR 判定ハンドブック，医学書院，東京，2008（文献 27）]

等度（= 2），重度（= 3）で判定し，それらを総合して重症度を判定する（図 6）[27]．CDR = 0 を健常，CDR = 0.5 を MCI，CDR = 1 ～ を認知症疑いとして判断することが多い．

4）Mini-Cog

Mini-Cog は，単語（3 語）の即時再生と遅延再生および時計描画を組み合わせた簡便なスクリーニング検査である[28]．3 語の即時再生は採点対象に含めず，遅延再生と時計描写で採点する．3 語の遅延再生にそれぞれ 1 点ずつで 3 点，時計描写（時計の数字および 11 時 10 分を示す針の記入）が正しくできたら 2 点として 5 点満点で採点する．2 点以下が認知症の疑いとされ，MMSE と同程度の妥当性が報告されている[29]．

5）日本語版 Montreal cognitive assessment（MoCA-J）

MoCA-J は Montreal cognitive assessment（MoCA）[30]の日本語版であり，主として軽度の認知機能低下を評価することを目的に使用され[31,32]，10 分程度の個別面接式で認知機能を検査する．視空間／実行系（trail making），図形模写（立方体），時計描写，命名，記憶，注意（順唱・逆唱・target detection・計算），言語（復唱課題・語想起課題），抽象概念，遅延再生，見当識について，それぞれの正誤を判定して 30 点満点で採点する（図 7）[31]．なお，教育年数が 12 年以下の場合には 1 点を加点する．26 点以上を健常範囲とし，25 点以下で MCI のスクリーニングに有効（感度 93 ％，特異度 87 ％）であるとされている[32]．

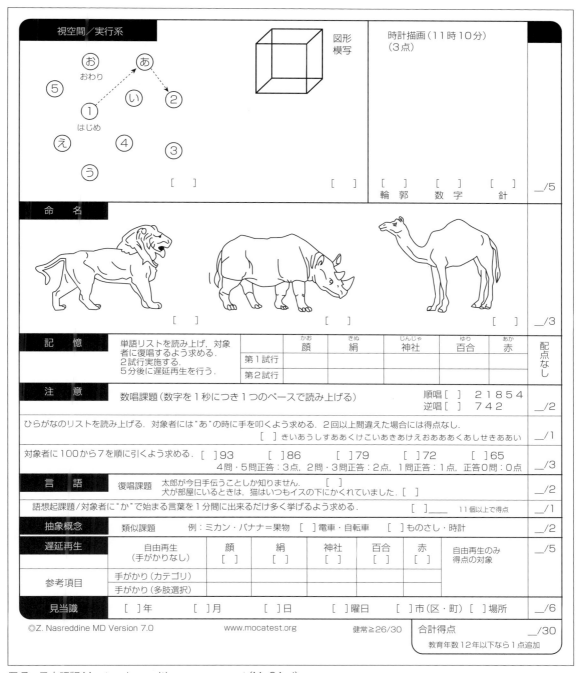

図7 日本語版 Montreal cognitive assessment（MoCA-J）

（文献31より）

6）ADAS-cog（Alzheimer's disease assessment scale-cognitive subscale）

Alzheimer病の認知機能障害を評価する認知機能下位尺度（ADAS-cog）では，単語再生，口頭言語能力，言語の聴覚的理解，自発話における喚語困難，口頭命令に従う，手指および物品呼称，構成行為，観念運動，見当識，単語再認，テスト教示の再生能力の11項目が評価される[20]．すべて正解すると0点，すべて不正解であると70点となり，得点の範囲は0～70点で得点が高いほど

154

		1点	2点	3点	4点	評価項目		備考欄
A	もの忘れが多いと感じますか	1. 感じない	2. 少し感じる	3. 感じる	4. とても感じる	導入の質問（採点せず）		
B	1年前と比べて，もの忘れが増えたと感じますか	1. 感じない	2. 少し感じる	3. 感じる	4. とても感じる			
1	財布や鍵など，物を置いた場所がわからなくなることがありますか	1. まったくない	2. ときどきある	3. 頻繁にある	4. いつもそうだ	記憶	近時記憶	
2	5分前に聞いた話を思い出せないことがありますか	1. まったくない	2. ときどきある	3. 頻繁にある	4. いつもそうだ			
3	自分の生年月日がわからなくなることがありますか	1. まったくない	2. ときどきある	3. 頻繁にある	4. いつもそうだ		遠隔記憶	
4	今日が何月何日かわからないときがありますか	1. まったくない	2. ときどきある	3. 頻繁にある	4. いつもそうだ	見当識	時間	
5	自分のいる場所がどこだかわからなくなることはありますか	1. まったくない	2. ときどきある	3. 頻繁にある	4. いつもそうだ		場所	
6	道に迷って家に帰ってこられなくなることはありますか	1. まったくない	2. ときどきある	3. 頻繁にある	4. いつもそうだ		道順	
7	電気やガスや水道が止まってしまったときに，自分で適切に対処できますか	1. 問題なくできる	2. だいたいできる	3. あまりできない	4. まったくできない	問題解決判断力	問題解決	
8	一日の計画を自分で立てることができますか	1. 問題なくできる	2. だいたいできる	3. あまりできない	4. まったくできない			
9	季節や状況に合った服を自分で選ぶことができますか	1. 問題なくできる	2. だいたいできる	3. あまりできない	4. まったくできない		社会的判断力	
10	一人で買い物はできますか	1. 問題なくできる	2. だいたいできる	3. あまりできない	4. まったくできない	家庭外のIADL	買い物	
11	バスや電車，自家用車などを使って一人で外出できますか	1. 問題なくできる	2. だいたいできる	3. あまりできない	4. まったくできない		交通機関	
12	貯金の出し入れや，家賃や公共料金の支払いは一人でできますか	1. 問題なくできる	2. だいたいできる	3. あまりできない	4. まったくできない		金銭管理	
13	電話をかけることができますか	1. 問題なくできる	2. だいたいできる	3. あまりできない	4. まったくできない	家庭内のIADL	電話	
14	自分で食事の準備はできますか	1. 問題なくできる	2. だいたいできる	3. あまりできない	4. まったくできない		食事の準備	
15	自分で，薬を決まった時間に決まった分量を飲むことはできますか	1. 問題なくできる	2. だいたいできる	3. あまりできない	4. まったくできない		服薬管理	
16	入浴は一人でできますか	1. 問題なくできる	2. 見守りや声がけを要する	3. 一部介助を要する	4. 全介助を要する	身体的ADL①	入浴	
17	着替えは一人でできますか	1. 問題なくできる	2. 見守りや声がけを要する	3. 一部介助を要する	4. 全介助を要する		着替え	
18	トイレは一人でできますか	1. 問題なくできる	2. 見守りや声がけを要する	3. 一部介助を要する	4. 全介助を要する		排泄	
19	身だしなみを整えることは一人でできますか	1. 問題なくできる	2. 見守りや声がけを要する	3. 一部介助を要する	4. 全介助を要する	身体的ADL②	整容	
20	食事は一人でできますか	1. 問題なくできる	2. 見守りや声がけを要する	3. 一部介助を要する	4. 全介助を要する		食事	
21	家のなかでの移動は一人でできますか	1. 問題なくできる	2. 見守りや声がけを要する	3. 一部介助を要する	4. 全介助を要する		移動	

ご本人の氏名： / 生年月日：　　年　　月　　日（　　歳） / 男・女 / 独居・同居
本人以外の情報提供者氏名： （本人との続柄：　　） 記入者氏名： （所属・職種：　　）

DASC 21：（1～21項目まで）の合計点　　　点／84点

©栗田主一　地方独立行政法人東京都健康長寿医療センター研究所

認知症の可能性の判定：合計点が31点以上で以下に該当する場合，軽度～重度の認知症の可能性を判定する
- 遠隔記憶（項目No.3），場所の見当識（項目No.5），社会的判断力（項目No.9），身体的ADLに関する項目（項目No.16～21）のいずれもが1点または2点の場合
　→　軽度認知症の可能性あり
- 遠隔記憶，場所の見当識，社会的判断力，身体的ADLに関する項目のいずれかが3点または4点の場合
　→　中等度認知症の可能性あり
- 遠隔記憶，場所の見当識，社会的判断力，身体的ADLに関する項目のいずれ「も」が3点または4点の場合
　→　重度認知症の可能性あり

図8　地域包括ケアシステムにおける認知症アセスメントシート（DASC-21）

（文献33より）

認知機能は不良となる．Alzheimer 病の治験等で
は標準的な検査として用いられることが多いが，
検査に長時間（約 40 分前後）を要するため，専門
家による詳細な認知機能検査として用いられる．

7）地域包括ケアシステムにおける認知症アセスメントシート（DASC-21）

本人の日常の様子を家族や介護者から聴取し，
認知機能障害や生活機能障害に関連する行動の変
化を評価する尺度として，地域包括ケアシステム
における認知症アセスメントシート（DASC-21）
がある（図 8）[33]．記憶，見当識，問題解決・判断
力のほか，家庭内外の手段的 ADL（IADL）や基
本的な ADL を含む 21 項目で構成され，基本的
には家族や介護者からの情報を基に評価し，一人
暮らしで家族や介護者に質問することができない
場合には，本人に日常生活の様子を質問しなが
ら，追加の質問をしたり，様子を観察したりし
て，本人の状態を評価する．DASC-21 の合計点
が 31 点以上の場合は，認知症の可能性ありと判
断される[34]．

b. 各領域の認知機能評価

認知機能には記憶機能，注意機能，遂行機能
（実行機能），言語機能などの様々な領域があり，
必要に応じてそれぞれの領域の認知機能状態を把
握することも重要となる．

1）記憶機能

記憶は，視覚や聴覚などから入力された情報を
符号化（記銘：encoding）し，それを貯蔵（保持：
storage）して，必要に応じて検索（想起・再生：
retrieval）するという複雑な過程を含む．認知症
の最も中核的な症状に記憶障害が挙げられ，非常
に重要な認知機能の領域となる．記憶機能に低下
を認める健忘型 MCI では，記憶以外（注意機能や
遂行機能など）の領域で低下を認めた非健忘型
MCI に比べて，認知症への移行リスクが高いと
されている[35]．

記憶機能の評価指標には，Wechsler 記憶検査
（Wechsler memory scale-revised：WMS-R），
Rey 聴覚性言語学習検査（Rey auditory verbal

表 3　WMS-R LM Ⅱ（Wechsler 記憶検査 論理的記憶Ⅱ）遅延再生のカットオフ値（ANDI 研究による基準）

	健常	早期 MCI	MCI
教育年数　0-9 年	≧ 3	3-6	≦ 2
教育年数　10-15 年	≧ 5	5-9	≦ 4
教育年数　16 年以上	≧ 9	9-11	≦ 8

物語 A の遅延再生課題による 25 点満点における基準．
ADNI：Alzheimer's disease neuroimaging initiative．MCI：軽度認知障害

（文献 36 より筆者訳，改変）

learning test：RAVLT），Rey-Osterrieth 複雑図
形再生課題（Rey-Osterrieth complex figure test：
ROCF），Benton 視覚記銘検査（Benton visual
retention test：BVRT）などがある．WMS-R に
含まれる論理的記憶課題（logical memory：
WMS-R LM）は言語性記憶検査として汎用性が高
く，物語 A と物語 B の異なる物語（いずれも 25
個の文節により構成）を聞いて記憶し，その内容
を再生する課題である．論理的記憶Ⅰ（即時再生）
と論理的記憶Ⅱ（遅延再生）のそれぞれで，再生で
きた文節の数に応じて加点し，それぞれの物語を
25 点満点ずつ（計 50 点）で得点化する．物語 A
のみを用いて評価することも多い．物語 A によ
る評価（25 点満点）で教育年数も考慮した論理的
記憶Ⅱによる判定基準が設定されている（表
3）[36]．

> **メモ　健忘型 MCI と非健忘型 MCI**
>
> MCI は認知機能が低下している領域によって，サブタイプに分類することがある．記憶の領域で低下を認める健忘型 MCI と記憶以外の領域（例えば，注意機能や遂行機能）で低下を認める非健忘型 MCI に分類される．

2）注意機能

注意機能は，外界からの様々な刺激のうち必要
とされる特定の刺激を選択して集中する能力とさ
れる．軽度の認知機能低下を捉えるうえでは，選
択的注意や持続的注意，注意転換，注意分配と
いった能力に焦点を当てた評価が実施される．注
意機能の評価指標は，遂行機能と関連づけて一連
の検査として用いられることが多い．

3）遂行機能（実行機能）

遂行機能は，目標となる課題を達成するために
必要な計画，実行，修正，調整能力などを含む高
次で複雑な機能である．思考や行動を制御する広

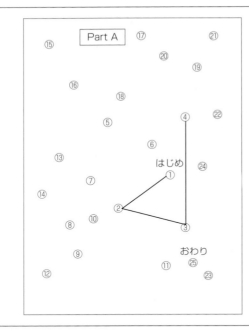
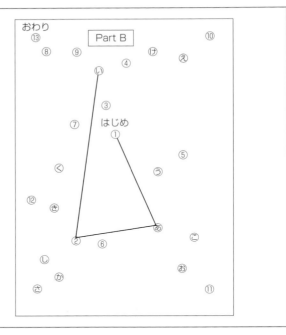

図9 trail making test（TMT）の例

（文献37より改変）

範な認知機能として捉えることができる．自立した日常生活を営むためには，目標を決めて，適切な計画を立て，それを実行し，その結果に基づいた行動が求められるため，遂行機能は重要な認知機能領域の一つである．遂行機能にはワーキングメモリ（短期作業記憶）が含まれることがある．ワーキングメモリでは，単に情報を短期間に記憶しておくだけでなく，情報を維持しながら，操作あるいは処理するといった随意的な要素が含まれる．

代表的な遂行機能および注意機能の評価指標には，trail making test（TMT），ストループ検査，ウィスコンシン・カード分類検査，frontal assessment battery（FAB）などがある．ワーキングメモリの指標には，digit span（数唱）課題が用いられる．

TMTは，Part AとPart Bの2種類あり，実行機能および選択的・持続的注意の検査として実施される（図9）[37]．TMT-Aでは，紙面上の①から順に数字を結んでいき，㉕まで到達した時間が測定値（秒）となる．被験者は一筆書きで鉛筆を紙から離すことなく数字を結んでいく．TMT-Bでは，①～⑬までの数字と「あ」～「し」までの平仮名を「①→あ→②→い→③…」のように数字と平仮名を交互に結んでいき，課題達成までの時間を計測する．達成時間が短いほど良好な機能とされる．TMTは注意の持続や変換，視覚・運動性探索などの能力が必要とされ，その差分であるΔTMT（TMT-BからTMT-Aを引いた値）は上肢や手指の可動性とは独立した認知機能（注意変換を主とした遂行機能）を評価する指標とされる[38]．課題が必ずしも一定していないこともあり，明確なカットオフ値の提示は困難であるが，表4[39]のような参照値が報告されており，Part AとPart Bの比率（Part A/Part B）が3.0以上であれば注意転換の機能障害が示唆される．また，2019年に発表されたtrail making test 日本版（TMT-J）では，20～89歳までの健常者を対象とした標準化も行われている[40]．

ストループ検査では，赤，青，黄，緑などの色を表す文字情報とそれらを表記する色を不一致にして，文字情報への反応を抑制しつつ，色情報への注意を選択・持続させる課題となる（カラーストループテスト）．例えば，黒色で書かれた「赤」

表4 TMT-A および TMT-B の年代別参照値（平均値）

年代	Part A，秒	Part B，秒	Part B−Part A（差分）	Part A：Part B（比率）
40 歳台	31.0	81.3	50.0	2.8
50 歳台	36.3	103.4	67.2	2.9
60 歳台	39.6	105.2	65.6	2.7
70 歳台	45.6	152.6	109.1	3.5
80 歳台以上	53.4	170.2	113.8	3.1

（文献 39 より筆者訳，改変）

という文字を，文字情報から「あか」と回答するのではなく，色情報である「くろ」と答えることが要求される．注意がひきつけられやすい情報（文字）への反応を抑制しつつ，指示された情報（色）に注意を向けて課題を遂行できるかを評価する．100題を3セットなどの設問量が用いられることが多いが，簡便に行うために20題に短縮した検査方法が採用されることもある [41]．

4）言語機能

言語機能の低下は，その場で使用した言葉が出てこない，絵や物を見てもその物品の名称がなかなか出てこない，といった状況に該当する．認知機能の低下を判断するうえでの言語機能は，物の名前を呼称する能力や言語の流暢性を指すことが多い．

言語機能の評価の一つである言語流暢性課題（verbal fluency task：VFT）では，1分間に指定された課題に該当する名詞を数多く回答する．指定されたカテゴリに該当する名詞（例えば，「動物」）を数多く答える category fluency task（CFT）と，指定された接頭語から始まる名詞（例えば，「れ」から始まる言葉）を数多く答える letter fluency task（LCT）が用いられる．動物名を1分間でできるだけ多く回答するように求める課題では，MCI と健常高齢者を判別するカットオフが14個であったと報告されている [42]．

メモ　MCI と認知症発症リスク

認知症の発症率は，65歳以上で年間1～2%とされているが，MCI を有する高齢者での認知症の発症率は年間10%程度に上昇するとされている [43]．一方，MCI から健常へ戻る割合も決して低くない．2～4年程度追跡した縦断研究によると，MCI の30～40%は健常へ改善していたと報告されている [44,45]．

c．心理機能の評価

心理機能の評価では，意欲・気分，うつ，自己効力感，生活の質（QOL），健康感などの側面について，主観的に評価する指標が活用される．

1）意欲・気分の評価

高齢者の意欲を評価する指標には，やる気スコア（apathy scale）[46]，vitality index（意欲指標）[47] などが挙げられる．やる気スコア（図10）[48]（42点満点）は，得点が高いほど意欲が低下していることを意味しており，16点以上では意欲が低下した状態と判定される．

高齢者の意欲を評価する指標には，「起床」「意思疎通」「食事」「排泄」「リハビリテーション，活動」の5項目に関する行動の観察から評価する vitality index [47,49] が用いられる（10点満点）．得点の低下は意欲が低いことを意味し，7点以下では生命予後に影響を及ぼすとされている．ただし，日常生活が維持された多くの例では高得点に分布するため，その他の指標を考慮しつつ活用する必要がある．

リハビリテーションの場面に焦点を当てた意欲の指標としては，リハビリテーション活動への参加意欲を数値化する指標であるピッツバーグリハビリテーション参加スケール（Pittsburgh rehabilitation participation scale）[50] が報告されている（表5）[51,52]．ピッツバーグリハビリテーション参加スケールでは，患者のリハビリテーションへの参加意欲に関して，「拒否がある」「受身的でありセラピストからの促しが必要である」「能動的である」などの6段階で捉える尺度であり，セラピストの観察により評価される．

	全くない	少し	かなり	大いに
1) 新しいことを学びたいと思いますか？	3	2	1	0
2) 何か興味を持っていることがありますか？	3	2	1	0
3) 健康状態に関心がありますか？	3	2	1	0
4) 物事に打ち込めますか？	3	2	1	0
5) いつも何かしたいと思っていますか？	3	2	1	0
6) 将来のことについての計画や目標を持っていますか？	3	2	1	0
7) 何かやろうとする意欲はありますか？	3	2	1	0
8) 毎日張り切って過ごしていますか？	3	2	1	0

	全く違う	少し	かなり	まさに
9) 毎日何をしたらいいか誰かに言ってもらわなければなりませんか？	0	1	2	3
10) 何事にも無関心ですか？	0	1	2	3
11) 関心を惹かれるものなど何もないですか？	0	1	2	3
12) 誰かに言われないと何もしませんか？	0	1	2	3
13) 楽しくもなく，悲しくもなくその中間位の気持ちですか？	0	1	2	3
14) 自分自身にやる気がないと思いますか？	0	1	2	3
	合計		_____	

図 10　やる気スコア（apathy scale）

（文献 48 より）

表 5　ピッツバーグリハビリテーション参加スケール（Pittsburgh rehabilitation participation scale）

判定	基準
6：excellent	患者は全てのリハビリに最大努力で参加し，全てのメニューを終えた．かつ，能動的にリハビリに参加し，今後のリハビリに対しても積極的な関心を持つ
5：very good	患者は全てのリハビリに最大努力で参加し，全てのメニューを終えた．しかし，セラピストの指示に受身的であり，今後のリハビリに対して関心を持たない
4：good	患者は全てのリハビリに良い努力で参加し，一部を除く殆どのメニューを終えた．しかし，セラピストの指示に受身的であり，今後のリハビリに対して関心を持たない
3：fair	患者は殆ど，または全てのリハビリに参加したが，最大努力ではなかったか，殆どのメニューを終えることが出来なかった．または，リハビリを終えるのに多くの促しが必要であった
2：poor	患者はリハビリを受けることを拒否した．または，少なくともメニューの半分に参加しなかった
1：none	患者はリハビリを受けることを拒否し，リハビリを全く実施出来なかった．または，拒否等により如何なるメニューにも参加しなかった

（原典：文献 51，52 より）

2）うつの評価

　高齢者のうつ症状を評価する指標には，老年うつ病評価尺度（geriatric depression scale：GDS）[53]，うつ病（抑うつ状態）自己評価尺度（center for epidemiologic studies depression scale：CES-D）[54] などがある．

　特に GDS 簡易版（日本語版 GDS-15）は簡便であり，利用頻度が高い（図 11）[55]．GDS-15 は，15 項目の質問に対して「はい」か「いいえ」の二択で回答する自己評定形式の指標である（0 〜 15 点）．GDS-15 の合計得点が高いほどうつ症状を有する

とされ，5 〜 9 点がうつ傾向，10 点以上でうつ状態と判定される[55]．

3）自己効力感（セルフ・エフィカシー）の評価

　自己効力感の評価指標には，日常生活の様々な状況における個人の自己効力感を評価する一般性セルフ・エフィカシー尺度（general self-efficacy scale）[56] のほか，理学療法に関連する領域では，高齢者の運動機能や活動の側面を評価するアセスメントセットとして開発された elderly status assessment set（E-SAS）に含まれる転倒に関する

過去一週間ぐらいの間で，以下の質問事項のうち，あなたのお気持ちに近い答えを，「はい」か「いいえ」のいずれかに○印を付けて下さい．

1. 毎日の生活に満足していますか 　　　　　　　　　　　　　　　　　　　　　　　　　　　　　（はい，いいえ）
2. 毎日の活動力や周囲に対する興味が低下したと思いますか 　　　　　　　　　　　　　　　　　（はい，いいえ）
3. 生活が空虚だと思いますか 　　　　　　　　　　　　　　　　　　　　　　　　　　　　　　　（はい，いいえ）
4. 毎日が退屈だと思うことが多いですか 　　　　　　　　　　　　　　　　　　　　　　　　　　（はい，いいえ）
5. 大抵は機嫌よく過ごすことが多いですか 　　　　　　　　　　　　　　　　　　　　　　　　　（はい，いいえ）
6. 将来への漠然とした不安に駆られることが多いですか 　　　　　　　　　　　　　　　　　　　（はい，いいえ）
7. 多くの場合は自分は幸福だと思いますか 　　　　　　　　　　　　　　　　　　　　　　　　　（はい，いいえ）
8. 自分が無力だなあと思うことが多いですか 　　　　　　　　　　　　　　　　　　　　　　　　（はい，いいえ）
9. 外出したり何か新しいことをするより家にいたいと思いますか 　　　　　　　　　　　　　　　（はい，いいえ）
10. 何よりもまず，もの忘れが気になりますか 　　　　　　　　　　　　　　　　　　　　　　　（はい，いいえ）
11. いま生きていることが素晴らしいと思いますか 　　　　　　　　　　　　　　　　　　　　　（はい，いいえ）
12. 生きていても仕方がないという気持ちになることがありますか 　　　　　　　　　　　　　　（はい，いいえ）
13. 自分が活力にあふれていると思いますか 　　　　　　　　　　　　　　　　　　　　　　　　（はい，いいえ）
14. 希望がないと思うことがありますか 　　　　　　　　　　　　　　　　　　　　　　　　　　（はい，いいえ）
15. 周りの人があなたより幸せそうにみえますか 　　　　　　　　　　　　　　　　　　　　　　（はい，いいえ）

1，5，7，11，13には「はい」0点，「いいえ」に1点を，2，3，4，6，8，9，10，12，14，15にはその逆を配点し合計する．5点以上がうつ傾向，10点以上がうつ状態とされている．

図11　老年うつ病評価尺度（GDS）簡易版（日本語版 GDS-15）

（文献55より）

falls efficacy scale 日本語版（一部改変）[57]や歩行能力に関する日本語版―改訂 gait efficacy scale（mGES）[58]などがある．

日本語版 mGES（図12）[58]は，日常での様々な状況で自信をもって安全に歩行できるかを問う，高齢者の歩行動作に特化した自己評定形式で自己効力感を評価する質問票である．原版に基づき10項目の日常的な環境下で安全に歩くことができるかを，「まったく自信がない（1）」から「完全に自信がある（10）」までの Likert 尺度で回答してもらい，合計点（100点満点）を算出する．高得点なほど歩行に関する自己効力感が高いことを意味する．

4）生活の質（QOL）の評価

健康関連 QOL には，SF-36（Mos Short-Form 36-Item Health Survey）（その短縮版である SF-12，SF-8）や EQ-5D（EurQol5-dimentions）などの指標が用いられる．日本語版 SF-36 は，①身体機能，②日常役割機能（身体），③身体の痛み，④全体的健康感，⑤活力，⑥社会生活機能，⑦日常役割機能（精神），⑧心の健康の8つの下位尺度が含まれ，「身体的サマリースコア（physical component summary：PCS）」と「精神的サマリースコア（mental component summary：MCS）」の2つの側面のサマリースコアに要約することができる[59,60]．使用申請することで利用可能となる．

EQ-5D-5L（five-level version of EQ-5D）は国際的にも活用される自記式質問紙による評価指標であり，日本語版 EuroQol 開発委員会によって日本語版も発表されている[61]（図13）[62]．5つの健康状態について5段階の選択肢から回答してもらい，5項目に対する回答の組み合わせによって評価される．回答内容に応じて「11111」から「11112」，「11113」と続き，最後の「55555」まで全3,125通りで表され，5つの質問の回答がすべてレベル1（問題がない）の場合，5桁のコードは「11111」でスコアは1点となり，最もよい状態（完全な健康状態）を指す．5つの質問のいずれか1つでもレベル1以外の回答を含む場合は，各質問の各段階に設定された重み（係数値）を減算してスコア化される[62,63]．なお，EQ-5D-5L の利用に際しては，ホームページ上で使用登録を行う必要がある（https://euroqol.org）．

また，QOL の評価では疾患に特有な事情を考慮

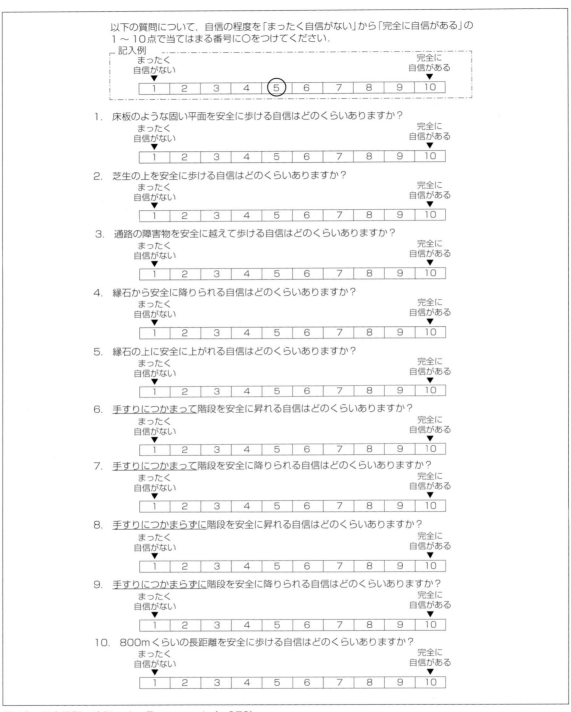

図12 日本語版—改訂 gait efficacy scale (mGES)

(文献58より)

した疾患特異的な QOL の尺度が利用される．例えば，RDQ (Roland-Morris disability questionnaire) は腰痛に対する疾患特異的尺度として報告されている[64〜66]．24 の項目について，腰痛による活動制限などの有無を問い，「はい」と回答した場合に 1 点として，合計点を算出する（24 点満点）．高い

VII. 高齢者の認知機能低下に対する運動療法　161

図 13　EQ-5D-5L（five-level version of EQ-5D）日本語版

（文献 62 より）

各項目において，あなたの今日の健康状態を最もよく表している四角（□）1 つに✓印をつけてください

移動の程度
歩き回るのに問題はない　　　　　　　　　　　　　　　　　　　　　□
歩き回るのに少し問題がある　　　　　　　　　　　　　　　　　　　□
歩き回るのに中程度の問題がある　　　　　　　　　　　　　　　　　□
歩き回るのにかなり問題がある　　　　　　　　　　　　　　　　　　□
歩き回ることができない　　　　　　　　　　　　　　　　　　　　　□

身の回りの管理
自分で身体を洗ったり着替えをするのに問題はない　　　　　　　　　□
自分で身体を洗ったり着替えをするのに少し問題がある　　　　　　　□
自分で身体を洗ったり着替えをするのに中程度の問題がある　　　　　□
自分で身体を洗ったり着替えをするのにかなり問題がある　　　　　　□
自分で身体を洗ったり着替えをすることができない　　　　　　　　　□

ふだんの活動（例：仕事，勉強，家族・余暇活動）
ふだんの活動を行うのに問題はない　　　　　　　　　　　　　　　　□
ふだんの活動を行うのに少し問題がある　　　　　　　　　　　　　　□
ふだんの活動を行うのに中程度の問題がある　　　　　　　　　　　　□
ふだんの活動を行うのにかなり問題がある　　　　　　　　　　　　　□
ふだんの活動を行うことができない　　　　　　　　　　　　　　　　□

痛み / 不快感
痛みや不快感はない　　　　　　　　　　　　　　　　　　　　　　　□
少し痛みや不安感がある　　　　　　　　　　　　　　　　　　　　　□
中程度の痛みや不快感がある　　　　　　　　　　　　　　　　　　　□
かなりの痛みや不快感がある　　　　　　　　　　　　　　　　　　　□
極度の痛みや不快感がある　　　　　　　　　　　　　　　　　　　　□

不安 / ふさぎ込み
不安でもふさぎ込んでもいない　　　　　　　　　　　　　　　　　　□
少し不安あるいはふさぎ込んでいる　　　　　　　　　　　　　　　　□
中程度に不安あるいはふさぎ込んでいる　　　　　　　　　　　　　　□
かなり不安あるいはふさぎ込んでいる　　　　　　　　　　　　　　　□
極度に不安あるいはふさぎ込んでいる　　　　　　　　　　　　　　　□

Japan (Japanese) v.2 © 2010 EuroQol Group. EQ-5D™ is a trade mark of the EuroQol Group

得点であるほど，腰痛によって生活が障害されている程度が大きいことを意味する．日本人の腰痛有訴者における性別および年代別の RDQ 基準値が報告されている（表 6）[66]．

> **メモ｜生きがい**
> 高齢者に対する理学療法においては，心身機能の維持や向上を通じて，QOL の向上につなげることが望まれる．しかし，QOL には多様な側面があり，QOL を測る指標が確立されているとはいい難い．わが国で特有の概念ともいえる「生きがい」は QOL の向上とも関連する．「生きがい」は，生きることの喜びや張り合い，生きる価値や目的を意味するとされ，「生きがい」の有無は心血管疾患による死亡リスクと関連することが報告されている [67]．「生きがい」の測定指標として生きがい意識尺度（Ikigai-9）が報告されている [68]．

5）主観的な評価

　患者や対象者本人がどのような心理状態であるかを把握するために，健康状態の自覚の程度から評価する主観による評価方法が用いられる．これ

表6　腰痛有訴者のRDQ（Roland-Morris disability questionnaire）基準値（性・年代別）

		平均値	標準偏差	中央値	25%	75%	n
全体		3.97	5.00	2.00	0.00	6.00	906
男性	20歳台	2.12	3.19	1.00	0.00	3.00	49
	30歳台	3.72	4.82	1.50	0.00	5.00	60
	40歳台	2.10	3.40	1.00	0.00	3.00	69
	50歳台	2.77	4.03	1.00	0.00	4.00	86
	60歳台	5.27	5.88	3.00	1.00	7.50	89
	70歳台	5.83	5.24	4.50	1.00	9.00	54
女性	20歳台	2.39	3.33	1.00	0.00	3.00	41
	30歳台	2.05	2.86	1.00	0.00	3.00	86
	40歳台	3.62	5.05	2.00	0.00	4.50	85
	50歳台	3.30	4.13	2.00	2.00	5.00	103
	60歳台	4.82	5.08	3.00	0.00	8.00	87
	70歳台	7.90	6.39	7.00	2.00	13.00	97

（文献66より）

表7　主観的記憶に関する質問

質問		
あなたは記憶に関して問題を抱えていますか	はい	いいえ
以前よりも，物を置いた場所を忘れることが多くなりましたか	はい	いいえ
親しい友人，知人の名前を忘れることがありますか	はい	いいえ
周囲の人から忘れっぽくなったといわれることがありますか	はい	いいえ

1つでも「はい」に該当した場合，主観的記憶の低下に対する訴えありと判断する．

（文献69を基に作表）

らの主観的な評価では，健康感，幸福感，記憶低下に対する自覚，転倒に対する恐怖感などが評価の視点となる．

　主観的健康感は，自身の健康状態について，「とても健康である」「まあまあ健康である」「あまり健康でない」「健康でない」の4件法で回答を求める方法が用いられることが多い．非常に簡便な方法であり，様々な心身機能や将来の健康関連のアウトカムとの関連が強いため，主観的な健康感を把握しておくことは非常に重要となる．

　主観的な記憶の低下は，認知症の発症リスクをより早期に把握するきっかけになるため重要な情報の一つとなる．4つの質問（表7）[69]のうち1つでも当てはまる場合には，主観的記憶低下に対する訴えがあると判断する．

　転倒恐怖感は，様々な評価方法が提唱されているが，転倒に対する恐怖感について「全く怖くない」「怖くない」「やや怖い」「大変怖い」の4件法で回答を求める簡易的な方法でも有用となる．

	項目ごとにそれぞれ一つだけお選びください．	
a	服を着たり，脱いだりする	① 全く自信がない ② あまり自信がない ③ まあ自信がある ④ 大変自信がある
b	簡単な食事の用意をする	① 全く自信がない ② あまり自信がない ③ まあ自信がある ④ 大変自信がある
c	お風呂に入る	① 全く自信がない ② あまり自信がない ③ まあ自信がある ④ 大変自信がある
d	椅子から立ったり座ったりする	① 全く自信がない ② あまり自信がない ③ まあ自信がある ④ 大変自信がある
e	布団に入ったり布団から起きあがる	① 全く自信がない ② あまり自信がない ③ まあ自信がある ④ 大変自信がある
f	玄関チャイムや電話に対応する	① 全く自信がない ② あまり自信がない ③ まあ自信がある ④ 大変自信がある
g	家の周りを歩く	① 全く自信がない ② あまり自信がない ③ まあ自信がある ④ 大変自信がある
h	洋服タンスや引き出しのものを取る	① 全く自信がない ② あまり自信がない ③ まあ自信がある ④ 大変自信がある
i	ちょっとした家事（掃除など）をすませる	① 全く自信がない ② あまり自信がない ③ まあ自信がある ④ 大変自信がある
j	簡単な買い物をする	① 全く自信がない ② あまり自信がない ③ まあ自信がある ④ 大変自信がある
	合計　　　　　　　点	

図14　ころばない自信

（文献70より）

E-SASに含まれるころばない自信（図14）[70]の評価では，日常での代表的な10の活動・動作について転倒せずにどの程度自信をもって行うことができるかを「全く自信がない（1）」から「大変自信がある（4）」の4段階の自己評定形式で判断する．合計点は40点満点であり，得点が高いほど転倒せずに動作を遂行できる自信の程度が高いことを意味する．転倒の経験がなくとも転倒の恐怖感を有

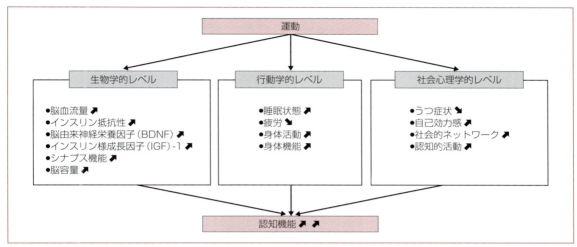

図15　運動による生物学的・行動学的・社会心理学的レベルでの認知機能への影響

(文献72より改変)

していると要介護の発生リスクが増大することが報告されており[71]，転倒恐怖感を有する高齢者は将来の転倒予防のほか，介護予防のための重要な対象となる．

> **メモ　転倒恐怖**
> 転倒の経験がなくとも転倒の恐怖感を有している高齢者は少なくない．転倒恐怖感を有している高齢者では要介護の発生リスクが増大する[71]．その背景には，転倒恐怖感による身体活動量の減少や生活範囲の狭小化などが影響していることが懸念され，転倒に関与する身体機能の変化のみならず，転倒に対する心理的な変化は，介護予防のためにも重要な指標となる．

> **メモ　E-SAS**
> E-SASは，主として介護予防事業「運動器の機能向上」などの効果を運動機能の評価だけでなく，参加者（高齢者）が活動的な地域生活の営みを獲得できたか，という視点から評価することを目的としたアセスメントセットである．「生活の広がり」「ころばない自信」「自宅での入浴動作」「歩くチカラ」「休まず歩ける距離」「人とのつながり」が含まれる．日本理学療法士協会のホームページで詳細を確認できる（https://www.jspt.or.jp/esas/01_use/index.html）．

3. 高齢者の認知機能低下に対する運動療法のエビデンス

a. 認知機能に対する運動の効果のメカニズム

認知機能に対する運動の効果について，生物学的・行動学的・社会心理学的な多様な要素が相互に影響したメカニズムの存在が考えらる．

運動が認知機能に影響を及ぼす背景には，生物学的（内分泌機能，シナプス機能など）・行動学的（睡眠など）・社会心理学的（抑うつなど）要素が相互に影響しているものと考えられる（図15）[72]．とりわけ，運動への取り組みが脳機能に影響を及ぼすメカニズムには，脳由来神経栄養因子（brain derived neurotrophic factor：BDNF）の脳内での活性，脳血流の改善，酸化ストレスの軽減，神経炎症反応の軽減などが関与しているとされている[73]．

1) 脳由来神経栄養因子（BDNF）の活性

BDNFは神経細胞の発生や成長，維持や再生を促進する液状蛋白質である．脳内の記憶を司る海馬に多く含まれており，認知症の初期から血中および脳内のBDNF濃度が低下し，BDNF濃度の低下は認知機能の低下と相関するとされている[74]．習慣的な運動は海馬でBDNFの発現を活性化させて海馬の神経細胞新生を促進し，海馬の体積増加や加齢に伴う海馬の体積減少に保護的に働くことが示唆されている[75]．また，認知症モデルマウスにおいて，運動を促すことでBDNFが活性化され，認知機能の改善が認められたことが報告されている[76]．加齢に伴う神経学的衰退から生じる認知機能の低下を軽減するために，運動が効果的となる可能性が示唆されている．

2) 脳血流の改善

脳の局所または全体での血流量の低下は，複数の認知領域の障害に関連する[77]．安静時に脳血流量が少ない高齢者ほど脳の体積が減少し，認知機能の減退と関連する可能性が示唆されている[78]．脳血流量の減少を抑制する取り組みは，認知機能の低下を抑制するうえで重要な視点の一つとなる．MCI高齢者を対象とした12カ月間の有酸素運動による介入研究では，運動介入によって前帯状皮質および前頭前野の脳血流が改善され，脳血流の改善は特に記憶力の改善と関連したことが報告されている[79]．習慣的な運動は，加齢に伴う脳血流の低下を抑制し，認知機能の低下に対して有用となることが期待される．

3) 酸化ストレスの軽減

Alzheimer型認知症における神経原線維変化に先行して，初期の段階から酸化ストレスの増加が生じ，脳内のアミロイドβの沈着やシナプス機能の喪失を助長するとされている[80]．適度な運動や積極的な身体活動は，脳内の酸化ストレスを軽減させ，認知機能の改善に寄与することが期待される．

4) 神経炎症反応の軽減

神経炎症は，認知症の直接的な原因となりうる要因の一つである．脳神経回路の恒常性を担うグリア細胞の一種であるミクログリアは，神経炎症の抑制に重要な役割を果たすとされている[81]．ミクログリアは中枢神経系における免疫細胞であり，主に中枢神経系の炎症コントロールを担っている．運動を促進したマウスモデルでは，M1ミクログリア（炎症誘発）からM2ミクログリア（抗炎症）への変換が促進されており，それに伴って神経炎症の軽減，空間記憶の改善が認められたことが報告されている[19]．運動がミクログリアの表現型を調節し，抗炎症を誘発することで認知機能の低下を抑制することへの寄与が期待される．

> **メモ　Alzheimer病とアミロイドβの沈着**
>
> 脳内での病理変化であるアミロイドβの蓄積がAlzheimer病の発症に大きく関与するとされている．排出されずに脳に蓄積されたアミロイドβによって神経細胞やシナプスが損傷して徐々に死滅し，脳が萎縮する．アミロイドβはAlzheimer病による症状が出現する10〜20年以上前から脳内に蓄積し始めるとされている．

> **メモ　Alzheimer病の治療薬（レカネマブ）**
>
> Alzheimer病によるMCI，および軽度の認知症の進行抑制に対して，「レカネマブ」が厚生労働省により薬事承認された（2023年9月）．レカネマブは，アミロイドβの凝集体のうち，神経毒性が特に高いとされるアミロイド斑に結合して脳内から除去する作用が考えられている．効果が期待される一方で，脳の血管周囲の浮腫や脳内の微小出血などの副作用にも慎重な注意が必要とされている．

b. 運動療法による認知機能低下の抑制効果

認知機能低下の抑制を目的とした効果的な運動療法では，有酸素運動，筋力トレーニング，バランストレーニング，柔軟運動を取り入れた多面的な運動プログラムが推奨され，身体面のみならず，精神・心理面，認知機能面への寄与が期待されている．

1) 身体活動と認知症リスク

中年期における中強度以上の身体活動（早歩きでのウォーキングなど）の習慣化（1日20分程度）は，高齢期での認知症リスクの低減につながる[82]．また，認知症を発症した高齢者では，発症の10〜12年ほど前から身体活動が低下することが示唆されており（図16）[83]，継続して身体活動に取り組むことが望ましい．さらに，MCI高齢者における日常での身体活動量と海馬の体積（容量）との関連を調べた研究では，日常での低強度の身体活動時間と海馬の体積に有意な関連は認められなかったが，中強度以上（早歩きでのウォーキングなど）の身体活動時間と海馬の体積との正の相関が認められた（図17）[84]．中強度以上の身体活動が海馬の体積の減少を抑制し，それを媒介して認知機能に正の影響を与えている可能性が示唆されており[84]，積極的に中強度以上の身体活動を日常に取り入れることが推奨される．

2020年にWHOから発表された『身体活動・座位行動ガイドライン』（表8）[85]においても，積極的な運動への取り組みが認知機能低下の抑制に寄与するとされている．特に，65歳以上の高齢者

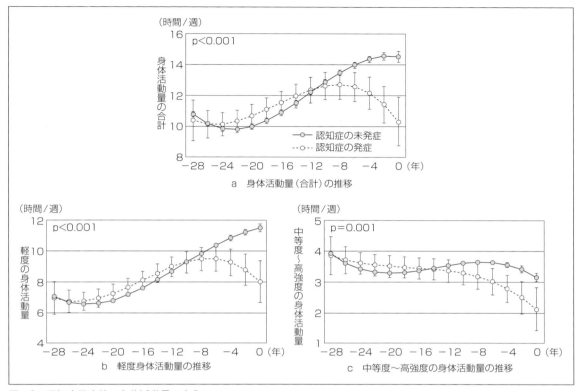

図16 認知症発症前の身体活動量の変化

(文献83より筆者訳)

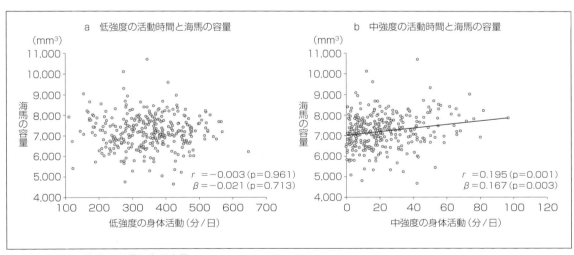

図17 高齢者の身体活動量と海馬容量

(文献84より筆者訳)

においては，1週間で150〜300分以上の中強度の有酸素運動（少し息が上がる程度の運動，例：ウォーキングなど），もしくは75〜150分の高強度の有酸素運動（きついと感じる程度の運動，例：ゆっくりとしたジョギングなど）に取り組む ことで，死亡率の低下，認知的健康，メンタルヘルス（不安や抑うつ）などの健康への寄与が期待されている[86]．また，座位時間を身体活動（強度は問わない）に置き換えることも推奨されている．

50歳以上の一般成人の認知機能に対する運動

表8　身体活動と座位行動に関するガイドライン（WHO）
（65歳以上）

- **週150～300分の中強度の有酸素運動**
  または75分～150分の高強度の有酸素運動（またはその組み合わせ）
- **週2日は中強度以上の筋力トレーニング**
- **週3日はバランス運動や筋力を維持するための複合的な身体活動を実施し，転倒を予防することを推奨**
- 座位行動は最小限にとどめて，低強度でも問題ないので身体活動を取り入れることを推奨

（文献85を基に作表）

表9　中高齢期における認知機能に対する運動の効果

	推定平均 （95% CI）	効果の期待度
種目		
有酸素運動	0.24（0.10，0.37）	小さい
抵抗運動	0.29（0.13，0.44）	小さい～中程度
多面的なトレーニング	0.33（0.14，0.53）	中程度
太極拳	0.52（0.32，0.71）	大きい
ヨガ	0.13（−0.10，0.36）	なし
時間		
短い（45分以下）	0.09（−0.28，0.46）	なし
中程度（45～60分）	0.31（0.16，0.46）	中程度
長い（60分以上）	0.33（−0.04，0.65）	なし
強度		
低い	0.10（−0.02，0.23）	なし
中程度	0.17（0.03，0.33）	小さい
高い	0.16（0.04，0.27）	小さい
期間		
短い（4～12週）	0.31（0.09，0.54）	中程度
中程度（13～26週）	0.28（0.10，0.47）	小さい～中程度
長い（26週以上）	0.27（0.03，0.52）	小さい～中程度

（文献87より筆者訳，改変）

効果を調べたメタアナリシスでは，ベースライン時の認知機能にかかわらず，有酸素運動と抵抗運動を組み合わせた運動（45分の中強度から高強度の運動）の実施が認知機能の改善に有益であるとされている[87]．効果の期待される運動の種目や強度などをみてみると，有酸素運動に加えて筋力トレーニングやバランストレーニングを取り入れた多面的な運動プログラムが推奨され，中強度以上の負荷による運動が望ましい．1回当たりの運動時間は45～60分程度が目安となる（表9）[87]．

2）認知機能低下に対する運動療法

高齢者における認知機能低下に対する運動療法では，特に有酸素運動を中心とした身体活動の促進によって，認知症の発症の予防や遅延に効果が期待されている．一方で，運動のみによる介入で認知機能の改善を促進するには限界があるといわ

ざるをえず（図18）[88]，知的な刺激の伴う活動を加えることで認知機能が改善することが示されている[9]．地域在住の認知症患者（軽度～中等度）494名を対象としたランダム化比較試験によって運動プログラム群と通常ケア群で12カ月間の介入効果を調べた結果，認知機能に有意な改善効果が認められなかった[88]．この介入研究では理学療法士の監視下で中強度～高強度の有酸素運動，上下肢の筋力トレーニングなどを含む週2回，1回当たり60～90分の運動プログラムに加えて，行動変容を促して4カ月後以降には週150分程度の自宅での運動を実施している．このように，認知機能の改善や低下の抑制を図るうえでは，運動による効果が期待される一方で，運動のみによる効果は限局される．

そのため，認知機能の維持・改善に対するより効果的な運動療法を行ううえでは，運動による身体機能の向上や身体活動の促進を図るのみではなく，知的な刺激が伴う活動を付加することが推奨される．MCIや認知症を有する高齢者を対象とした介入研究のメタアナリシスの結果では，運動などの身体活動の促進に加えて，知的活動（認知機能トレーニングや二重課題トレーニング，リアリティ・オリエンテーションなど）を組み合わせた介入によって，MCIや認知症を有する高齢者であっても認知機能の改善が報告されている（図19）[9]．

> **メモ　知的活動による認知機能低下の予防**
>
> 知的活動による認知機能低下の予防として，パソコンを使用した認知トレーニングやリアリティ・オリエンテーション（現実見当識訓練），記憶・注意・空間認知能力のトレーニングなど多様な方法が用いられている．フィンランドでのFINGER研究では，積極的な運動トレーニングに加えて，認知トレーニング，定期的な食事指導，血管リスクのモニタリングといった多面的介入によって，認知機能の改善のほか，慢性疾患の発症リスクの低減が認められている[89, 90]．

> **メモ　社会活動と認知症予防**
>
> 認知症の発症を予防もしくは遅延させる効果が期待される社会的な活動は，仕事やボランティア活動である．職種に依存することも想定されるが，仕事を通じて複雑な作業の遂行のほか，社会的なつながりや役割を有していることは，認知機能の維持に有用となる．ボランティア経験が多い高齢者では認知機能の低下の発生割合が低いことが報告されている[91]．

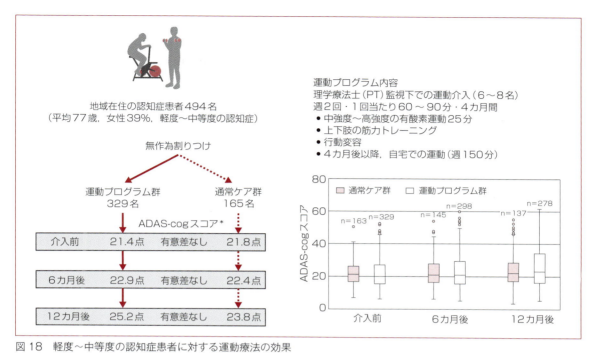

図18 軽度〜中等度の認知症患者に対する運動療法の効果
* ADAS-cog(Alzheimer病の認知機能障害を評価する認知機能下位尺度)スコア:スコアが低いほど,良好な認知機能を意味する.
(文献88より筆者訳,改変)

図19 認知症高齢者の認知機能に対する身体的・認知的活動の組み合わせ介入の効果
dementia:認知症,MCI:軽度認知障害,AD:Alzheimer病
(文献9より筆者訳)

c. MCI高齢者に対する運動実践の効果

認知機能低下の抑制に対する運動の効果は,即時的には確認されにくいため,習慣化した運動や活発な身体活動を継続する必要があり,行動変容につながる支援も求められる.

運動による認知機能低下の抑制に対する効果は,即時的には確認されにくく,比較的長期間の継続や観察が求められる.地域在住高齢者のうち,MCIに該当した308名を対象にコグニサイズを中心的に取り入れた多面的な運動プログラムの効果を検証した成果が報告されている.308名を期間中に2回の講座に参加する講座群と週1回

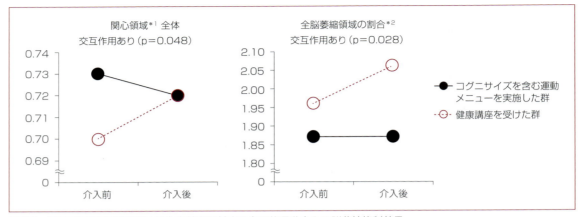

図20 軽度認知障害（健忘型MCI）高齢者に対する多面的運動介入の脳萎縮抑制効果
[*1] 関心領域とは内側側頭部（海馬・扁桃・嗅内野の大部分）を指す．
[*2] Y軸の脳萎縮の指標は数値が大きいほど，萎縮領域が拡大していることを意味する．

（文献92より筆者訳，改変）

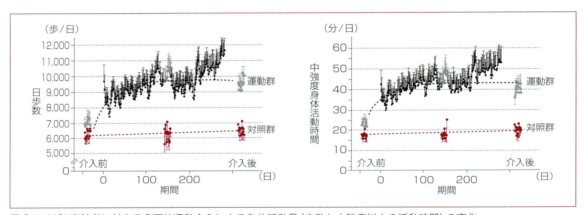

図21 MCI高齢者に対する多面的運動介入による身体活動量（歩数と中強度以上の活動時間）の変化

（文献92より筆者訳）

（1回90分）の運動教室に参加する運動群にランダムに割りつけて変化を比較した結果，10カ月の介入期間を経て，運動群では記憶機能や言語流暢性に向上の効果が認められていた．また，対照群（講座群）に比して運動群では脳萎縮の進行が抑制されていた効果が確認されている（図20)[92]．さらに，運動群には歩数計を配布して，運動教室が実施されない日にも積極的な身体活動を促進しており，日常での身体活動量（歩数や中強度以上の活動時間）は運動群で増大し，介入期間中，維持されていた（図21)[92]．

運動によって得られた心身機能の効果を維持するためには，習慣化した運動や活発な身体活動を継続する必要があり，健康行動に対する意識の変容や行動の強化につながる支援も求められる．

4. 認知機能低下に対する運動療法の実際

a. 認知機能低下に対する運動療法のポイント

認知機能低下に対する運動療法のポイントとして，多面的な運動要素や知的な刺激を含むプログラムが推奨され，運動継続による身体活動の促進や生活空間の拡大などの波及効果を意識することも重要である．

認知機能低下に対する運動療法のポイントを表10に示した．認知機能の低下に対する運動療法の実施では，有酸素運動，筋力トレーニング，バランストレーニング，柔軟運動を含む多面的な運動プログラムの提供が推奨される（表11）．なかでも，有酸素運動による脳機能の賦活が期待され

表 10　認知機能低下に対する運動療法のポイント

①多面的な運動要素を含むプログラムを提供する
②運動のみならず，知的な刺激を含むプログラムが推奨される
③個別での運動のみならず他者との交流を含めるなど，集団でのメリットも活用する
④運動を通じて日常での身体活動を促進して，運動の継続を意識して支援する
⑤生活空間の拡大や社会活動への発展など，活動促進の好循環を図る

表 11　認知機能の低下抑制のための運動介入で推奨される構成要素

要素	内容
基礎的な運動機能の向上	ストレッチ 筋力トレーニング バランストレーニング
有酸素運動	ステップ台昇降運動 屋外歩行 サーキットトレーニング（各種運動の組み合わせ）
コグニサイズ（脳賦活運動）	多重課題（マルチタスク）トレーニング ラダートレーニング（複雑なステップ運動）
行動変容	目標の自己設定 歩数などの自己管理，セルフ・モニタリング 参加者同士の意見交換・情報共有

表 12　認知機能の低下抑制が期待される運動プログラムにおける考慮点

強　度	可能であれば，中強度以上の有酸素運動を含める ＊中強度：3～4 METs以上，自覚的運動強度で「ややきつい」以上
時　間	1回当たり45～60分程度
頻　度	週2～3回以上
期　間	12週（3カ月）以上
その他	●有酸素運動を含めた多面的運動プログラム（柔軟運動，筋力強化，バランスなど） ●知的刺激を伴う活動を併用 ●集団で行う利得も考慮（例：社会活動やコミュニケーション） ●自宅での習慣化も考慮し，週150分程度の運動時間を確保

るため，有酸素運動を中心として，その他の要素を組み合わせるプログラムが推奨される．高齢者全般が対象となることが多いため，基本的には個人の全身状態に配慮した運動療法のプログラムを立案する必要があるが，運動によって認知機能の低下抑制を図るうえでは，効果の期待される運動強度や運動時間を考慮したプログラムの立案が求められる（表 12）．

　さらには，運動のみならず知的な刺激を伴う課題を組み合わせて，脳の活性化を促進することも重要である．また，集団で取り組む運動では，他者との交流も生じる．積極的な他者との交流は脳の活性化や認知機能の維持にも有益となるため，運動そのものの心身への効果だけでなく，運動をきっかけとした他者との交流機会を引き出す環境も有用となる．

　身体活動には，体力の維持・向上を目的として計画的・意図的に実施する「運動」だけではなく，日常生活における労働，家事，通勤・通学などを指す「生活活動」が含まれる．「生活活動」は，買い物・洗濯物を干すなどの家事や犬の散歩・子どもと屋外で遊ぶなどの生活上の活動，通勤・階段昇降・荷物運搬などの仕事上の活動が該当する．つまり，意図的に行う運動のみが身体活動を意味するのではなく，日常生活における様々な身体を動かす行動を含む．身体活動量の増大による認知機能低下の抑制を促進するうえでも，運動のみならず，生活活動を考慮することが重要となる．そのため，個人の身体活動量に対する目標設定や継続する意欲の維持を支援することも求められ，手帳による記録やウェアラブルデバイスの活用による身体活動の促進も有益となる．

b. 認知機能低下に対する運動療法の実践

　運動と知的な刺激の伴う活動を組み合わせた方法が有効であり，達成感を味わうことができたり，興味を持続できたりする実践を支援することもポイントとなる．

　運動と知的な刺激の伴う活動を組み合わせた方法として，コグニサイズが推奨される．コグニサイズは，推奨する認知機能低下の抑制を目指した運動プログラムで，cognition（＝認知）と exercise（＝運動）をかけ合わせた造語である．国立長寿医療研究センターで開発されたプログラムで，二重課題（または多重課題）の条件下で遂行される運動である．つまり，運動課題と認知課題が同時に課せられ，どちらの課題に対しても同程度の注意を向けながら遂行することが求められる．

　コグニサイズでは，運動課題と認知課題を同時に遂行することが求められることにより，各課題

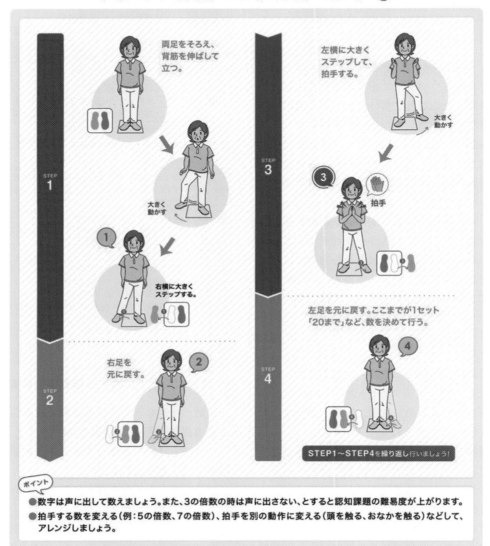

図22 コグニサイズの例①（ステップと数唱を同時に行う課題）

（文献93より）

への集中力や注意の持続・分配など，運動による身体への負荷だけでなく，脳の賦活や負荷にもつながる．主となる運動課題では，全身を使うことを意識した有酸素運動が推奨される．例えば，ステップ台での昇降運動や腿上げ運動などの全身運動を実施しながら，計算課題（例：100，99，98……のように数字を逆に数えるなど）や言語課題（例：しりとりや「か」から始まる単語を挙げていくなど）などの認知課題を同時に行う．コグニサイズのいくつかの例を図22～25[93]に示した．

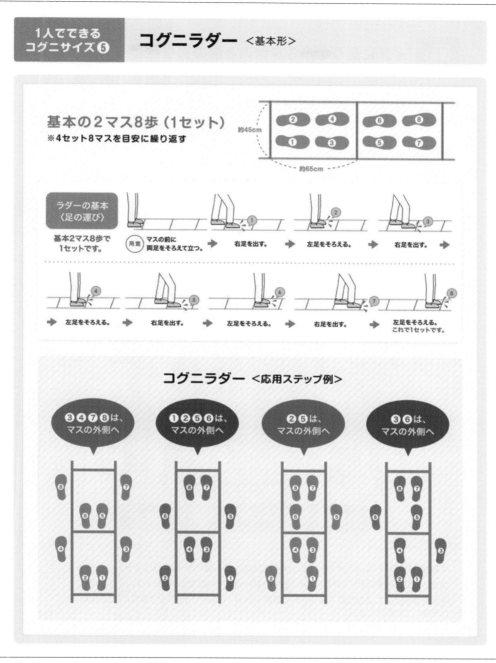

図23 コグニサイズの例②（ラダーを使用したステップ課題）

（文献93より）

　認知課題は，比較的容易な課題から開始して，徐々に難易度を高度にしていくことが推奨される．認知課題の難易度の設定には配慮が必要である．例えば，認知課題の難易度が低すぎると脳への刺激は少なく活性化が期待しにくく，難易度が高すぎても認知課題への注意が配分できない状況となり，脳の活性化は困難となる．運動課題を継続しながら認知課題にも意識を向けながら，複数の課題に集中して課題を遂行する状況が重要であり，運動と認知の課題の双方に集中していないと

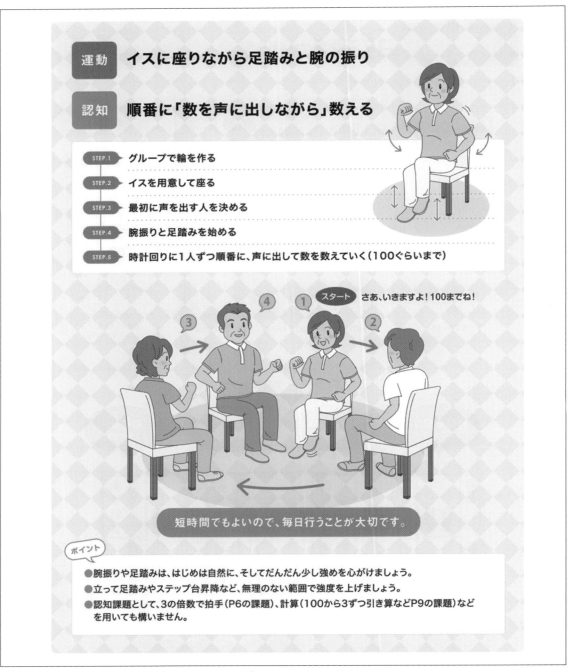

図24 コグニサイズの例③（複数名で座って行う課題）

（文献93より）

　認知課題を間違えてしまったり運動課題が止まってしまったりするような，同時の課題遂行にやや難しさを感じる程度が望ましい．

　運動課題と認知課題を同時に負荷するコグニサイズでは，身体および脳のいずれにも適度な負荷と刺激を与え活性化を促すことが目的であり，課題自体が上手くなることが最大の目的ではない．そのため，運動課題と認知課題を同時に課されることで，少し認知課題を間違えたりしても，より運動課題への注意や集中を求められる状況をつく

Ⅶ．高齢者の認知機能低下に対する運動療法　173

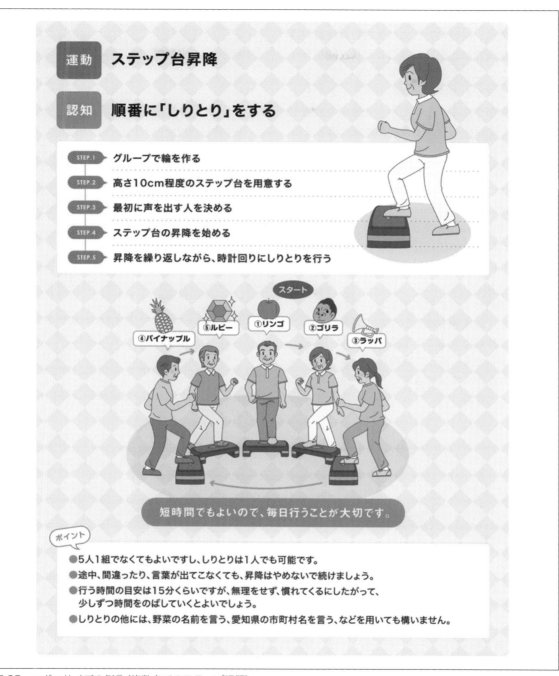

図25　コグニサイズの例④（複数名でのステップ課題）

（文献93より）

ることでの効果が期待される．一方で，認知課題に慣れてしまうと脳への刺激は低減してしまうため，課題に慣れてきたら新たな課題に次々と移行していくことが望ましい．

　主観的に認知機能低下の自覚がある，もしくはMCIといった認知機能に軽度の問題を有する程度であれば，運動課題と認知課題の両方に注意を向けながら身体および脳の双方に刺激となる状況での課題遂行が認知機能の維持・改善に有効となりうることが期待される．しかし，認知症と診断

されており，中程度以上の認知機能の障害を有する高齢者では，同時に実行すべき複数の課題が課せられた状況では，混乱をきたしたり，課題をうまくできないことで過剰なストレスが生じたりして，認知機能や心理機能に負の影響を与えてしまうことも懸念される．そのため，認知症の診断がある，もしくは中程度以上の認知機能の障害を有する高齢者においては，薬物療法と併用して全身状態を考慮しつつ，ADL の維持・改善や転倒予防，行動・心理症状（behavioral and psychological symptoms of dementia：BPSD）の緩和などを主たる目的とした運動療法を優先すべきであり，可能であれば運動療法に併用して対象者に混乱が生じない程度の単純な認知課題を付加するなどの対応が望ましい．

また，運動および認知課題においての適度な負荷を工夫し，達成感を味わいながら取り組めること，興味を持続できることも重要となる．課題を間違えながらでも，新たな課題にチャレンジしつつ，楽しみながら実施できるように支援することがポイントとなる．

文　献

1) 山本幹枝ほか：認知症有病率の時代的推移―洋の東西の比較．日老医誌 55：547-552，2018
2) Prince, M et al：Recent global trends in the prevalence and incidence of dementia, and survival with dementia. Alzheimers Res Ther 8：23, 2016
3) Horn, JL et al：Refinement and test of the theory of fluid and crystallized general intelligences. J Educ Psychol 57：253-270, 1966
4) Horn, JL et al：Age differences in fluid and crystallized intelligence. Acta Psychol（Amst）26：107-129, 1967
5) Cattell ,RB：Intelligence：its structure, growth, and action, North Holland, Amsterdam, 206, 1987
6) Baltes, PBet al：Lifespan psychology：theory and application to intellectual functioning. Annu Rev Psychol 50：471-507, 1999
7) Palmer, K et al：Differential evolution of cognitive impairment in nondemented older persons：results from the Kungsholmen Project. Am J Psychiatry 159：436-442, 2002
8) 中窪　翔：Q62 認知症の危険を発見するためのポイントを教えてください．理学療法士のための 知っておきたい！認知症知識 Q & A，島田裕之監，牧迫飛雄馬編，医歯薬出版，東京，130-131，2018
9) Karssemeijer, EGA et al：Positive effects of combined cognitive and physical exercise training on cognitive function in older adults with mild cognitive impairment or dementia：a meta-analysis. Ageing Res Rev 40：75-83, 2017
10) 木村琢磨：老年症候群と高齢者総合的機能評価．日内会誌 107：2420-2429，2018
11) Blazer, DG：Depression in late life：review and commentary. J Gerontol A Biol Sci Med Sci 58：249-265, 2003
12) 石田和人ほか：抑うつ状態に対する理学療法効果の検証ならびに病態生理学に基づいた作用機序の基礎的検討．理学療法学 43：154-155，2016
13) Byers, AL et al：Depression and risk of developing dementia. Nat Rev Neurol 7：323-331, 2011
14) 内閣府：平成 30 年版高齢社会白書．https://www8.cao.go.jp/kourei/whitepaper/w-2018/zenbun/30pdf_index.html（2024 年 10 月 3 日閲覧）
15) 権藤恭之ほか：超高齢期における身体的機能の低下と心理的適応―板橋区超高齢者訪問悉皆調査の結果から．老年社会科学 27：327-338，2005
16) Albert, MS et al：The diagnosis of mild cognitive impairment due to Alzheimer's disease：recommendations from the National Institute on Aging-Alzheimer's Association Workgroups on diagnostic guidelines for Alzheimer's disease. Alzheimers Dement 7：270-279, 2011
17) 加藤伸司ほか：改訂長谷川式簡易知能評価スケール（HDS-R）の作成．老年精神医学雑誌 2：1339-1347，1991
18) Folstein, MF et al："Mini-mental state". A practical method for grading the cognitive state of patients for the clinician. J Psychiatr Res 12：189-198, 1975
19) 杉下守弘ほか：MMSE-J（精神状態短時間検査－日本版）の妥当性と信頼性について：a preliminary report. 認知神経科学 12：186-190，2010
20) 河月　稔：神経心理学的検査．医学検査 66：11-21，2017
21) 森　悦朗ほか：神経疾患患者における日本語版 Mini-Mental State テストの有用性．神心学 1：82-90，1985
22) Tsoi, KK et al：Cognitive tests to detect dementia：a systematic review and meta-analysis. JAMA Intern Med 175：1450-1458, 2015
23) Kim, KW et al：Diagnostic accuracy of mini-mental status examination and revised hasegawa dementia scale for Alzheimer's disease. Dement Geriatric Cogn Disord 19：324-330, 2005
24) Kaufer, DI et al：Cognitive screening for dementia and mild cognitive impairment in assisted living：comparison of 3 tests. J Am Med Dir Assoc 9：586-593, 2008
25) Hughes, CP et al：A new clinical scale for the staging of dementia. Br J Psychiatry 140：566-572, 1982
26) Morris, JC：The Clinical Dementia Rating（CDR）：current version and scoring rules. Neurology 43：2412-2414, 1993
27) 目黒謙一：認知症早期発見のための CDR 判定ハンドブック，医学書院，東京，2008
28) Borson, S et al：The mini-cog：a cognitive 'vital signs' measure for dementia screening in multi-lingual elderly. Int J Geriatr Psychiatry 15：1021-1027, 2000
29) Borson, S et al：The mini-cog as a screen for dementia：validation in a population-based sample. J Am Geriatr Soc 51：1451-1454, 2003
30) Nasreddine, ZS et al：The Montreal Cognitive Assessment, MoCA：a brief screening tool for mild cognitive impairment. J Am Geriatr Soc 53：695-699, 2005
31) 鈴木宏幸ほか：Montreal Cognitive Assessment（MoCA）の日本語版作成とその有効性について．老年精神医学雑誌 21：198-202，2010
32) Fujiwara, Y et al：Brief screening tool for mild cognitive impairment in older Japanese：validation of the Japanese version of the Montreal Cognitive Assessment. Geriatr Gerontol Int 10：225-232, 2010

33) 粟田主一監：DASC-21 シート最新版. https://dasc.jp/about/download（2024 年 8 月 21 日閲覧）

34) 粟田主一ほか：地域在住高齢者を対象とする地域包括ケアシステムにおける認知症アセスメントシート（DASC-21）の内的信頼性・妥当性に関する研究. 老年精神医誌 26：675-686, 2015

35) Ravaglia, G et al：Conversion of mild cognitive impairment to dementia：predictive role of mild cognitive impairment subtypes and vascular risk factors. Dement Geriatr Cogn Disord 21：51-58, 2006

36) Aisen, PS et al：Clinical core of the Alzheimer's disease neuroimaging nitiative：progress and plans. Alzheimers Dement 6：239-246, 2010

37) 石合純夫：遂行機能障害 executive dysfunction. 高次脳機能障害学, 第 1 版, 医歯薬出版, 東京, 207-209, 2003

38) Corrigan, JD et al：Relationships between parts A and B of the trail making test. J Clin Psychol 43：402-409, 1987

39) Drane, DL et al：Demographic characteristics and normative observations for derived-trail making test indices. Neuropsychiatry Neuropsychol Behav Neurol 15：39-43, 2002

40) 石合純夫, 日本高次脳機能障害学会, Brain Function Test 委員会：Trail Making Test 日本版（TMT-J）. 新興医学出版, 東京, 1-13, 2019

41) 細田香織ほか：短縮版ストループテストの妥当性と信頼性の検証. 身体教育医研 10：23-30, 2009

42) Hanyu, H et al：The 1-minute mental status examination in the memory clinic. J Am Geriatr Soc 57：1130-1131, 2009

43) Bruscoli, M et al：Is MCI really just early dementia? A systematic review of conversion studies. Int psychogeriatr 16：129-140, 2004

44) Brodaty, H et al：Mild cognitive impairment in a community sample：the Sydney Memory and Ageing Study. Alzheimers Dement 9：310-317 e1, 2013

45) Shimada, H et al：Reversible predictors of reversion from mild cognitive impairment to normal cognition：a 4-year longitudinal study. Alzheimers Res Ther 11：24, 2019

46) Okada, K et al：Poststroke apathy and regional cerebral blood flow. Stroke 28：2437-2441, 1997

47) Toba, K et al：Vitality Index as a useful tool to assess elderly with dementia. Geriatr Gerontol Int 2：23-29, 2002

48) 岡田和悟ほか：やる気スコアを用いた脳卒中後の意欲低下の評価. 脳卒中 20：318-323, 1998

49) 日本老年医学会：高齢者診療に用いる資料とその活用. 健康長寿診療ハンドブック, 日本老年医学会, 東京, 132-149, 2011

50) Lenze, EJ et al：The Pittsburgh rehabilitation participation scale：reliability and validity of a clinician-rated measure of participation in acute rehabilitation. Arch Phys Med Rehabil 85：380-384, 2004

51) Lenze, EJ et al：The Pittsburgh Rehabilitation Participation Scale：reliability and validity of a clinician-rated measure of participation in acute rehabilitation. Arch Phys Med Rehabil 85：380-4, 2004

52) 石垣智也ほか：回復期リハビリテーション病棟入院患者における入院初期のリハビリテーションへの参加意欲と Functional Independence Measure との関係. 理学療法科学 29：521-525, 2014

53) Yesavage, JA et al：Development and validation of a geriatric depression screening scale：a preliminary report. J Psychiatr Res 17：37-49, 1982

54) Radloff, LS：The CES-D Scale：a self-report depression

55) 松林公蔵ほか：総合的日常生活機能評価法－I 評価の方法 d. 老年者の情緒に関する評価. Geriatr Med 32：541-546, 1994

56) 坂野雄二ほか：一般性セルフ・エフィカシー尺度作成の試み. 行動療研 12：73-82, 1986

57) 原田和宏ほか：地域生活のひろがりに着目した介護予防評価 E-SAS の開発・検証・実践応用―. 理学療法学 37：306-309, 2010

58) 牧迫飛雄馬ほか：日本語版―改訂 Gait Efficacy Scale の信頼性および妥当性. 理学療法学 40：87-95, 2013

59) Fukuhara, S et al：Psychometric and clinical tests of validity of the Japanese SF-36 Health Survey. J Clin Epidemiol 51：1045-1053, 1998

60) Fukuhara, S et al：Translation, adaptation, and validation of the SF-36 Health Survey for use in Japan. J Clin Epidemiol 51：1037-1044, 1998

61) 西村周三ほか：日本語版 EuroQol の開発. 医療と社会 8：109-123, 1998

62) 池田俊也ほか：日本語版 EQ-5D-5L におけるスコアリング法の開発. 保健医療科 64：47-55, 2015

63) Shiroiwa, T et al：Comparison of value set based on DCE and/or TTO data：scoring for EQ-5D-5L Health States in Japan. Value Health 19：648-654, 2016

64) Roland, M et al：A study of the natural history of back pain. Part I：development of a reliable and sensitive measure of disability in low-back pain. Spine（Phila Pa 1976）8：141-144, 1983

65) Suzukamo, Y et al：Validation of the Japanese version of the Roland-Morris Disability Questionnaire. J Orthop Sci 8：543-548, 2003

66) 鈴鴨よしみ：Roland-Morris Disability Questionnaire（RDQ）によるアウトカム評価（腰痛研究のエビデンス・評価と臨床的展望）. 日腰痛会誌 15：17-22, 2009

67) Miyazaki, J et al：Purpose in life（Ikigai）and employment status in relation to cardiovascular mortality：the Japan Collaborative Cohort Study. BMJ Open 12：e059725, 2022

68) 今井忠則ほか：生きがい意識尺度（Ikigai-9）の信頼性と妥当性の検討. 日公衛誌 59：433-439, 2012

69) Tsutsumimoto, K et al：Subjective memory complaints are associated with incident dementia in cognitively intact older people, but not in those with cognitive impairment：a 24-month prospective cohort study. Am J Geriatr Psychiatry 25：607-616, 2017

70) 日本理学療法士協会：E-SAS 高齢者のイキイキとした地域生活づくりを支援するアセスメントセット. http://www.jspt.or.jp/esas/（2024 年 10 月 15 日閲覧）

71) Makino, K et al：Impact of fear of falling and fall history on disability incidence among older adults：prospective cohort study. Int J Geriatr Psychiatry 33：658-662, 2018

72) 島田裕之監：Q65 運動による認知症予防の効果のメカニズムについて教えてください. 理学療法士のための知っておきたい！ 認知症知識 Q&A, 医歯薬出版, 東京, 136-137, 2018

73) Valenzuela, PL et al：Exercise benefits on Alzheimer's disease：state-of-the-science. Ageing Res Rev 62：101108, 2020

74) Qin, XY et al：Decreased peripheral brain-derived neurotrophic factor levels in Alzheimer's disease：a meta-analysis study（N＝7277）. Mol Psychiatry 22：312-320, 2017

75) Firth, J et al：Effect of aerobic exercise on hippocampal

volume in humans : a systematic review and meta-analysis. Neuroimage 166 : 230-238, 2018

76) Choi, SH et al : Combined adult neurogenesis and BDNF mimic exercise effects on cognition in an Alzheimer's mouse model. Science 361 : eaan8821, 2018

77) Leeuwis, AE et al : Lower cerebral blood flow is associated with impairment in multiple cognitive domains in Alzheimer's disease. Alzheimers Dement 13 : 531-540, 2017

78) Lucas, SJ et al : Effect of age on exercise-induced alterations in cognitive executive function : relationship to cerebral perfusion. Exp Gerontol 47 : 541-551, 2012

79) Thomas, BP et al : Brain perfusion change in patients with mild cognitive impairment after 12 months of aerobic exercise training. J Alzheimers Dis 75 : 617-631, 2020

80) Chen, Z et al : Oxidative stress in Alzheimer's disease : Neurosci Bull 30 : 271-281, 2014

81) Heppner, FL et al : Immune attack : the role of inflammation in Alzheimer disease. Nat Rev Neurosci 16 : 358-372, 2015

82) Zotcheva, E et al : Midlife physical activity, psychological distress, and dementia risk : the HUNT study. J Alzheimers Dis 66 : 825-833, 2018

83) Sabia, S et al : Physical activity, cognitive decline, and risk of dementia : 28 year follow-up of Whitehall II cohort study. BMJ 357 : j2709, 2017

84) Makizako, H et al : Moderate-intensity physical activity, hippocampal volume, and memory in older adults with mild cognitive impairment. J Gerontol A Biol Sci Med Sci 70 : 480-486, 2015

85) 日本運動疫学会ほか：WHO 身体活動・座位行動ガイドライン（日本語版）. https://iris.who.int/bitstream/handle/10665/337001/9789240014886-jpn.pdf（2024 年 10 月 3 日閲覧）

86) Bull, FC et al : World Health Organization 2020 guidelines on physical activity and sedentary behaviour. Br J Sports Med 54 : 1451-1462, 2020

87) Northey, JM et al : Exercise interventions for cognitive function in adults older than 50 : a systematic review with meta-analysis. Br J Sports Med 52 : 154-160, 2018

88) Lamb, SE et al : Dementia and physical activity (DAPA) trial of moderate to high intensity exercise training for people with dementia : randomised controlled trial. BMJ 361 : k1675, 2018

89) Ngandu, T et al : A 2 year multidomain intervention of diet, exercise, cognitive training, and vascular risk monitoring versus control to prevent cognitive decline in at-risk elderly people (FINGER) : a randomised controlled trial. Lancet 385 : 2255-2263, 2015

90) Marengoni, A et al : The effect of a 2-year intervention consisting of diet, physical exercise, cognitive training, and monitoring of vascular risk on chronic morbidity-the FINGER randomized controlled trial. J Am Med Dir Assoc 19 : 355-360 e1, 2018

91) Infurna, FJ et al : Volunteering is associated with lower risk of cognitive impairment. J Am Geriatr Soc 64 : 2263-2269, 2016

92) Shimada, H et al : Effects of combined physical and cognitive exercises on cognition and mobility in patients with mild cognitive impairment : a randomized clinical trial. J Am Med Dir Assoc 19 : 584-591, 2018

93) 国立長寿医療研究センター：コグニサイズ 認知症予防へ向けた運動. https://www.ncgg.go.jp/ncgg-overview/pamphlet/p-koguni.html（2024 年 10 月 3 日閲覧）

（牧迫飛雄馬）

VIII 高齢者の身体活動促進に対する介入

1. 身体活動の評価

a. 身体活動に関する基礎知識・用語

身体活動は，運動以外の生活活動を含む概念であり，様々な疾患の予防や健康状態の維持に恩恵をもたらすことが明らかになっている．

身体活動（physical activity）は，安静にしている状態よりも多くのエネルギーを消費する，骨格筋の収縮を伴うすべての活動を指し，「身体活動＝生活活動＋運動」として厚生労働省により定義されている（図1）[1]．「生活活動」は日常生活における家事・労働・通勤・通学などに伴う活動を，「運動」はスポーツやフィットネスなどの，健康・体力の維持・増進を目的として計画的・定期的に実施する活動を指す．すなわち，身体活動には目的を問わず多様な活動が含まれており，運動よりも幅広い概念である．なお，運動以外の身体活動で消費されるエネルギーは，非運動性熱産生（non-exercise-activity thermogenesis：NEAT）と呼ばれ[2]，身体活動によるエネルギー消費の大部分を占める[3]．身体活動・運動の不足は，全世界における死亡に対するリスク因子のなかで，高血圧，喫煙，高血糖に次ぐ4位に位置づけられている[4]．

1990年頃までのガイドラインは主に生理学的研究・実験的研究をその根拠としており，ジョギングなどいわゆる「運動」が推奨・重要視されていた．これに対して，1995年，米国疾病予防管理センター（Centers for Disease Control and Prevention：CDC）と米国スポーツ医学会（American College of Sports Medicine：ACSM）が，運動より身体活動をターゲットにしたガイドラインを発表したのが一つのターニングポイントとなった．国内でも同様に疫学研究の結果が重視されるようになり，ガイドライン「健康づくりのための運動基準2006」では，運動に限らない身体活動全体が重視されるようになった[5]．今日では，スポーツなどのいわゆる「運動」のみでなく，移動や家事などの「生活活動」を含めた生活全体のなかでの身体活動の促進が，健康維持・増進に広く寄与することが国際的な共通認識となっている．

身体活動は範囲が広く，ストレッチングや料理のような身体的負荷が比較的小さいものから，ラ

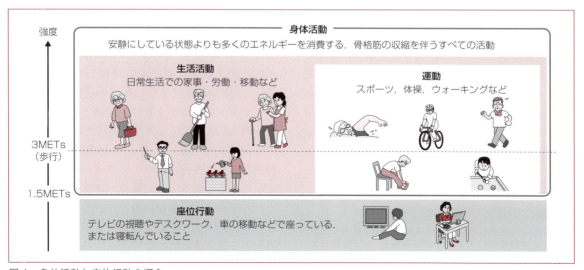

図1 身体活動と座位行動の概念

（文献1を基に作図）

表1 運動と生活活動のMETs表

		身体活動		
	METs	運動	METs	生活活動
低強度	2.3	ストレッチング	1.8	立位(会話, 電話, 読書), 皿洗い
	2.5	ヨガ ビリヤード	2.0	ゆっくりした歩行(平地, 非常に遅い=53 m/分未満, 散歩または家の中), 料理や食材の準備(立位, 座位), 洗濯
	2.8	座って行うラジオ体操	2.5	子供の世話, 植物への水やり
中強度	3.0	ボウリング, ピラティス, 太極拳	3.0	普通歩行(平地, 67 m/分, 犬を連れて)
	3.5	自体重を使った軽い筋力トレーニング(軽・中等度), 体操(家で, 軽・中程度), ゴルフ(手引きカートを使って)	3.3	カーペット掃き, フロア掃き, 掃除機
			3.5	歩行(平地, 75〜85 m/分, ほどほどの速さ, 散歩など), 階段を下りる
	4.0	卓球, ラジオ体操第1	4.0	自転車に乗る(≒16 km/時未満, 通勤), 階段を上る(ゆっくり), 高齢者や障害者の介護(身支度, 風呂, ベッドの乗り降り)
	4.5	テニス(ダブルス), 水中歩行(中等度)	4.3	やや速歩(平地, やや速めに=93 m/分)
	5.0	野球	5.0	かなり速歩(平地, 速く=107 m/分)
高強度	6.0	ゆっくりとしたジョギング, ウエイトトレーニング(高強度, パワーリフティング)	6.0	スコップで雪かきをする
	6.5	山を登る(0〜4.1 kgの荷物を持って)	7.8	農作業(干し草をまとめる, 納屋の掃除)
	8.0	サイクリング(約20 km/時)	8.0	運搬(重い荷物)
	11.0	ランニング(188 m/分)	8.8	階段を上る(速く)

(文献1を基に作表)

図2 強度による身体活動の分類

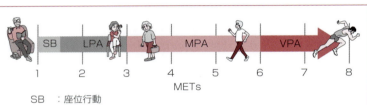

SB : 座位行動
LPA : 低強度身体活動
MPA : 中強度身体活動
VPA : 高強度身体活動

3 METs以上を中高強度身体活動(MVPA)として扱うことが多い

ンニングや雪かきのような負荷が大きいものまで含まれることから, 強度によって分類されることが多い(表1)[1]. 身体活動強度は一般的に低強度(1.6〜2.9 METs), 中強度(3〜5.9 METs), 高強度(6 METs以上)に分類され(図2), 特に中高強度(3 METs以上)の身体活動で健康への恩恵が期待できるとして, CDC/ACSMのガイドライン以降, 身体活動指針における中核的な要素となっている.

メモ METs(metabolic equivalents)
国際的に使用されている身体活動の強度を示す単位である. 安静座位時のエネルギー消費量(=安静時代謝量)を1として, その何倍のエネルギーを消費するかにより活動の強度が表される.

中高強度の身体活動への関心に引き続いて, 2000年以降は座位行動(sedentary behavior : SB)に関する研究が急速に増加した. 座位行動は,「座位, 半臥位または臥位の状態で行われるエネルギー消費量が1.5 METs以下のすべての覚醒行動」と定義されており, 強度だけでなく姿勢の条件がある(図1[1], 2). 具体的にはテレビの視聴やデスクワーク, 車・電車・バス移動で座っている状態を指す. 中高強度の身体活動を実施している場合でも, 座位行動が長いと, 疾患や死亡のリスクが上昇することが報告されている[6]. このため, 身体活動の増加とは別に, 座位行動の時間を短縮するという視点が重要視されるようになった. 長時間の座位行動と健康アウトカムの関

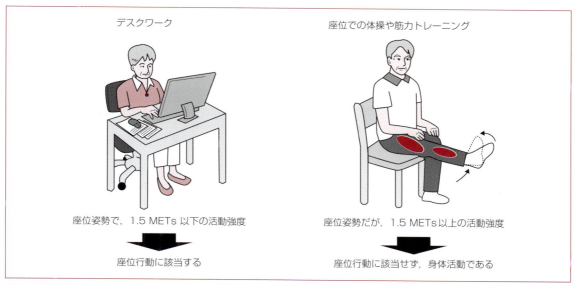

図3 座位行動（sedentary behavior）と座位姿勢での行動（sitting behavior）

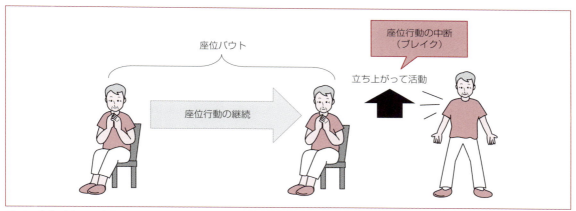

図4 座位バウトと座位行動の中断（ブレイク）

連について，実験的研究から示唆される潜在的メカニズムとして，糖代謝動態（血糖値，インスリン値）の悪化，血管内皮機能の低下，血圧の上昇などが想定されている[7]．

表1[1]に示されている「座って行うラジオ体操（2.8 METs）」のように，1.5 METs以上の活動であれば，座位姿勢であっても「座位行動（sedentary behavior）」とはみなされない（図3）．つまり，"sedentary behavior"と"sitting behavior"が明確に区別されている点に注意が必要である．車椅子利用者や移動能力障害を有する高齢者のように立位での活動が困難な場合でも，座った状態での身体活動により，"sedentary behavior"を短縮することが可能である[8]．このため，"sedentary behavior"の日本語訳として，座位行動が適切であるかは議論がある．

身体活動，座位行動に関連するその他の基本用語として，中断されない（連続した）活動をバウト（bout）と呼ぶ[9]．座位バウト（sedentary bout）の場合，座位行動が開始されてから終了するまで，すなわち座位行動以外の立位などの身体活動を開始するまでを指す．これに対して，座位行動の中断［ブレイク（break）］は，座位行動が開始されて，座位行動以外の立位などの身体活動によって，座位行動が中断されることを指す（図4）．座位行動の中断によって，糖代謝動態の改善や降圧

効果が期待でき，心血管代謝疾患のリスクを低減する可能性が示されつつある [7].

b. 身体活動の評価方法

日常生活における身体活動評価の代表的な方法として質問紙と加速度計があり，妥当性や得られる情報，実現可能性が異なるため，それぞれの特徴を理解したうえで選択・使用する必要がある．

身体活動の評価には様々な方法があり，それぞれに長所・短所があることから，目的や状況に合わせて使い分けられている．日常生活環境での身体活動の評価方法には，二重標識水法，機器装着法（歩数計・加速度計），申告法（質問紙・活動記録）などが代表的である．実験室外の自由生活下では，二重標識水法が最も精確なゴールドスタンダードであるが，調査にかかるコストが大きく，日常診療や大規模な調査で実用的とはいいにくい．そのためここでは，臨床・地域の現場で比較的利用しやすい質問紙と加速度計を用いた評価方法について紹介する．

> **メモ　二重標識水法**
> 水素と酸素の安定同位体で標識された水を経口投与した後，定期的な採尿を行って分析することで，エネルギー消費量を評価する方法．行動の制限や負担がなく，日常生活における身体活動の評価として最も妥当性が高い．

1) 質問紙による評価

日常生活でどの程度の身体活動を実施しているかを対象者が自己申告し，回答に基づいて身体活動を推定する方法である．通常，科学的・系統的な検証のプロセスを経て作成された既定の質問紙が利用される．実施の簡便さ，対象者の負担の少なさが利点であり，低コストで大規模な調査も可能である．後述する加速度計を用いた方法と異なり，身体活動の内容・場面・目的などを評価できることも質問紙の長所である．一方で短所として，自己申告に基づく主観的な評価方法であるため，不精確な想起や社会的望ましさバイアス（social desirability bias）の影響が避けられない．実際に，質問紙による評価では，身体活動を過大評価しやすく [10]，座位行動を過小評価しやすいことが報告されている [11]．また，質問紙による評価は，自己記入式と評価者による聞き取りが考えられるが，前者の場合は回答漏れが生じやすく，特に高齢者を対象とした郵送調査ではその傾向が顕著である．

> **メモ　社会的望ましさバイアス**
> 調査への回答者が，社会的に受け入れられやすく，または望ましくなるように報告内容を歪めてしまうことを指す．一般に，良い行動は実際より過大に，悪い行動は過小に報告される．

以降は，日本語版が利用可能な質問紙のうち，代表的な2件について具体的に紹介する．なお，身体活動を評価指標として利用する研究者や臨床家向けに，関連する知識やツールを提供するWebサイトである「身体活動研究プラットフォーム Japan Physical Activity Research Platform (JPARP)」に，質問紙と関連論文のリストがリンクとともに掲載されている [9].

a) 国際標準化身体活動質問表（IPAQ）

国内外において広く使用され，適切な手順を経て日本語版にも翻訳されている質問紙として，国際標準化身体活動質問表（International Physical Activity Questionnaire：IPAQ）がある．身体活動評価のための質問紙は従来，それぞれの調査目的に応じて開発されてきたため，言語や生活習慣の異なる国・地域において，身体活動量を国際比較するには適当ではないとされる．そこで，世界統一基準で身体活動量を評価するため WHO ワーキンググループ（参加12カ国，14研究センター）は IPAQ を作成した [12,13].

IPAQ は，平均的な1週間（または直近の1週間）における高強度の身体活動（強い身体活動），中等度の身体活動，歩行，座位行動の実施状況（日数および時間）を質問するもので，31項目からなる long（詳細）版と9項目からなる short（短縮）版の2種類がある．long 版は，仕事，移動，家事（庭仕事，家の手入れ，家族の介護を含む），余暇（運動，レクリエーションなど）の4つの身体活動の場面（ドメイン）別に質問する．short 版では，これらの場面は設定されず，すべての身体活動を含む質問であることが注意書きされている（表2）[12~14]．long 版，short 版いずれも，1回につき少なくとも10分間以上続けて行う身体活動

VIII. 高齢者の身体活動促進に対する介入　**181**

表2　IPAQ（short 版，平均的な 1 週間）の日本語版

以下の質問は，みなさまが日常生活の中でどのように身体活動を行っているか（どのように体を動かしているか）を調べるものです．平均的な 1 週間を考えた場合，あなたが 1 日にどのくらいの時間，体を動かしているのかをお尋ねしていきます．身体活動（体を動かすこと）とは，仕事での活動，通勤や買い物などいろいろな場所への移動，家事や庭仕事，余暇時間の運動やレジャーなどのすべての身体的な活動を含んでいることに留意して下さい．

回答にあたっては，以下の点にご注意ください．
◆**強い身体活動**とは，身体的にきついと感じるような，かなり呼吸が乱れるような活動を意味します．
◆**中等度の身体活動**とは，身体的にやや負荷がかかり，少し息がはずむような活動を意味します．
以下の質問では，**1 回につき少なくとも 10 分間以上続けて**行う身体活動について**のみ**考えて，お答え下さい．

質問 1a　平均的な 1 週間では，**強い**身体活動（重い荷物の運搬，自転車で坂道を上ること，ジョギング，テニスのシングルスなど）を行う日は何日ありますか？

　　　　　　□　週 ＿＿＿＿＿ 日　□　ない（→質問 2a へ）

質問 1b　強い身体活動を行う日は，通常，1 日合計してどのくらいの時間そのような活動を行いますか？

　　　　　　□　1 日 ＿＿＿＿＿ 時間 ＿＿＿＿＿ 分

質問 2a　平均的な 1 週間では，**中等度の**身体活動（軽い荷物の運搬，子供との鬼ごっこ，ゆっくり泳ぐこと，テニスのダブルス，カートを使わないゴルフなど）を行う日は何日ありますか？　**歩行やウォーキングは含めないで**お答え下さい．

　　　　　　□　週 ＿＿＿＿＿ 日　□　ない（→質問 3a へ）

質問 2b　中等度の身体活動を行う日には，通常，1 日合計してどのくらいの時間そのような活動を行いますか？

　　　　　　□　1 日 ＿＿＿＿＿ 時間 ＿＿＿＿＿ 分

質問 3a　平均的な 1 週間では，10 分間以上続けて**歩く**ことは何日ありますか？　ここで，**歩く**とは仕事や日常生活で歩くこと，ある場所からある場所へ移動すること，あるいは趣味や運動としてのウォーキング，散歩など，全てを含みます．

　　　　　　□　週 ＿＿＿＿＿ 日　□　ない（→質問 4 へ）

質問 3b　そのような日には，通常，1 日合計してどのくらいの時間歩きますか？

　　　　　　□　1 日 ＿＿＿＿＿ 時間 ＿＿＿＿＿ 分

質問 4　最後の質問は，毎日座ったり寝転んだりして過ごしている時間（仕事中，自宅で，勉強中，余暇時間など）についてです．すなわち，机に向かったり，友人とおしゃべりをしたり，読書をしたり，座ったり，寝転んでテレビを見たり，といった全ての時間を含みます．なお，睡眠時間は**含めないで**下さい．**平日には**，通常，1 日合計してどのくらいの時間**座ったり寝転んだりして**過ごしますか？

　　　　　　□　1 日 ＿＿＿＿＿ 時間 ＿＿＿＿＿ 分

（原典：文献 12，13．文献 14 より）

（10 分バウト）に限定して聴取する．IPAQ の成人での信頼性・妥当性は村瀬ら[12]が，高齢者での信頼性・妥当性は Tomioka ら[15]が検証している．

> **メモ　身体活動の場面（ドメイン）**
> 身体活動は強度だけでなく，実施する場面・目的によっても分類可能である．仕事，移動，家事，余暇の 4 つに分けることが多い．

　IPAQ は，質問紙本文の日本語版とともに，スコアリングマニュアルが Web 上で無料公開され

ている[14]．short 版では表3[14]のように各強度の活動に対して METs が割り当てられており，聴取した週当たりの日数と 1 日当たりの活動時間を乗じて合計することにより，1 週間当たりの身体活動量（METs・分／週）を算出することができる．連続変数として扱うだけでなく，身体活動レベルを低・中・高の 3 段階に分類し，カテゴリ変数として利用することも可能である（表4）[14]．

　なお，IPAQ をはじめとした自己申告形式を利用すると，活動時間の合計が 20 時間以上（必然的

表3　IPAQ short 版における各強度の説明（具体例）と割り当て METs

活動強度	説明	具体例	METs
高強度	身体的にきついと感じるような，かなり呼吸が乱れるような活動	重い荷物の運搬，自転車で坂道を上ること，ジョギング，テニスのシングルスなど	8
中等度	身体的にやや負荷がかかり，少し息がはずむような活動	軽い荷物の運搬，子供との鬼ごっこ，ゆっくり泳ぐこと，テニスのダブルス，カートを使わないゴルフなど（歩行やウォーキングは含めない）	4
歩行	—	仕事や日常生活で歩くこと，ある場所からある場所へ移動すること，あるいは趣味や運動としてのウォーキング，散歩など	3.3

（文献 14 を基に作表）

表4　IPAQ による身体活動レベルの分類

レベル	基準
低身体活動 （low）	高身体活動および中身体活動のいずれの基準も満たさない
中身体活動 （moderate）	以下の 3 つの基準のいずれかを満たす a．1 日 20 分以上の強い身体活動を週 3 日以上行う b．1 日 30 分以上の中等度の身体活動または歩行を週 5 日以上行う c．歩行，中等度の身体活動，強い身体活動の 1 週間当たりの合計日数が週 5 日以上で，総身体活動量が 600 METs・分 / 週以上を満たす
高身体活動 （high）	以下の 2 つの基準のいずれかを満たす a．強い身体活動を週 3 日以上行い，総身体活動量が 1,500 METs・分 / 週以上を満たす b．歩行，中等度の身体活動，強い身体活動の 1 週間当たりの合計日数が 7 日間以上で，総身体活動量が合計 3,000 METs・分 / 週を満たす

（文献 14 を基に作表）

に睡眠時間が 4 時間未満），というように極端な回答に遭遇することがある．これに対してスコアリングマニュアルには，IPAQ short 版では，「3時間」または「180 分」を超える歩行時間，中等度の身体活動時間，強い身体活動時間はデータを切り捨て「180 分」とするというルールが記載されている．また，歩行，中等度の身体活動，強い身体活動の合計時間が 960 分（16 時間）を超える者は分析から除外するという外れ値の基準についても明記されている．

b）世界標準化身体活動質問票（GPAQ）

　世界標準化身体活動質問票（Global Physical Activity Questionnaire：GPAQ）は，IPAQ と同じく WHO により開発され，普段の 1 週間の仕事（家事を含む），移動，余暇において，それぞれ 1 回当たり 10 分以上続く中強度，高強度の身体活動を実施する頻度・時間を聴取する[16]．IPAQ long 版と同様にドメイン別の身体活動を評価す

るが，16 項目というより少ない質問数で評価が可能となっている．IPAQ と GPAQ のいずれも国際的に使用される質問であるが，10 分バウトの身体活動を調査するため，近年その有効性を示す研究が増加している 10 分未満の細切れ身体活動は評価の対象に含まれない．

2）加速度計による評価

　加速度計法は，体動によって生じる加速度とエネルギー消費量や活動強度が正相関することを利用し，それらの身体活動指標を推定する客観的な評価方法である．加速度計は加速度センサーを内蔵した活動量計であり，それに加えて，時計，A/D 変換機，プロセッサ，メモリおよび電池などが内蔵されている．振り子式の歩数計とは異なり，歩数のみでなく，日常生活における様々な強度の身体活動や座位行動を識別し，その頻度や持続時間を評価するとともに，1 日ごとの変動なども把握することが可能である．日常生活に散在する細切れの身体活動や低強度の身体活動のように，質問紙で把握しにくい詳細な情報が得られる．なお，加速度計の仕組みの詳細は他稿を参照されたい[17]．

メモ　活動量計

　ヒトの身体活動状況を客観的に評価する機器であり，歩数計（pedometer）も活動量計に含まれる．なお，「万歩計」は山佐時計計器株式会社の登録商標であり，歩数計の商品名である．加速度計（accelerometer）は，加速度センサーを内蔵した活動量計を指す．

　加速度計の短所としては，身体活動のドメインは判別できないこと，機器の購入や維持にコストがかかること，1 日中装着を求めることで対象者の負担が大きいこと，水中での活動は評価できないことなどが挙げられる．質問紙と加速度計による身体活動評価の特徴について，表5 に示す．

表5 質問紙と加速度計による身体活動評価の比較

	質問紙	加速度計
妥当性や得られる情報		
妥当性（精度）	主観的な方法であり，低い（不精確な想起や社会的望ましさバイアスの影響）	客観的な方法であり，比較的高い
強度の情報	評価できるが，活動内容と強度を対応させる場合の妥当性に問題（個人差）がある	設定された基準に基づき，様々な強度の身体活動や座位行動を識別して評価できる
細切れ活動の情報	IPAQやGPAQでは10分以上の活動に限定しており，評価できない	評価できる
1日単位・数時間単位の情報	評価できない	評価できる
場面（ドメイン）の情報	評価できるものが多い（IPAQ short版のように場面を区別しない質問紙もある）	評価できない
入水時の活動の情報	評価できる	評価できない（防水機能によりシャワー可の機器もある）
対象者の行動への影響	過去を想起させる形式のため，行動そのものには影響しない	装着や表示される数値が動機づけとなって，活動が増加することがある
実現可能性（実施しやすさ）		
対象者の負担	想起して回答するのみで，負担が小さい	入浴・睡眠などを除いて1日中，一定期間装着する必要があり，負担が大きい
費　用	安価（ただし，購入が必要な質問紙もある）	機器の導入・維持費用がかかる
欠　測	自己記入式（特に郵送調査）では記入漏れが生じやすい	装着忘れや，装着時間の不足による欠測が生じることがある

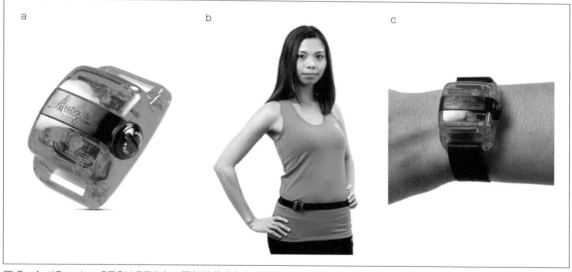

図5 ActiGraph wGT3X-BT（a）の腰部装着（b）と手首装着（c）

（文献19より許諾を得て転載）

なお，自転車，坂道，重い荷物をもっての移動などにおいては，加速度の大きさは必ずしもエネルギー消費量と対応しない[18]．

国内外において様々な加速度計の機種が開発され，使用されている．欧米諸国ではActiGraph（アクチグラフ社，米国）が主に使用されており（図5）[19]．米国民の健康に関連する代表的調査であるNational Health and Nutrition Examination Survey（NHANES）でも用いられている．2011年以降の調査では，ActiGraphの装着部位が腰部から手首へと変更された．手首に装着する利点は，対象者の負担軽減と測定のコンプライアンス向上である．ActiGraphでは，独自指標であるcount（アクチグラフ社が設定した任意の加速度積算単

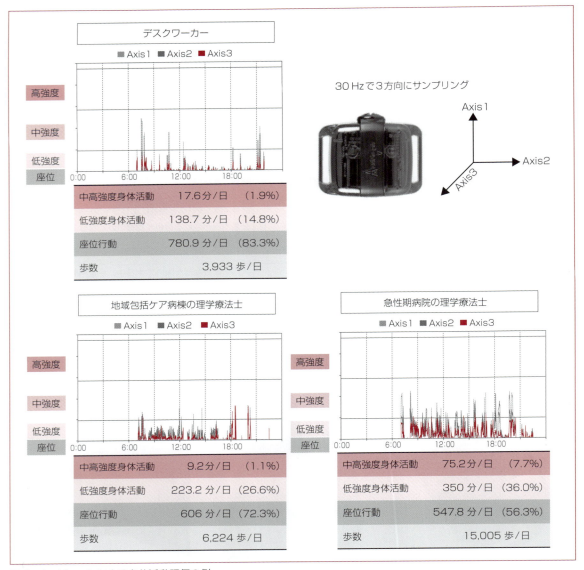

図6 ActiGraphによる身体活動評価の例
ActiGraph wGT3X-BTを腰部に装着して評価.
Freedson (1998) の成人向けのカットポイント（座位行動 ≦ 99 cpm, 低強度 100～1951 cpm, 中高強度 ≧ 1952 cpm）を利用.
（文献21より許諾を得て転載）

位）をエポック長（epoch length）に応じて積算し，カットポイントに基づいて強度別の身体活動や座位行動の時間を算出可能である[19]．様々なカットポイントが提案されており，Freedsonの成人向けのカットポイントでは，1分あたりのcount［count per minute (cpm)］が99 cpm以下のエポックを座位行動，100～1,951 cpmのエポックを低強度身体活動，1,952 cpm以上のエポックを中高強度身体活動として分類する[20]．データ測定の例として，職業の異なる一般成人3名の1日の測定データと解析結果を図6[21]に示す．デスクワーカーは，診療業務で立位姿勢をとることが多い理学療法士に比較し，勤務中と予想される日中にはほとんど身体活動がみれられず，座位行動が長い．

メモ　エポック長
活動評価の最小単位時間．1分間とする評価が多かったが，より短いエポック長が用いられることも多く

なっている.

ActiGraph を利用する利点には，海外で実施された研究の情報と比較しやすいことがあるが，同じ活動量計を使用した場合でも，用いるカットポイントやエポック長によって推定結果が異なる点には注意が必要である．例えば，Copeland のカットポイントは高齢者向けに閾値が低く設定されており，1,040 cpm 以上のエポックを中高強度身体活動として分類する[22]．なお，国内の研究で広く使用されているオムロンヘルスケア社の Active style Pro について，ActiGraph と同じような指標が算出できるマクロが，前述の身体活動研究プラットフォーム[9]で無償提供されており，ユーザー登録を行うことで利用可能である．

これらの専門家による利用を想定した加速度計に対して，近年では消費者向け加速度計（Apple Watch や Fitbit）が一般に広く普及している．推定精度や大容量データの分析のしやすさを重視した研究用の加速度計と比べて，消費者向けモデルでは，スマートフォンなどとの連携によって活動をセルフモニタリングする機能や，外見のスマートさ，装着しやすさがより重視されており，行動変容介入のツールとして利用しやすくなっている．なお，歩数などの測定値が機器の画面などに表示されると，それ自体が動機づけとなって身体活動が増えることが知られており，普段の日常生活との乖離が生じる．このため，通常の身体活動を正確に評価するためには，記録が表示されない設定が推奨される．

2. 高齢者の身体活動促進に関する エビデンス

a. 身体活動に関する国際的指針：WHO 身体 活動・座位行動ガイドライン

WHO により，身体活動の実施や座位行動の低減に関する，現状のエビデンスをもとにした推奨事項や考え方のポイントが示されており，高齢者への介入方法を検討する際の指針として利用できる．

身体活動に関する国際的な指針として，WHO が身体活動・座位行動ガイドライン（WHO guidelines on physical activity and sedentary behaviour）を 2020 年に公表した[8, 23]．当該分野の専門家だけでなく，政策立案者やエンドユーザーを含むガイドライン作成グループにより，近年の諸外国の身体活動ガイドライン作成の基になったエビデンスを活用・アップデートして作成された．日本運動疫学会などにより，この要約版（At A Glance）が日本語訳され，公開されている[24]．このガイドラインによると身体活動の実施は，循環器疾患，2 型糖尿病，がんの予防や，うつや不安の症状の軽減に寄与し，高齢者では転倒やそれに伴うけが，機能的な能力の低下の予防効果があるとされている[1, 8]．また，健常成人のみでなく，高血圧や 2 型糖尿病などの慢性疾患を有する者やがんサバイバー，脊髄損傷者などの障害を有する者，妊娠中および産後の女性を含む人々に多様な健康効果をもたらす．

このガイドラインのキーメッセージを表6[24]に示す．1〜4 は身体活動，5 は座位行動，6 は両方に関連する内容となっている．1〜6 とは別に，"EVERY MOVE COUNTS"（ちょっとした身体活動にも意味がある）というメッセージも強調されている．個人の意欲や時間的な制約から運動としての身体活動が十分確保できない場合であっても，外出や趣味活動，家事動作などを通じて，身体活動を少しでも増やす・続けることが有益かつ実用的であると考えられる．

ガイドラインでは，高齢者（65 歳以上）を含むサブグループ別に，健康維持・増進や，疾患リスクの軽減のために推奨される身体活動の強度・頻度・時間について，エビデンスの確実性・推奨の強さとともに提示している．高齢者向けに示される推奨量を図7[23]に示す．推奨の概要としては，①前提として週に一定時間以上の有酸素性の身体活動をすること，②週 2 日以上，筋力強化のための活動（レジスタンストレーニング）をすること，③週 3 日以上，マルチコンポーネント（複合的）身体活動をすること，④座っている時間をできるだけ減らすこと，の 4 点である．推奨される身体活動の種類（用語）について，表7[8]に示す．マルチ

表6 WHO身体活動・座位行動ガイドラインのキーメッセージ

1. **身体活動は心身の健康に寄与する.**
定期的な身体活動は，世界の死亡者数の4分の3近くを占める心臓病，2型糖尿病，がんといった疾病の予防・管理に貢献する．また，身体活動は，うつや不安の症状を軽減し，思考力，学習力，総合的な幸福感を高める．

2. **少しの身体活動でも何もしないよりは良い，多い方がより良い．**
健康と幸福のために，少なくとも，成人では週に150～300分の中強度の有酸素性の身体活動（または，それと同等の量の高強度の有酸素性の身体活動）が，子どもや青少年では1日平均60分の中強度の有酸素性の身体活動が推奨される．

3. **すべての身体活動に意味がある．**
仕事やスポーツ，余暇，移動（ウォーキング，スケートボード，サイクリング）だけでなく，日常の生活活動や家事も身体活動に含まれる．

4. **筋力強化は全ての人の健康に役立つ．**
高齢者（65歳以上）は，転倒予防と健康増進のために，筋力の強化だけでなく，バランスと協調（身体の各部位を調和して思い通りに動かせる能力）を重視した身体活動を取り入れるべきである．

5. **座りすぎで不健康になる．**
座りすぎは心臓病，がん，2型糖尿病のリスクを高める．座りっぱなしの時間を減らし，身体活動を行うことは健康に良い．

6. **身体活動を増やし，座位行動を減らすことにより，**妊娠中および産後の女性，慢性疾患のある人や障害のある人を含む**すべての人が健康効果を得られる．**

（文献24より）

有酸素性身体活動
少なくとも週当たり
150～300分，中強度の有酸素性身体活動
または75～150分，高強度の有酸素性身体活動
または中強度と高強度の組み合わせで
同等の活動を行う
● 強い推奨，中等度のエビデンスレベル

筋力向上活動
少なくとも週2日は中強度以上の強度で，すべての主要筋群を使って，筋力強化のための活動を行う
● 強い推奨，中等度のエビデンスレベル

マルチコンポーネント身体活動
少なくとも週3日は中強度以上の強度で，機能的バランスや筋力強化のためのマルチコンポーネント（複合的）身体活動を行う（転倒・骨折予防や身体機能向上の目的）
● 強い推奨，中等度のエビデンスレベル

有酸素性身体活動
さらなる健康のために，週当たり300分以上の中強度の有酸素性身体活動，または150分以上の高強度の有酸素性身体活動，または中強度と高強度の組み合わせで同等の活動を行う
● 条件付き推奨，中等度のエビデンスレベル

座位行動
座りっぱなしの時間を減らす
どんな強度でもいいので（低強度を含む），身体活動に置き換える
● 強い推奨，中等度のエビデンスレベル

図7 WHO身体活動・座位行動ガイドライン（2020年）における高齢者（65歳以上）への推奨

（文献23を基に作図）

コンポーネント身体活動は，筋力・バランス・有酸素性能力など複数の体力要素を高めることができるものを指し，成人向けの推奨には含まれない一方，転倒予防などを目的として，（移動能力が低下した者に限定せず）すべての高齢者に推奨される．一方で，これらの推奨は高齢者全般向けに示された目安であり，個人の身体機能・体力や背景因子を踏まえて活動レベルを調整し，柔軟な運動処方や目標設定を行うことが求められる．また，健康上の理由で，推奨される身体活動を実施できない場合でも，身体機能・体力の許す範囲でできる限り活動量を増やすことが望ましい．なお，慢性疾患を有する成人および高齢者の場合も制限がない限り推奨量は同じであるが，専門家・

VIII. 高齢者の身体活動促進に対する介入　187

表7　WHO 身体活動・座位行動ガイドラインで推奨される身体活動の種類

用語	term	説明
有酸素性身体活動	aerobic physical activity	大きな筋肉を一定期間リズミカルに動かす活動であり，心肺機能を向上させる（例：歩行やランニング，水泳，サイクリング）
筋力強化のための活動（筋力向上活動）	muscle-strengthening activity	筋力や筋パワー，筋持久力，筋量を高める身体活動・運動である（例：レジスタンストレーニング，筋持久力トレーニング）
バランストレーニング	balance training	姿勢動揺や外乱刺激に耐える能力を向上させるための静的・動的な運動
マルチコンポーネント（複合的）身体活動	multicomponent physical activity	有酸素性身体活動（例：ウォーキング），筋力強化（例：ウエイトリフティング），バランストレーニング（例：後ろ歩き，横歩き，片脚立位）などの運動を組み合わせたものである．ダンスは有酸素とバランストレーニングの要素を含んでいる

（文献8を基に作表）

表8　WHO 身体活動・座位行動ガイドライン（2020年）のアップデートのポイント

ポイント	説明
①10分バウトの撤廃	10分以上の身体活動のみ加算されることになっていたが，継続時間に関する条件が削除され，10分未満の場合も加算されることになった（より短時間・細切れの活動の意義が見直された）
②身体活動実施時間の範囲	少なくとも150分（中強度身体活動），75分（高強度身体活動）という記載が，それぞれ150〜300分，75〜150分のように範囲が示された
③マルチコンポーネント身体活動の高齢者全体への推奨	バランストレーニングや転倒予防のための身体活動が移動能力の低下した高齢者のみに推奨されていたが，マルチコンポーネント身体活動が高齢者全体に推奨された
④座位行動に関する推奨	座りっぱなしで過ごす時間を減らすこと，どんな強度でもいいので（低強度を含む），身体活動に置き換えることが記載された

（文献8を基に作表）

医療者のアドバイスを受けることが望ましいとされている．

改訂前（2010年）の WHO による身体活動ガイドライン Global recommendations on physical activity for health からのアップデートのポイントのうち，高齢者に関わる内容を表8[8]に示す．まず注目すべき点として，10分バウトの撤廃がある．すなわち，10分以上続けて身体を動かした場合だけ加算することになっていたが，2020年版では「10分以上継続」の文言がガイドラインから削除された．もともと「10分」という値も，細切れの身体活動でもよいことを表すものであったが，加速度計の大容量化・小型化などの進歩によって大規模な疫学研究での利用が可能となり，より短時間の細切れ身体活動でも健康への恩恵があるというエビデンスが蓄積されてきたことによるものと考えられる．

また，"sedentary behavior" がガイドライン名に加わったことからも明らかなように，座位行動が初めて取り上げられたことも2020年の改訂のポイントである．これは，オーストラリアやカナダなどの諸外国の近年のガイドラインとも一致し

ている．どんな強度でもいいので（低強度を含む），身体活動に置き換えることが強く推奨されている．身体活動の実施と座位行動の低減のいずれかではなく，両者のバランスを考えることの重要性にもふれられている[8]．一方で身体活動に関する内容とは異なり，時間や量に関する基準値を示すだけのエビデンスは十分でないとして，「座りっぱなしの時間を減らすべきである」という表現にとどまっている．ただし，質問紙だけでなく加速度計などの客観的評価を用いた研究成果が蓄積しつつあるため，将来の改訂では何らかの基準が示される可能性がある．また，座位行動の内容や中断（ブレイク）に関しても，エビデンスが十分でなく，記載が保留されている．

非常に多くの研究で身体活動・座位行動と健康アウトカムの関連が報告されている一方，表9[25]のように複数のリサーチギャップが指摘され，これをもとに，今後必要な研究課題が提案されている．例えば，すべての年代・サブグループにおけるリサーチギャップとして，身体活動・座位行動のドメイン別の効果の違いに関しての情報が不足していることが挙げられている．「1. 身体

表9 WHO 身体活動・座位行動ガイドライン作成グループが報告したリサーチギャップ

すべての年代・サブグループにおけるリサーチギャップ
1) 身体活動・座位行動と健康アウトカムの量反応関係の正確な形状
2) 低強度身体活動，および低強度身体活動による座位時間中断の健康効果
3) 身体活動のドメイン（余暇，仕事，移動，家庭，教育）や座位行動のドメイン（仕事，スクリーンタイム，テレビ視聴）による健康効果の違い
4) 身体活動と座位行動のバランスと健康アウトカムとの関連
高齢者（65歳以上）に特有のリサーチギャップ
1) 身体活動による有害事象を防止するための安全閾値（maximal safety threshold）
2) 転倒リスクが高い高齢者（移動能力障害やフレイル）における転倒による傷害・骨折の予防効果
3) 太極拳，気功，ダンス，体を動かすビデオゲーム，ヨガなどの補完的な運動による身体機能への効果
4) 二重課題トレーニング（身体的な課題と認知的な課題の組み合わせなど）のプロトコルの詳細とトレーニングに含まれない課題への転移効果
5) 身体活動介入終了から6か月・12か月時点のADL，IADL，身体活動，社会参加への効果（特に慢性疾患を有するハイリスク高齢者における効果）
6) 身体活動介入による社会的孤立，孤独のような心理社会的要因への効果
7) 認知機能障害や認知症に至るまでの身体機能の維持や改善に必要な身体活動の量，種類，タイミング

(文献 25 より筆者訳)

> **メモ　リサーチギャップ**
>
> 既存研究で未解決の課題，明らかになっていない問題や疑問を指す．リサーチギャップの特定は，今後必要となる研究課題の検討に寄与する．

b. 身体活動に関する国内の指針：健康づくりのための身体活動・運動ガイド 2023

　国内で作成された指針では，多要素の運動の推奨や座位行動の減少など基本的な内容は WHO のガイドラインと一致しているが，身体活動の量に関してはより高い水準が推奨されている．

　厚生労働省による「健康づくりのための身体活動・運動ガイド 2023」は，「健康づくりのための身体活動基準 2013」を 10 年ぶりに改訂するものである．身体活動・運動の概念や用語を整理したうえで，対象者別（成人，こども，高齢者）の身体活動・運動の推奨事項および身体活動・運動に関わる参考情報を示しており，実践的なツールとしても利用できる．改訂のポイントとして，座位行動という新概念や，働く人や慢性疾患を有する人の身体活動に関する推奨などが加わり，多様な対象に配慮した内容となっている．身体活動の頻度や時間に関する定量的な推奨事項のみでなく，全体の方向性として「個人差等を踏まえ，強度や量を調整し，可能なものから取り組む．今よりも少しでも多く身体を動かす」のような定性的な推奨事項が含まれている．また，身体活動に関して「全員が等しく目指すべき一定の水準がある」という誤解を避けるため，2013 年版の「基準」から，「ガイド」に名称が変更された．

　本ガイドの推奨事項一覧を表10[1]に示す．2013 年版の高齢者への推奨事項では，強度を問わず身体活動を週 10 METs・時行うこととされていたが，3 METs 以上の身体活動を週 15 METs・時以上のように，強度と量の両方を増やす変更が行われた．これは，今回の改訂に向けたレビューの結果，この推奨値を満たす高齢者では，身体活動をほとんど実施しない場合に対して，総死亡および心血管疾患死亡のリスクが約 30％低下することが示されたためである．一般向けには，わかりやすさを重視して，「身体活動を毎日 40 分以上」「1 日約 6,000 歩以上」のメッセー

活動の評価　b．身体活動の評価方法」の項で前述したように，加速度計などの機器装着ではドメイン・内容を特定できない．一方で，自己報告による質問紙法では，短いバウトの低強度身体活動の評価が困難である．短いバウトの低強度身体活動は変動が大きいものの，総エネルギー消費量に及ぼす影響は大きい．このため，それぞれの長所・短所を考慮し，両者を併用した研究がより多く実施されることが必要とされている．また，ガイドライン作成グループの報告には含まれていないが，フレイル予防への身体活動の効果に関してもリサーチギャップがあると考えられる．ガイドライン作成のための資料として，身体活動介入によるフレイル予防のアウトカムとした系統的レビューが実施されている[26]．4 件のランダム化比較試験を統合して分析を行った結果，レジスタンストレーニングや有酸素性身体活動など複合的な運動プログラムによりフレイル予防が認められた．ただし，研究間で結果が必ずしも一致しないこと，長期的な効果が不明であることなどから，さらなる検証が望まれる．

表 10　健康づくりのための身体活動・運動ガイド 2023 の推奨事項

	身体活動		座位行動
高齢者	歩行又はそれと同等以上の （3 メッツ以上の強度の） **身体活動を 1 日 40 分以上** （1 日約 6,000 歩以上） （＝週 15 メッツ・時以上）	**運動** 有酸素運動・筋力トレーニング・バランス運動・柔軟運動など多要素な運動を週 3 日以上 【筋力トレーニングを週 2 ～ 3 日】	**座りっぱなしの時間が長くなりすぎないように注意する** （立位困難な人も，じっとしている時間が長くなりすぎないように，少しでも身体を動かす）
成人	歩行又はそれと同等以上の （3 メッツ以上の強度の） **身体活動を 1 日 60 分以上** （1 日約 8,000 歩以上） （＝週 23 メッツ・時以上）	**運動** 息が弾み汗をかく程度以上の （3 メッツ以上の強度の） **運動を週 60 分以上** （＝週 4 メッツ・時以上） 【筋力トレーニングを週 2 ～ 3 日】	

（文献 1 より）

ジが推奨された．WHO のガイドラインの「中強度身体活動を週 150 分」は強度を 3 METs と想定すれば週 7.5 METs・時，1 日当たりの時間では約 20 分と単純計算できる．このため，日本人向けの推奨値は WHO のガイドラインより高めの設定となっていることがわかる．

推奨事項の理解は重要であるものの，様々な疾患・健康状態を有する高齢者・患者に対しては，個人差や身体機能に応じて調整する必要がある．また，立位困難な場合でも，少しでも身体を動かすことが推奨されている．多要素な運動には，サーキットトレーニングのような有酸素運動，筋力トレーニング，バランス運動などを組み合わせて実施する運動や，体操やダンス，ラジオ体操，ヨガなどの多様な動きを伴う運動が含まれ，WHO のガイドラインのマルチコンポーネント身体活動に該当する．

c. 日常生活における身体活動促進効果

専門家のもとで行う従来型の運動プログラムだけでなく，生活全般での身体活動を促進する視点の重要性が示唆されている．

身体活動促進のエビデンスのもとになっている多くの介入研究では，筋力トレーニングやバランス運動を含む，構造化された運動プログラムが専門家の指導のもとに行われている．一方で，専門家が関わることができる時間よりはるかに長い日常生活において，運動以外の生活活動も含めて，

身体活動を促進するという視点も重要である．Nagai らは，通所施設を利用中のフレイル高齢者を対象に，施設で通常行われるマシンなどを利用した筋力トレーニングに加えて，身体活動向上支援システムを運用することの効果をランダム化比較試験により検証した[27]．このシステムでは，在宅での身体活動をリストバンド型活動量計で管理しつつ，定期的にフィードバックすることで日常生活での身体活動を支援した（図 8）．検証の結果，筋力トレーニングのみの対照群に対して，身体活動向上支援システムも利用した介入群で身体的フレイルのスコアが改善していた（図 9）[27]．また，中強度身体活動量の向上がみられなかった一方で，低強度身体活動量については介入群で有意に改善していた．

Clemson ら[28]は，従来の構造化された運動プログラムとは異なり，生活場面に筋力・バランストレーニングを組み込む Lifestyle integrated Functional Exercise（LiFE）を開発した．具体例として，キッチンでの作業中にタンデム立位や片脚立位を取り入れる（バランストレーニング），床の物を拾う際に腰を曲げずに膝を曲げ，スクワットの要素を取り入れる（筋力トレーニング），というものである．過去 1 年間に複数回転倒経験のある 70 歳以上の高齢者 317 名を対象に，LiFE 介入群，構造化された運動介入群（筋力・バランストレーニングを週 3 回実施），対照群（柔軟体操などの軽負荷運動のみ実施）の転倒予防効果を比較

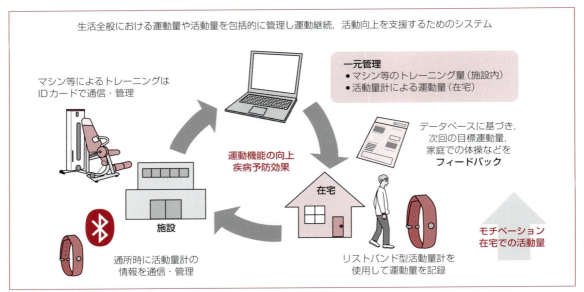

図8 フレイル高齢者に対する身体活動向上支援システム

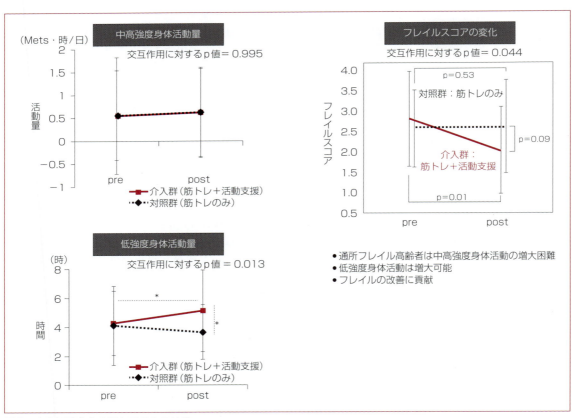

図9 身体活動向上支援システムの効果

(文献27を基に作図)

表 11　代表的な行動変容テクニックの具体例

項目	該当する BCTTv1 コード	内容	身体活動促進への活用例
目標設定（行動） goal setting (behavior)	1.1	●達成を目指す行動の目標を設定する	●本人と1日のウォーキングに関する目標（例：5 km）を決め，その目標について合意する
実行計画 action planning	1.4	●行動の実施に関する具体的な計画を促す（状況，頻度，期間，強度のうち少なくとも1つを含む）	●特定の身体活動（例：ウォーキング）を，特定の曜日，特定の時間（例：出勤前）に行うよう計画を促す
行動のフィードバック feedback on behavior	2.2	●行動の実行状況（例：フォーム，頻度，期間，強度）をモニタリングし，評価の結果や有益な情報を含むフィードバックを提供する	●歩数計に記録された1日当たりの歩数を対象者に知らせる
行動のセルフモニタリング self-monitoring of behavior	2.3	●本人が自分の行動をモニタリングし，記録する方法を設定する	●歩数計と1日当たりの歩数を記録するフォーマットを対象者に渡す
ソーシャル・サポート social support (unspecified)	3.1	●友人，家族，同僚，スタッフなどからの支援に関しての助言や，手配・提供を行う ●行動に対する励ましやカウンセリングを含む	●行動を支援する自助グループについての情報を提供する

（文献 30 を基に作表）

するランダム化試験が実施された．その結果，LiFE 介入では 12 カ月のフォローアップ期間における転倒の発生が対照群に比較して少なかった［発生率比（95 % CI）0.69（0.48, 0.99）］．これに対して，構造化された運動介入群では，対照群に比較して転倒発生率の減少がみられなかった［0.81（0.56, 1.17）］．このように，介入効果の大きさやその持続性の観点から，専門家のもとで実施できる従来型の運動プログラムのみでなく，生活全般のなかで身体活動を増やすような介入は有益と考えられ，今後さらなるエビデンスの蓄積が望まれる．

3. 身体活動促進に対する介入の実際

a. 行動変容テクニックの利用

　身体活動促進のための個人へのアプローチとして，標準化された行動変容テクニックがあり，セルフモニタリング・目標設定・フィードバックなどを組み合わせて利用することが多い．

　身体活動を含む健康行動を支援するための方策として，行動科学理論を基盤として開発されてきた行動変容の手法（テクニック）を活用することが多い．身体活動促進を目的とした高齢者に対する介入研究，およびその系統的レビュー・メタアナ

リシスは複数報告されており，「介入期間の前後で身体活動を増やす」という点に関しては，おおむね共通した見解となっている[29,30]．ただし，介入終了後の持続効果や，数多く存在する行動変容テクニックのうち，どれが有効であるかについての知見は明確になっていない．行動変容介入は複数の，かつ複雑な要素から構成されることが多く，各テクニック間での相互作用も想定される．このため，臨床現場における介入の再現性を確保することや，メタアナリシスによる知見の統合が困難となっていることが指摘されている[31]．

　ロンドン大学の Michie らは，2010 年から 2013 年にかけて，行動変容テクニックの国際的な標準化を目指した取り組み（Behavior Change Technique Taxonomy Project）を行った．身体活動習慣あるいは食習慣の改善に向けた既存の行動変容テクニックを，16 分野 93 種類に分類し，"Behavior Change Technique Taxonomy v1（BCTTv1）として報告した[32]．BCTTv1 を参考に，身体活動促進を目的とした代表的な行動変容テクニックの例を表 11[30] に示す．身体活動促進のセルフモニタリングには，直感的に解釈しやすく日々の変化が反映されやすい客観的指標である歩数が利用されることが多い．表やグラフによって身体活動状況の変化をわかりやすくフィードバックし，達成度や成果を確認することで，自己

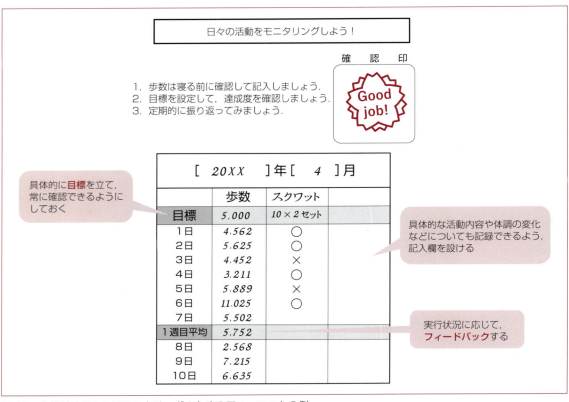

図10 身体活動のセルフモニタリングのためのフォーマットの例

効力感（セルフ・エフィカシー）の向上に寄与することが期待できる．運動日誌などへの記録は，主観的な内容にはなるが，具体的な実施内容を確認しやすく，身体活動のドメインが判別できない活動量計の弱点を補うことができる．

メモ　自己効力感
心理学者のAlbert Banduraが提唱した概念で，目的を達成するために必要な行動を遂行する能力があるという自信・見込みを指す．自身の成功体験や他者の体験の観察，専門家からの励ましなどによって向上すると考えられている．

高齢者を対象に行動変容テクニックを利用する際は，目的や対象者特性（日常生活の自立度，認知機能など）や環境因子（家族のサポートなど）をもとに利用可能性や適性を検討し，選択を行うことが適切と考えられる．一般的に，相乗的作用を期待し，複数のテクニックを組み合わせて使用することが多い．例えば，活動量計の利用によって身体活動促進を目指す場合には，セルフモニタリング・目標設定・フィードバックを同時に活用することができる（図10）．BCTTv1のような国際的・標準的な分類に基づいた研究知見が蓄積することで，対象者特性や目的とする健康行動に対して，どの行動変容テクニックが有効であるかが解明されることが今後期待される．

短期集中予防サービスに参加したフレイル高齢者への介入を想定して，行動変容テクニックの活用例を紹介したい．事業所で実施する運動プログラムのみでなく，日常生活での身体活動を促進するため，前述のようにセルフモニタリング・目標設定・フィードバックを併用する．目標は，歩数や運動実施の回数などのように進捗状況が測定可能な具体的指標を用いて設定する．この際，実現可能な短期目標を設定しておくと，成功体験を得やすい．逆に達成が不可能な目標は，活動低下への逆戻りにつながりやすい（もともと運動習慣のない高齢者に，1日1万歩を推奨する，など）．

次に，設定した目標を達成するために，いつ，どこで，何をやるかを，可能な限り具体的に計画することが望ましい（実行計画）．これによって

「運動する」という抽象的な意図よりも，具体的な内容が記憶され，実際に行動に移しやすい．また，指導者と参加する高齢者個人の間の関係だけでなく，高齢者同士で運動の実施状況を共有することや，情報交換を行うことも有益と考えられる．他者から刺激を受けたり，運動方法（利用できる環境・施設などを含む）に関して具体的な情報を得たり，それらをもとに自分にもできそうだという自信につなげたりすることが期待できるためである．これは，社会的認知理論（social cognitive theory）では，観察学習と呼ばれる方法である．また，サービス終了後の逆戻りを防ぐため，地域の通いの場などへの参加を支援する（具体的なグループを紹介する，代表者に連絡して調整する），という視点も非常に重要となる．地域のグループ活動へ参加することで，その活動目的が運動でない場合（趣味や学習）であっても，外出などを通じて結果的に身体活動を維持しやすい．

メモ　社会的認知理論
心理学者の Albert Bandura が提唱した理論で，行動はモデルとなる人々の観察を通じて生じる認知プロセスにも強く規定されると想定している．自己効力感も社会的認知理論の主要な構成概念である．

b. 通いの場の創出

身体活動促進のための地域環境へのアプローチとして，通いの場の創出が全国的に推進されており，取り組みをサポートするためのリハビリテーション専門職の関与も重要視されている．

従来の身体活動促進に対する介入は，個人または小グループを対象に実施されることが多かった．具体的には，健診後の保健指導や，要介護状態のリスクが高い高齢者を対象とした短期集中予防サービスなどである．これらの介入では，前述の行動変容テクニックや行動科学の理論に基づく内容が取り入れられることも多い一方で，対象者が限定され，介入も一定期間で終了するため，大規模かつ持続的な行動変容を起こすには限界があると指摘されている[33]．これに対して，対象者の個人要因のみでなく，その人の周囲の社会的環境，あるいは近隣の物理的環境が身体活動に関連しているという知見が増加したことで，生態学的

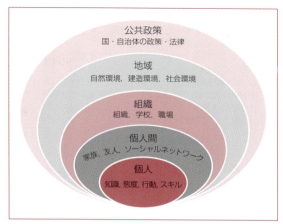

図11　生態学的モデル

（文献34を基に作図）

モデル（ecological model）[34] という考え方が注目されるようになった．

生態学的モデルは，個人内から個人間，組織，地域，公共政策に至るまでのマルチレベルの要因が人の行動に影響を及ぼすことを前提とする考え方である（図11）[34]．例えば，本人の運動習慣へのモチベーション（個人レベル）に，身近な家族が運動習慣を有している（個人間レベル），整備された歩道や景観のよい公園が近隣にある（地域レベル），などのサポーティブな要因が重なることで，身体活動が促進され，持続しやすいことが予想される．またそのような状況では，個人・小グループ向けの介入プログラムもより効果を発揮しやすいことが期待できる．

このように生態学的モデルでは，ポピュレーション（地域の集団全体）レベルの持続可能な身体活動促進のために，個人の意欲や健康状態だけでなく，ウォーカビリティ（walkability）や社会資源など，その人を取り巻く環境要因の影響を重視している点が特徴である．

メモ　ウォーカビリティ
歩きやすさ（歩いて生活できる居住地域か）を表す近隣環境特性である．土地利用用途の多様さ，道路の連結性，運動場所へのアクセス，公共交通の利便性など様々な指標が関連する．

わが国における政策レベルの介護予防・フレイル対策においても，機能回復訓練などによる個人への介入のみでなく，高齢者が社会参加し，役割

表 12　介護予防に資する住民主体の「通いの場」

1. 体操や趣味活動等を行い，介護予防に資すると市町村が判断する通いの場であること．
2. 住民が主体的に取り組んでいること（運営主体は，住民に限らない）．
3. 通いの場の運営について，市町村が財政的支援（地域支援事業の一般介護予防事業，地域支援事業の任意事業，市町村の独自事業等）を行っているものに限らない．
※月 1 回以上の活動実績があること．

（文献 35 より）

や生きがいをもって生活できる地域の実現を目指した．高齢者を取り巻く環境へのアプローチが重要視されるようになった．その代表的な例が，近隣の公民館や集会所などで，地域住民が定期的に集い，体操や趣味活動などに主体的に取り組む，「通いの場」の創出である．通いの場の定義は確立されていないが，厚生労働省が介護予防事業の実施状況調査の対象として含める条件を表 12[35] に示す．厚生労働省［令和 3 年度 介護予防・日常生活支援総合事業（総合事業）報告］によると，月 1 回以上の活動実績がある通いの場は，全国で123,890 カ所であり，高齢者人口の 5.5 %（約 197万人）が参加していたとされている[35]．通いの場への継続的な参加により，身体活動や社会的交流の促進への効果が期待できる．具体的な取り組みの内容の例としては，高知市の「いきいき 100 歳体操」に代表される体操（運動）が最も多いが，茶話会や趣味活動を含めて，複合的な内容となっていることが一般的である（図 12）[35]．

　総合事業に設けられた「地域リハビリテーション活動支援事業」においては，リハビリテーション専門職に，通いの場への定期的な関与が期待されている．これらの取り組みの効果・継続性向上に向けたリハビリテーション専門職の関わり方として，集団への介入（運動方法の指導や健康教育），評価（体力測定や後期高齢者質問票の活用），ハイリスク者への個別対応（保健師と相談したうえで，必要に応じて地域包括支援センターなどにつなぐ）などがある．このような現場での関わりだけでなく，住民サポーターの養成，プログラムそのものや体操 DVD のような教材作成への協力・助言など，事業をサポートするための様々な役割が期待される．一方で，通いの場は住民の主体的な取り組みであることが前提にあるため，専

門職が主導することで自主性を奪ってしまうことがないよう，あくまで裏方としての関わり方を意識すべきである．

文　献 ─────────

1 ）厚生労働省：健康づくりのための身体活動・運動ガイド 2023. https://www.mhlw.go.jp/stf/seisakunitsuite/bunya/kenkou_iryou/kenkou_undou/index.html（2024 年 10 月 11 日閲覧）
2 ）Levine, JA et al：Role of nonexercise activity thermogenesis in resistance to fat gain in humans. Science 283：212-214, 1999
3 ）大河原一憲ほか：ICT を用いた運動・身体活動の測定方法と健康増進への活用．情報処理 56：152-158，2015
4 ）WHO：Global health risks：mortality and burden of disease attributable to selected major risks. https://www.who.int/publications/i/item/9789241563871（2024 年 6 月 5 日閲覧）
5 ）厚生労働省：健康づくりのための運動基準 2006 ～身体活動・運動・体力～．https://www.mhlw.go.jp/shingi/2006/07/dl/s0725-9e.pdf（2024 年 10 月 11 日閲覧）
6 ）Biswas, A et al：Sedentary time and its association with risk for disease incidence, mortality, and hospitalization in adults：a systematic review and meta-analysis. Ann Intern Med 162：123-132, 2015
7 ）小崎恵生ほか：座位行動と心血管代謝疾患：実験的研究に基づくエビデンスとメカニズム．体力科学 71：147-155，2022
8 ）Bull, FC et al：World Health Organization 2020 guidelines on physical activity and sedentary behaviour. Br J Sports Med 54：1451-1462, 2020
9 ）身体活動研究プラットフォーム（Japan Physical Activity Research Platform：JPARP）：http://paplatform.umin.jp/index.html（2024 年 10 月 11 日閲覧）
10）Prince, SA et al：A comparison of direct versus self-report measures for assessing physical activity in adults：a systematic review. Int J Behav Nutr Phys Act 5：56, 2008
11）Clark, BK et al：Validity of a multi-context sitting questionnaire across demographically diverse population groups：AusDiab3. Int J Behav Nutr Phys Act 12：148, 2015
12）村瀬訓生ほか：身体活動量の国際標準化 --IPAQ 日本語版の信頼性，妥当性の評価．厚生の指標 49：1-9，2002
13）Craig, CL et al：International physical activity questionnaire：12-country reliability and validity. Med Sci Sports Exerc 35：1381-1395, 2003
14）東京医科大学公衆衛生学分野：質問紙・調査票．https://www.tmu-ph.ac/（2024 年 10 月 11 日閲覧）
15）Tomioka, K et al：Reliability and validity of the International Physical Activity Questionnaire（IPAQ）in elderly adults：the Fujiwara-kyo Study. J Epidemiol 21：459-465, 2011
16）Bull, FC et al：Global physical activity questionnaire（GPAQ）：nine country reliability and validity study. J Phys Act Health 6：790-804, 2009
17）笹井浩行ほか：加速度計による活動量評価と身体活動増進介入への活用．運動疫学研 17：6-18，2015
18）熊谷秋三ほか：三軸加速度センサー内蔵活動量計を用いた身体活動量，座位行動の調査と身体活動疫学研究への応用．運動疫学研 17：90-103，2015
19）アクチ・ジャパン株式会社：wGT3X-BT．https://ac-

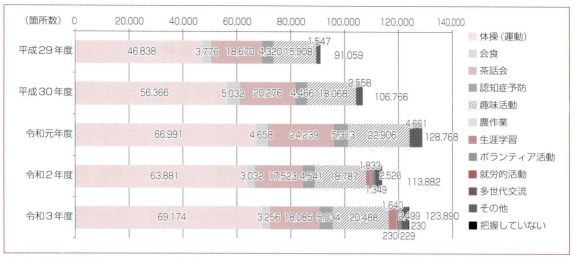

図12 主な活動内容別の通いの場の箇所数
令和2年度および令和3年度については，主なもの上位2つまでのうち1つめ．

(文献35より)

20) Freedson, PS et al：Calibration of the Computer Science and Applications, Inc. accelerometer. Med Sci Sports Exerc 30：777-781, 1998
21) ActiGraph：What is the Feature Extraction tool? https://actigraphcorp.my.site.com/support/s/article/What-is-the-feature-extraction-tool-and-how-does-it-work（2024年10月11日閲覧）
22) Copeland, JL et al：Accelerometer assessment of physical activity in active, healthy older adults. J Aging Phys Act 17：17-30, 2009
23) WHO：WHO guidelines on physical activity and sedentary behaviour, 2020. https://www.who.int/publications/i/item/9789240015128（2024年10月11日閲覧）
24) 日本運動疫学会，医薬基盤・健康・栄養研究所，東京医科大学：要約版 WHO 身体活動・座位行動ガイドライン（日本語版）．http://jaee.umin.jp/doc/WHO2020JPN.pdf（2024年10月11日閲覧）
25) DiPietro, L et al：Advancing the global physical activity agenda：recommendations for future research by the 2020 WHO physical activity and sedentary behavior guidelines development group. Int J Behav Nutr Phys Act 17：143, 2020
26) Oliveira, JS et al：Evidence on physical activity and the prevention of frailty and sarcopenia among older people：a systematic review to inform the World Health Organization physical activity guidelines. J Phys Act Health 17：1247-1258, 2020
27) Nagai, K et al：Physical activity combined with resistance training reduces symptoms of frailty in older adults：a randomized controlled trial. Arch Gerontol Geriatr 76：41-47, 2018
28) Clemson, L et al：Integration of balance and strength training into daily life activity to reduce rate of falls in older people（the LiFE study）：randomised parallel trial. BMJ 7：345：e4547, 2012
29) Zubala, A et al：Promotion of physical activity interventions for community dwelling older adults：a systematic review of reviews. PLoS One 12：e0180902, 2017
30) Grande, GD et al：Interventions promoting physical activity among older adults：a systematic review and meta-analysis. Gerontologist 60：583-599, 2020
31) 石川善樹：行動変容テクニックの標準化に関する国際的な動向について．行動医研 20：41-46，2014
32) Michie, S et al：The behavior change technique taxonomy（v1）of 93 hierarchically clustered techniques：building an international consensus for the reporting of behavior change interventions. Ann Behav Med 46：81-95, 2013
33) Sallis JF：健康行動の生態学的モデル．健康行動学：その理論，研究，実践の最新動向，Glanz K ほか編，メディカル・サイエンス・インターナショナル，東京，38-58，2018
34) McLeroy, KR et al：An ecological perspective on health promotion programs. Health Educ Q 15：351-377, 1988
35) 厚生労働省：令和3年度 介護予防・日常生活支援総合事業（地域支援事業）の実施状況（令和3年度実施分）に関する調査結果．https://www.mhlw.go.jp/stf/seisakunitsuite/bunya/0000141576_00010.html（2024年10月11日閲覧）

（上村一貴）

和文索引

あ

握力　20, 27, 48
アドヒアランス　76
アミロイドβ　164
アルゴリズム　124
アンブレラレビュー　132

い

生きがい　161
異質性　85
位相角　23, 24, 46
1秒量　37
意欲　148, 157
インターバル速歩トレーニング　106

う

ウェアラブルデバイス　140, 169
ウォーカビリティ　193
ウォーキング　81, 107, 133
羽状角　43
うつ　149, 158
運動　177
運動介入　85
運動強度　96
運動タイプ　86
運動単位　25
運動頻度　97
運動療法　169

え

エイジングパラドックス　150
栄養療法　87
エポック長　184, 185

お

横隔膜　40
横断研究　23
オーラルフレイル　7
オッズ比　121

か

開眼片脚立ち　19, 20
改訂長谷川式簡易知能評価スケール　150
海馬　163, 164
開閉ステップテスト　58
下肢筋力　48
下肢筋力トレーニング　109
下肢変形性関節症　86

加重平均差　92
加速度計　180, 182, 185
課題指向型トレーニング　140
活動量計　182
通いの場　193
カルボーネン法　106
環境因子　129, 142
環境調整　138
環境へのアプローチ　194
観察学習　193
患者教育　136
関節モーメント　34

き

記憶機能　155
記憶障害　148
拮抗筋の同時活動　26, 28, 34
機能性知能　147
機能的トレーニング　132
気分　149, 157
基本チェックリスト　2, 6
虚弱高齢者　82, 89, 91
筋萎縮　19, 27, 112
筋間脂肪　25, 29
筋輝度　23-25, 46
筋厚　21, 23-25, 30, 43
筋サテライト細胞　94
筋質　21, 23, 25, 30
筋線維組成　19
筋断面積　23
筋内脂肪　25
筋の質的変化　19, 23, 24
筋パワー　19, 26-28, 55, 59, 99
筋パワートレーニング　97
筋肥大　94
筋量　19, 21, 22, 25, 30, 43
筋量減少　19, 21, 27
筋力　19, 26, 27, 29, 30
筋力増強　75, 94
筋力低下　47
筋力トレーニング　72, 87, 94, 132, 138, 164
筋力発生率　50, 102

く

グループ介入　139

け

計算課題　170
軽度認知障害　15, 150
血管内皮機能障害　37

結晶性知能　147
健康寿命　2, 3
「健康づくりのための身体活動・運動ガイド2023」　188
言語課題　170
言語機能　157
言語性記憶検査　155
言語流暢性課題　157
健忘型MCI　155

こ

後期高齢者の質問票　1
高強度インターバル歩行　105
構造化された運動プログラム　189
行動心理症状　15
行動変容　185
行動変容テクニック　191
高齢化率　1
高齢者総合機能評価　2
5回（椅子）立ち上がりテスト　27, 60, 131
股関節戦略　30, 62, 102
呼吸筋　38, 40
呼吸サルコペニア　38, 39
国際生活機能分類　127, 129
国際標準化身体活動質問表　180
コグニサイズ　167, 169-173
コクラン（コクラン共同計画）　89
コクランレビュー　132
個人因子　129
語想起　130
骨格筋の質　108
骨格筋の質的評価　45
骨格筋の質的変化　47
骨格筋量指数　21
骨折　118, 119, 136, 137
骨折しない床　142
細切れ身体活動　187
ころばない自信　162

さ

サーキットトレーニング　189
座位行動　30, 178
サイズの原理　26, 99
最大吸気口腔内圧　39, 40
最大挙上重量　73
最大酸素摂取量　38, 60
最大重心移動距離　31
最大心拍数　107
最大反復法　73
座位バウト　179

細胞外液量　46
細胞内液量　46
細胞内外液比　23, 24, 46
サルコペニア　7, 8, 21, 29, 30, 86,
　87
サルコペニア肥満　29
酸化ストレス　164
30秒椅子立ち上がりテスト　125

し

持久力　60, 81
自己効力感　100, 149, 158, 191, 192
姿勢制御　62
実行機能　155
実行計画　192
実用性知能　147
自転車エルゴメーター　81
死亡リスク　72, 107
社会活動　166
社会的認知理論　193
社会的望ましさバイアス　180
シャトル・スタミナ・ウォークテス
　ト　61
重心動揺　31, 35, 36
修正Borgスケール　61, 106
縦断研究　23
柔軟運動　164
周辺症状　15
主観的運動強度スケール　97
主観的健康感　149, 162
主観的幸福感　149
主観的な記憶の低下　162
受信者操作特性曲線　126
10分バウト　181
消費者向け加速度計　185
「新オレンジプラン」　16
新型コロナウイルス　19
神経的要因　47, 94
身体活動　177
　──の場面（ドメイン）　181
『身体活動・座位行動ガイドライン』
　164, 185
身体活動量　25, 30, 39
身体組成　43
身体的フレイル　6
伸張性筋力　28, 29
心拍予備能　107

す

遂行機能　155
スクリーニング　128
ステッピング戦略　31
ステッピングテスト　55
ステッピング反応　101
ステップエクササイズ　79

ステップ練習　101
ストループ検査　156
スロートレーニング　99
座りっぱなし　186, 187, 189

せ

生活活動　169, 177
生活の質　149, 159
成功体験　149, 192
生態学的モデル　193
生体電気インピーダンス法　21
静的バランス（能力）　52, 101
世界標準化身体活動質問票　182
セルフ・エフィカシー　149, 158,
　192
セルフモニタリング　191

そ

足関節戦略　30, 62, 102
速筋線維　26, 48

た

体幹筋力トレーニング　111
体幹深部筋　112
太極拳　132, 140, 142
大腿四頭筋　110
タイプⅠ線維　24, 26, 99
タイプⅡ線維　24, 26, 48, 99
大腰筋　110
体力・運動能力調査　19
立ち上がりテスト　11, 12, 27, 59,
　60, 125, 131
多面的な運動プログラム　164
多要素な運動　189
多裂筋　111
短縮性筋力　28, 29

ち

地域包括ケアシステムにおける認知
　症アセスメントシート　150
地域理学療法ガイドライン　95,
　108
遅筋化　26, 27
遅筋線維　26
注意機能　155
中核症状　15
中高強度の身体活動　178
中殿筋　110
超音波画像（診断）装置　21, 43
超音波法　44
重複歩距離　33, 35

つ

2ステップテスト　11, 12

て

低栄養　29, 39
低強度筋力トレーニング　95
低負荷筋力トレーニング　72, 74,
　75
デュアルタスク　130, 140
電気インピーダンス法　43
転倒　90, 118, 119, 137
転倒アセスメントスコアシート
　123
転倒恐怖（感）　100, 142, 162, 163
転倒後症候群　119
転倒スクリーニング　123
転倒頻度　118
転倒予防　78, 100, 101, 123, 136,
　138
転倒リスク　50, 55, 60, 64, 79, 99,
　120, 122, 137
転倒率　118

と

等尺性筋力　28, 29
疼痛改善効果　76, 77
動的バランス（能力）　52, 101
動脈硬化　37
徒手筋力測定器　50
ドメイン　181, 182
トレーニングの特異性　101
トレーニング負荷量　74

な

内外腹斜筋　112

に

二重エネルギーX線吸収測定法
　21
二重課題（トレーニング）　130, 140,
　143, 166
二重標識水法　180
日常生活動作能力　76
日本語版─改訂gait efficacy scale
　159
日本語版Montreal cognitive
　assessment　152
日本語版SF-36　159
認知機能　84, 147
認知症　13, 85, 148, 166
認知症発症リスク　107
認知症予防　15

ね

ネットワークメタアナリシス　84

の

脳血流　164
脳由来神経栄養因子　163

は

肺活量　37
廃用性筋萎縮　112
バウト　179
爆発的筋力　50
バランストレーニング　78, 81, 100, 101, 132, 138, 139, 141, 164
バランス能力　52, 103
バランスリーチレッグ　102
反応的ステップ　140

ひ

非運動性熱産生　177
非健忘型 MCI　155
膝伸展筋力　27-29
ビタミン D　136
ピッツバーグリハビリテーション参加スケール　157
標準化平均差　74, 75
ヒラメ筋　110
敏捷能力　55, 60

ふ

ファンクショナルリーチ　31, 53
不安定板　102
フィードバック　189
腹横筋　111
複合的身体活動　185
ブレイク　179
フレイル　5-7, 13, 29, 87, 89, 90, 99, 109, 188
フレイル予防　109-111
プレフレイル　6

へ

平均差　79

平均寿命　3
平均余命　3
米国疾病予防管理センター　123
米国老年理学療法学会　128, 137
片脚立位保持時間　31, 53
変形性膝関節症　23, 77
変動係数　34

ほ

棒反応テスト　59
ホームエクササイズ　86
歩行周期変動性　111
歩行速度　33, 35, 62, 63, 125
歩行トレーニング　108
歩行能力低下　62
歩行パターンの変動性　63
歩行率　34, 35
歩行量　108, 109
歩行練習　138
歩数計　180

ま

マルチコンポーネント　135
マルチコンポーネント身体活動　185
慢性閉塞性肺疾患　39

み

ミクログリア　164
ミトコンドリア　105, 106

め

メタアナリシス　166

も

もの忘れ　148

や

やる気スコア　157

ゆ

有酸素運動　164
有酸素トレーニング　81, 84, 105

よ

用量反応メタ分析　72

ら

ラテラルリーチ　31, 53

り

理学療法ガイドライン　95, 97, 108
リサーチギャップ　187, 188
リスク比　72, 121, 135
率比　80
流動性知能　147
臨床認知症評価尺度　150, 151

れ

レート比　135
レカネマブ　164

ろ

老研式活動能力指標　65
老年うつ病評価尺度　158
老年症候群　1-3
6 分間歩行（テスト）　20, 61
6 分間歩行距離　19, 38
ロコチェック　11
ロコトレ（ロコモーショントレーニング）　13, 112, 113
ロコトレプラス　113
ロコモ（ロコモティブシンドローム）　11, 112
ロコモ 25　11, 12
ロコモ度　11, 114
論理的記憶課題　155

わ

ワーキングメモリ　156

欧文索引

1-repetition maximum（1RM）　73
5-time chairstand test　27
6 minutes walk test（6 MWT）　61

α 運動ニューロン　25

ActiGraph　183
activities of daily living（ADL）　76, 85
Alzheimer's disease assessment scale-cognitive subscale（ADAS-cog）　153

Alzheimer 病　164
ankle strategy　30
Asian Working Group for Sarcopenia（AWGS）2019　8

Behavior Change Technique

Taxonomy v1（BCTTv1） 191
behavioral and psychological
 symptoms of dementia（BPSD）
 15
Benton 視覚記銘検査 155
Berg balance scale（BBS） 54，124，
 131
bioelectrical impedance analysis
 （BIA） 21，43
Borg スケール 97
brain derived neurotrophic factor
 （BDNF） 163

Cardiovascular Health Study（CHS）
 index 6
category fluency task（CFT） 157
Centers for Disease Control and
 Prevention（CDC） 123，124
chronic obstructive pulmonary
 disease（COPD） 39
clinical dementia rating（CDR）
 150，151
clinical frailty scale 127
coefficient of variation（CV） 34
comprehensive geriatric
 assessment（CGA） 2
computed tomography（CT） 21，
 23，25

DACS-21 150，155
dual-energy X-ray absorption
 （DXA） 21

ecological model 193
elderly status assessment set
 （E-SAS） 158
EQ-5D-5L（five-level version of
 EQ-5D） 159
European Working Group on
 Sarcopenia in Older People
 （EWGSOP） 8
EVERY MOVE COUNTS 185
extracellular water（ECW） 46

fall risk index（FRI） 123
falls efficacy scale international
 （FES-I） 131，142
falls efficacy scale 日本語版 159
FINGER 研究 166
force steadiness 51
functional balance scale（FBS） 54
functional reach（FR） 31，53

geriatric depression scale 15
 （GDS-15） 131
Global Physical Activity
 Questionnaire（GPAQ） 182

hand-held dynamometer（HHD）
 50
Hasegawa dementia scale（HDS）
 150
Hedges'g 76
heterogeneity 85
hip strategy 30

international classification of
 functioning, disability and health
 （ICF） 127，129
International Physical Activity
 Questionnaire（IPAQ） 180
intracellular water（ICW） 46

J-CHS 基準 6

Karvonen 法 106

lateral reach（LR） 31，54
letter fluency task（LCT） 157
Life-Space Assessment（LSA） 64，
 65
Lifestyle integrated Functional
 Exercise（LiFE） 189

magnetic resonance imaging（MRI）
 21，23
maximal inspiratory pressure
 （MIP） 39
metabolic equivalents（METs）
 178
mGES 159
mild cognitive impairment（MCI）
 15，150
Mini-Cog 152
mini-mental state examination
 （MMSE） 150，151
MoCA-J（日本語版 Montreal
 cognitive assessment） 152
Montreal cognitive assessment
 （MoCA） 150

National Health and Nutrition
 Examination Survey（NHANES）
 183

performance-oriented mobility
 assessment（POMA） 55
phase angle 46
polypharmacy 30

quality of life（QOL） 85，86，149，
 159

rate of force development（RFD）
 50，102
rate ratio 80
receiver operating characteristic
 （ROC）曲線 126
respiratory sarcopenia 38，39
revised Hasegawa dementia scale
 （HDS-R） 150
Rey-Osterrieth 複雑図形再生課題
 155
Rey 聴覚性言語学習検査 155
Romberg 率 31

SARC-CalF 9
SARC-F 9
sedentary behavior 178，187
Short Physical Performance
 Battery（SPPB） 60，64
shuttle stamina walk test（SSTw）
 61
skeletal muscle mass index（SMI）
 21
standardized mean difference
 （SMD） 74，75
STEADI（Stopping Elderly
 Accidents, Deaths & Injuries）
 124，126
stepping strategy 31

timed up & go（TUG）test 64，124，
 125，131
trail making test（TMT） 156
training volume 74

virtual reality（VR） 81
vitality index 157

Wechsler 記憶検査（WMS-R） 155
weighted mean difference（WMD）
 92
work-matched 条件 74

検印省略

高齢者の機能障害に対する運動療法

定価（本体5,700円＋税）

2010年 5 月27日　第1版　第1刷発行
2024年11月 2 日　第2版　第1刷発行

編集者　市橋　則明
発行者　浅井　麻紀
発行所　株式会社 文 光 堂
　　　　〒113-0033　東京都文京区本郷7-2-7
　　　　TEL（03）3813-5478（営業）
　　　　　　（03）3813-5411（編集）

© 市橋則明，2024　　　　　　　　　印刷・製本：広研印刷

ISBN978-4-8306-4716-1　　　　　Printed in Japan

- ・本書の複製権，翻訳権・翻案権，上映権，譲渡権，公衆送信権（送信可能化権を含む），二次的著作物の利用に関する原著作者の権利は，株式会社文光堂が保有します.
- ・本書を無断で複製する行為（コピー，スキャン，デジタルデータ化など）は，私的使用のための複製など著作権法上の限られた例外を除き禁じられています. 大学，病院，企業などにおいて，業務上使用する目的で上記の行為を行うことは，使用範囲が内部に限られるものであっても私的使用には該当せず，違法です. また私的使用に該当する場合であっても，代行業者等の第三者に依頼して上記の行為を行うことは違法となります.
- ・|JCOPY|〈出版者著作権管理機構 委託出版物〉
  本書を複製される場合は，そのつど事前に出版者著作権管理機構（電話03-5244-5088，FAX 03-5244-5089，e-mail：info@jcopy.or.jp）の許諾を得てください.